"十四五"职业教育国家规划教材

全国高等医药院校护理系列教材

营养与膳食

总主编 翁素贞
主　编 孙建琴
副主编 宗　敏　陈　洁　何更生
编　者（按姓氏笔画排序）

王　彦　复旦大学附属华东医院
冯　颖　复旦大学附属华东医院
白姣姣　复旦大学附属华东医院
白慧婧　复旦大学附属华东医院
孙建琴　复旦大学附属华东医院
纪春艳　复旦大学附属中山医院
何更生　复旦大学公共卫生学院
杜艳萍　复旦大学附属华东医院
杨　青　复旦大学附属华东医院
沈新南　复旦大学公共卫生学院
肖　婧　复旦大学附属华东医院
陈　洁　复旦大学附属华东医院
陈　敏　复旦大学附属华东医院
陈艳秋　复旦大学附属华东医院
金　焱　中国福利会国际和平妇幼保健院
宗　敏　复旦大学附属华东医院
范　青　复旦大学附属华东医院
徐丹凤　复旦大学附属华东医院
高　健　复旦大学附属中山医院
栾玉泉　大理大学护理学院
彭咏梅　复旦大学附属儿科医院
谢　华　复旦大学附属华东医院
韩维嘉　复旦大学附属华东医院
薛　琨　复旦大学公共卫生学院

復旦大學 出版社

内容提要

本教材编者中大部分是从事临床工作、有多年临床营养治疗工作经验的专家，有丰富的理论和实践经验。

本教材共19章，涵盖了基础营养学、公共营养学和临床营养学三大板块。基础营养学板块介绍了营养学基础知识，讨论人体对能量和各种营养素的正常需要；公共营养学板块介绍了不同生理状况下对营养的特殊需要、营养调查和人体营养状况的综合评价方法，以及中国目前的膳食结构和膳食指南；临床营养学板块介绍了常见疾病的营养防治要点，包括疾病概念特点、营养治疗原则和措施、食物的选择和食谱举例等。书末附有《中国居民膳食指南》、《中国居民膳食参考摄入量》和《常用食物的营养成分表》等。

本教材主要供护理专业教学使用，也可供全国高等医药院校本科生学习营养学使用，亦可供临床营养师和重视临床营养治疗工作的临床医师参考。

全国高等医药院校护理系列教材
编写委员会名单

总主编 翁素贞

编　委（按姓氏笔画排序）

叶文琴　叶志霞　刘晓虹　刘薇群　孙建琴
张雅丽　姜安丽　施　雁　席淑华　席淑新
徐筱萍　栾玉泉　曹新妹　章雅青　黄　群
程　云　蒋　红　楼建华

秘　书 庹　焱

序 foreword

护理学属于医学的重要分支,在人类健康发展的历史长河中,医学因它的存在而生动,生命因它的奉献而灿然。幸福人生是一种超然的状态,在人们通往健康的大道上,每天都在演绎着心灵的故事,无论是个人还是家庭,患者还是健康者,均有可能接触到医学护理,通过这一"生命驿站"将健康之光代代延续。无疑,护士(师)在任何时代都是最有医学使命和文化责任的崇高职业,之所谓:赠人玫瑰,手有余香。南丁格尔——在我们的精神世界是最为圣洁的使者,她创造了历史的永恒!

随着人类疾病谱改变、社会结构转型及人口老龄化发展趋势,公众对护理服务的需求和护理质量提出新的要求,亟需医药院校培养更多的具有国际化视野、适应我国国情特点的技能型护理人才,护理的职业教育前景广阔。近年来,党中央、国务院陆续出台了《国家职业教育改革实施方案》(简称"职教20条")、《中国教育现代化2035》《关于加快推进教育现代化实施方案(2018—2022年)》等纲领性文件,持续推进基于产教深度融合、校企合作人才培养模式下的教师、教材、教法"三教"改革。同时按照党的二十大要求,实现了职业教育和高等教育协同创新的统筹;推进了职普融通、产教融合、科教融汇,优化职业教育类型定位。从"层次"到"类型"的重大突破,为职业教育的发展指明了道路和方向,标志着职业教育进入新的发展阶段。为了进一步贯彻、落实《国家中长期教育改革和发展规划纲要(2010—2020年)》关于"大力发展职业教育"的精神,编撰一套符合我国护理职业教育特点、紧密与临床实践结合、权威而有新意的护理学教材显得尤为重要。

我们汇集了上海市护理界临床、教学方面的资深专家,并整合全国医药高等职业学校护理专业方面的优质资源,策划、编写了本系列护理教材。在编写过程中，我们特别强调结合临床护理的实际需要，忠实体现以"任务引领型课程"为主体的理念与编写思路，以确保教材的编写质量。全套教材包括主教材、实训指导、习题三大部分。其中主教材又分为基础课程、核心课程、专业方向课程、人文素养课程4个版块，并配套课件、操作视频和教学资源网络平台。

本系列教材针对护理职业教育的实际情况，突出以下特点：内容设计上，以理论知识"必须和够用"为原则，着重于对学生解决实际问题能力的培养，在技能方面体现其最新技术和方法，以保持教材的科学性与前沿性；体例编排上，突出能力培养特点，以"案例导入"为特色，引入启发式教学方法，便于激发学生的学习兴趣；版面设计上，采用目前国际流行的教材版式，风格清新，特色鲜明，版面活泼。此外，以模块结构组成教材，既可以适应职业教育大众化、技能教育大众化的新要求，又能达到"可教学可自学，可深学可浅学，可专修可免修"的教学目的，方便教师教、学生学，同时可以使职业教育学分制具有实际意义。

衷心希望本系列教材能得到护理学科广大师生的认同和喜爱。教材中难免存在疏漏和错误，恳请各院校师生和护理界同仁不吝指正，以便在修订过程中日臻完善。

上海市护理学会理事长

2022年11月

前 言 preface

本书编者中大部分是从事临床工作、有多年临床营养治疗工作经验的专家,有丰富的理论和实践经验。本书主要供护理专业教学使用,也可供全国高等医药院校本科生学习营养学使用,亦是临床营养师和重视临床营养治疗工作的临床医师的参考书。

全书共19章,涵盖了基础营养学、公共营养学和临床营养学三大板块。基础营养学板块介绍了营养学基础知识,讨论人体对能量和各种营养素的正常需要;公共营养学板块介绍了不同生理状况下对营养的特殊需要、营养调查和人体营养状况的综合评价方法,以及中国目前的膳食结构和膳食指南;临床营养学板块介绍了常见疾病的营养防治要点,包括疾病概念特点、营养治疗原则和措施、食物的选择和食谱举例等。书末附有《中国居民膳食指南》、《中国居民膳食参考摄入量》和《常用食物的营养成分表》等。

由于时间和水平有限,本书可能存在不少缺点,敬请读者不吝赐教和指正。

孙建琴

2015 年 3 月 21 日

目 录 contents

第一章　基础营养学 … 1
项目一　能量 … 1
项目二　蛋白质 … 4
项目三　脂类 … 11
项目四　碳水化合物 … 17
项目五　维生素 … 21
项目六　矿物质 … 33

第二章　食物营养学 … 39
项目一　谷类 … 39
项目二　豆类及其制品 … 43
项目三　蔬菜类 … 44
项目四　水果类 … 46
项目五　动物性食物 … 48
项目六　蛋类及蛋制品 … 51
项目七　乳类及其制品 … 53
项目八　保健食品 … 56
项目九　营养素补充剂 … 59
项目十　食疗 … 61

第三章　不同生理人群的营养 … 66
项目一　孕妇 … 66
项目二　乳母 … 71
项目三　婴儿 … 74
项目四　幼儿 … 81
项目五　儿童、青少年 … 83
项目六　老年人 … 87

第四章　膳食营养调查与评价　91
- 项目一　概述　91
- 项目二　膳食调查　92
- 项目三　体格检查　97
- 项目四　实验室检查　100
- 项目五　营养状况综合评估　102

第五章　合理营养　106
- 项目一　膳食营养素参考摄入量　106
- 项目二　合理膳食结构和膳食指南　113
- 项目三　食谱编制　118

第六章　蛋白质-能量营养不良的营养治疗　125
- 项目一　疾病概述　125
- 项目二　膳食营养治疗与预防　127

第七章　营养性贫血营养治疗　130
- 项目一　疾病概述　130
- 项目二　膳食营养影响因素　132
- 项目三　膳食营养治疗与预防　132

第八章　肥胖营养治疗　135
- 项目一　疾病概述　135
- 项目二　膳食营养影响因素　138
- 项目三　膳食营养治疗与预防　140

第九章　骨质疏松症营养治疗　143
- 项目一　疾病概述　143
- 项目二　膳食营养影响因素　145
- 项目三　膳食营养治疗与预防　147

第十章　内分泌疾病营养治疗　151
- 项目一　糖尿病的膳食营养治疗　151
- 项目二　甲状腺功能亢进症的膳食营养治疗　158
- 项目三　甲状腺功能减退症的膳食营养治疗　160

第十一章　高尿酸血症与痛风营养治疗　162
　　项目一　疾病概述　162
　　项目二　膳食营养影响因素　164
　　项目三　膳食营养治疗与预防　166

第十二章　肿瘤营养治疗　170
　　项目一　疾病概述　170
　　项目二　影响因素　171
　　项目三　膳食营养治疗与预防　172

第十三章　呼吸系统疾病营养治疗　178
　　项目一　慢性阻塞性肺疾病　178
　　项目二　哮喘　182
　　项目三　肺结核　186

第十四章　心脑血管疾病营养治疗　189
　　项目一　血脂异常　189
　　项目二　高血压　194
　　项目三　冠心病　199
　　项目四　脑卒中　204

第十五章　肾脏疾病营养治疗　209
　　项目一　肾小球疾病　209
　　项目二　急性肾损伤　214
　　项目三　慢性肾衰竭　215

第十六章　消化系统疾病营养治疗　221
　　项目一　消化性溃疡　221
　　项目二　炎症性肠病　224
　　项目三　急性胰腺炎　229
　　项目四　非酒精性脂肪肝　231
　　项目五　肝硬化　233

第十七章　外科疾病营养治疗　236
　　项目一　围手术期　236
　　项目二　胃肠道术后　239
　　项目三　短肠综合征　241

项目四	肠瘘	243
项目五	胆囊炎与胆石症	245
项目六	肾结石	248

第十八章　医院膳食　252
　　项目一　基本膳食　252
　　项目二　常规治疗膳食　254
　　项目三　特殊治疗膳食　258
　　项目四　诊断膳食　260

第十九章　肠内外营养支持　263
　　项目一　肠内营养　263
　　项目二　肠外营养　270

主要参考文献　277

附录一　中国居民膳食指南　281
附录二　中国居民膳食参考摄入量　284
附录三　常见食物的营养成分表　287

第一章 基础营养学

本章重点

基础营养学是营养学中系统阐述能量和营养素问题的部分,包括能量来源、能量消耗;营养素的理化性质、生理功能、吸收和代谢、人体营养状况评价方法、食物来源;能量和营养素的需要量及膳食参考摄入量等。其中,人体不能合成的必需氨基酸、必需脂肪酸、碳水化合物、维生素、矿物质的概念和种类;食物蛋白质营养价值的评价方法;微量营养素缺乏症与过多症;影响钙、铁等矿物质吸收的因素等尤其值得关注。研究和了解营养素与健康的关系不仅有助于减少营养缺乏症,也有助于预防营养相关慢性疾病的发生、发展,增进人体健康。

项目一 能 量

学习目标

1. 掌握能量消耗由基础代谢、食物特殊动力以及体力活动3部分组成。
2. 掌握能量的来源,三大产热营养素的热量计算和总能量的日摄入量。
3. 熟悉能量的常用单位和换算。

能量是物质的基本属性。能量以多种不同的形式存在,按照物质的不同运动形式分类,能量可分为机械能、化学能、热能、电能等。按照能量守恒定律,能量既不能创造,也不能消失,但可以通过物理效应或化学反应从一种形式转变为另一种形式。

新陈代谢是生命活动的基本特征,包括物质代谢和能量代谢。人体在生命活动过程中,不断自我更新,分解旧物质,合成新物质,同时释放能量,供生命活动需要。一切生命活动都需要能量,如蛋白质的合成、肌肉收缩、腺体分泌,等等。这些能量主要来源于食物中的产能营养素(如蛋白质、脂肪、碳水化合物)。

一、能量的常用单位和换算

各种不同存在形式的"能"有统一的单位,即焦耳(J)或卡(cal)。"焦耳"最初为热量的公制单位,简称"焦",是为了纪念英国著名物理学家詹姆斯·普雷斯科特·焦耳而创立的。1 J 即 1 N(牛顿)的力使 1 kg 的物体移动 1 m 所消耗的能量。以往营养学上所使用的能量单位,更常用卡或千卡(kcal)表示。1 kcal 相当于将 1 kg 纯水在 1 atm(1 atm = 101 kPa)下由 14.5℃提升到 15.5℃所需的能量。cal 与 J 两种能量单位的换算如下。

1 cal = 4.184 J;1 kcal = 4.184 kJ;1 000 kcal = 4.184 MJ

二、能量的消耗

根据能量守恒定律,能量从一种形式转化为另一种形式的过程中,既不增加也不减少,这是所有形式的能量互相转化的一般规律。人体的能量代谢也遵循这一普遍规律,在整个能量代谢过程中,人体通过食物摄入的能量转化为各种形式的能,如用于新物质合成、肌肉收缩、神经信号转导、释放热量等。在理想的平衡状态下,个体的能量需要量应等于其消耗量。成年人的能量消耗主要用于维持以下方面。

(一)基础代谢

基础代谢(BM)是维持人体最基本生命活动所必需的能量消耗。仅用于维持体温、心脏搏动、呼吸、各器官组织和细胞基本功能等生命活动的能量消耗。其测定应在人体基础状态下进行,即恒温(一般 18~25℃室温)条件下,空腹(禁食 12 h)、平卧并处于清醒、放松、静息的状态,以保证机体不受肌肉活动、环境温度、食物及精神紧张等因素影响。目前,临床上常用基于间接测量法原理的基础代谢仪进行测定,根据单位时间内的耗氧量,或结合二氧化碳产生的量来确定能量消耗。采用混合呼吸商 0.82,氧热价为 4.825 kcal,代入下面的公式即可求得基础代谢能量消耗。即 BM = O_2 L/h × 4.825 kcal。基础代谢率(BMR)代表个体基础代谢的水平,指单位时间内单位体表面积的基础代谢,一般是以每小时、每平方米体表所散发的热量表示[kcal/(m^2·h)]。

基础代谢的影响因素包括种族、年龄、性别、身体成分与体型、营养状态和气温等。测定和计算基础代谢和在不同活动强度下的能量代谢也是合理制定营养标准、安排人们膳食的依据。

基础代谢还受到激素、内分泌水平和疾病状态的影响。在同一性别、体重和年龄组的正常人群中,基础代谢率很接近。其中,≥90%者其代谢率与平均值相差≤15%,故临床上以此百分值作为正常值的界限,超过这一界限就被认为基础代谢异常。如甲状腺功能亢进症患者,基础代谢率可比正常值高 20%~80%;而甲状腺功能低下症患者则比正常值低 20%~40%。基础代谢率的测定是临床上诊断甲状腺疾病简便而有效的方法。其他如肾上腺皮质和垂体前叶激素分泌不足时,也可表现为基础代谢率降低。人在长期饥饿或营养不足时,会出现基础代谢降低。基础代谢能量消耗的计算如下。

1. 体表面积计算法 人体的体表面积与体重及身高显著相关,人的体表面积 $S(cm^2)$ 可以体重 $W(kg)$ 和身高 $H(cm)$ 用各种实验式来计算。赵松山等于 1983 年对我国人体的体表面积与身高、体重的关系进行了研究,得出我国成年人的体表面积可以按下式计算:$S = 0.00659H + 0.0126W - 0.1603$。式中,$S$:体表面积($m^2$),$H$:身高(cm),$W$:体重(kg)。

$$基础能量消耗 = 体表面积(m^2) \times 基础代谢率[kcal/(m \cdot h) \times 24\,h]$$

(二) 食物热效应

食物热效应(TEF)是指由于进食而引起能量消耗额外增加的现象,又称食物特殊动力作用(SDA)。这部分能量主要用于食物中营养素的消化、吸收,以及代谢转化过程所消耗的能量,其高低与食物的营养成分、进食量、进食速度有关。例如,摄入碳水化合物时耗热相当于其本身产生热量的5%～6%,脂肪为4%～5%,蛋白质为30%～40%。当成年人摄入一般的混合膳食时,由于食物的特殊动力作用而额外增加的热量消耗每天约150 kcal,相当于基础代谢的10%。摄食越多,进食越快,食物热效应越高。进食快时,神经系统活动、激素和消化酶的分泌等更加活跃,消耗的能量相对更多。

(三) 体力活动

体力活动消耗在人体总热量消耗中占重要部分。不同体力活动所消耗的能量不同。影响因素包括如下。

1. **肌肉量** 肌肉越发达,活动时消耗的能量越多。
2. **体重** 体重越重,做相同运动需要消耗的能量越多。
3. **体力活动强度和持续时间** 强度越大,持续时间越久,熟练度越差,消耗能量越多。

三、能量的来源

动、植物性食物中所含的营养素中,碳水化合物、脂肪和蛋白质经体内生物氧化可释放能量。三者统称为"产能营养素"或"生热营养素"。每克产能营养素在体内氧化所产生的能量值称为"能量系数",有时称为"食物的热价"或"食物的能量卡价"。食物的能量系数是经体外燃烧实验推算而得到的。3种产能营养素在体内氧化实际产生能量,即"能量系数"如下:

1 g 碳水化合物:4.1 kcal × 98% = 4.0 kcal;1 g 脂肪:9.45 kcal × 95% = 9.0 kcal;1 g 蛋白质:4.35 kcal × 92% = 4.0 kcal

这3类营养素普遍存在于各种食物中。各种食物产热能力的高低取决于其中这3种营养素的构成。粮谷类和薯类食物碳水化合物较多,是食物中人体能量最经济的来源;油料作物富含脂肪;动物性食物一般比植物性食物含有更多的脂肪和蛋白质;植物中的大豆和坚果类也含有丰富的油脂和蛋白质。以上食物都是人类膳食汇总能量的主要来源,而蔬菜和水果一般含能量较少。

四、能量的推荐摄入量与食物来源

能量摄入过剩则会在体内储存起来。人体内能量的储存形式是脂肪,脂肪在体内的异常堆积,导致肥胖和机体不必要的负担,可成为心血管疾病、某些癌症、糖尿病等退行性疾病的风险因素。

人体每天摄入的能量不足,机体会运用自身储备的能量甚至消耗自身的组织以满足生命活动的能量需要。人长期处于饥饿状态,在一定时期内机体会出现基础代谢降低、体力活动减少和体重下降以减少能量的消耗,使机体产生对于能量摄入的适应状态。此时,能量代谢由负平衡达到新的低水平上的平衡,引起儿童生长发育停滞,成年人消瘦和工作能力下降。处于生长发育期的婴儿、儿童青少年、孕妇和泌乳的乳母、康复期的患者等,其每天的能量摄入中还有一部分用于组织增长和特殊的生理变化需要。

中国营养学会 2013 年修订的《中国居民膳食能量参考摄入量(DRIs)》建议:成年男性轻、中体力劳动者每天需要能量为 2 250～2 600 kcal;女性轻、中体力劳动者每天需要能量为 1 800～2 100 kcal。婴儿、儿童和青少年、孕妇和乳母、老年人各自的生理特点不同,能量需要也不尽相同。

三大产能营养素都有各自的特殊生理作用,而且代谢转化过程中又有相互作用。因此,在总能量供给中应有一个合适的比例。根据我国居民的饮食习惯及食物资源,中国营养学会建议居民膳食中碳水化合物占总能量供给的 55%～65%,脂肪占 20%～30%,蛋白质占 10%～15%。年龄越小,蛋白质和脂肪供能比需要适当增加。

(薛　琨)

项目二　蛋　白　质

> **学习目标**
> 1. 掌握蛋白质组成以及 4 级结构。
> 2. 掌握蛋白质基本单位氨基酸的分类、结构以及必需氨基酸的种类。
> 3. 掌握蛋白质的生理功能。
> 4. 掌握食物蛋白质营养价值的评价。
> 5. 熟悉蛋白质的膳食参考推荐量与食物来源。

蛋白质(protein)是人类食物中提供能量的三大产能营养素之一,也是人类生命的物质基础,是构成人类一切细胞、组织结构、各种激素、酶等物质的重要成分,没有蛋白质就没有生命活动的存在。蛋白质占体重的 16%～20%,一个体重 60 kg 的成年人体内含有蛋白质 9.6～12 kg。人们每天从食物中获得蛋白质,吸收转化合成自身的蛋白质,用于组织的修复更新。人体中含有 10 万种以上不同结构和生理功能的蛋白质,对复杂的生命活动起着决定性的作用。每天膳食中,瘦肉、蛋类、豆类及鱼类中的蛋白质最为丰富。

一、蛋白质的组成

蛋白质是一种主要含有碳、氢、氧、氮的复杂高分子有机化合物,这些元素在蛋白质中的组成百分比约为:碳50%,氢7%,氧23%,氮16%,硫0~3%。一切蛋白质都含氮元素,且各种蛋白质的含氮量很接近,平均为16%,任何生物样品中每克氮元素的存在,就表示大约有6.25 g蛋白质的存在,6.25则称为蛋白质常数。

人体内蛋白质的种类很多,性质、功能各异,但都是由20多种氨基酸按不同比例组合而成的,并在体内不断进行代谢与更新。这些氨基酸按一定顺序以"脱水缩合"的方式组成多肽链,经过盘曲折叠形成一定的空间结构。蛋白质具有一级、二级、三级、四级结构,蛋白质分子的结构决定了它的功能。氨基酸残基在蛋白质肽链中的排列顺序称为蛋白质的一级结构,每种蛋白质都有唯一而确切的氨基酸序列。蛋白质分子中肽链并非直链状,而是按一定的规律卷曲(如 α-螺旋结构)或折叠(如 β-折叠结构)形成特定的空间结构,即蛋白质的二级结构,主要依靠肽链中氨基酸残基亚氨基(—NH—)上的氢原子和羧基上的氧原子之间形成的氢键而实现的。在二级结构的基础上,肽链还按照一定的空间结构进一步形成更复杂的三级结构。如肌红蛋白、血红蛋白等正是通过这种结构使其表面的空穴恰好容纳一个血红素分子。具有三级结构的多肽链按一定空间排列方式结合在一起形成的聚集体结构称为蛋白质的四级结构。如血红蛋白由4个具有三级结构的多肽链构成,其4级结构近似椭圆形状。

氨基酸是含有氨基和羧基的一类有机化合物的通称,是蛋白质的基本组成单位。组成蛋白质的氨基酸均为 α-氨基酸,即氨基均连在 α-碳上。除甘氨酸外,所有氨基酸的 α-碳原子上所连接的4个基团都不相同。此时4个基团的排列方式从三度空间看,有互成镜像的两种方式,互成立体异构体,分别称为 L 型和 D 型。除甘氨酸无立体异构体外,存在于蛋白质中的氨基酸都是 L 型的。

人体内20种常见氨基酸按理化性质可分为4组:①非极性、疏水性氨基酸:甘氨酸、丙氨酸、缬氨酸、亮氨酸、异亮氨酸、苯丙氨酸和脯氨酸。②极性、中性氨基酸:色氨酸、丝氨酸、酪氨酸、半胱氨酸、蛋氨酸、天冬酰胺、谷氨酰胺和苏氨酸。③酸性的氨基酸:天冬氨酸和谷氨酸。④碱性氨基酸:赖氨酸、精氨酸和组氨酸。

从营养学的角度来看,氨基酸可分为必需氨基酸、半必需氨基酸和非必需氨基酸。

(一) 必需氨基酸

指人体(或其他脊椎动物)不能合成或合成速度远不适应机体的需要,必须由食物蛋白供给,这些氨基酸称为必需氨基酸(EAA)。对成年人来讲必需氨基酸共有8种:赖氨酸、色氨酸、苯丙氨酸、蛋氨酸(甲硫氨酸)、苏氨酸、异亮氨酸、亮氨酸和缬氨酸。如果膳食中经常缺少上述氨基酸,可影响健康。必需氨基酸对婴儿的成长起着重要的作用。组氨酸为小儿生长发育期间的必需氨基酸,精氨酸、半胱氨酸、酪氨酸和牛磺酸为早产儿所必需。成年人必需氨基酸的需要量为蛋白质需要量的20%~37%。人体对必需氨基酸的需要量随着年龄的增加而下降,成年人比婴儿显著下降。

(二) 半必需氨基酸

又称条件必需氨基酸（CEAA），是指在特定的情况下作为必需氨基酸，主要是指半胱氨酸和酪氨酸。它们在体内分别由蛋氨酸和苯丙氨酸转变而成，如果膳食中能够直接提供这两种氨基酸，则人体对蛋氨酸和苯丙氨酸的需要量可分别减少30%和50%。所以在计算食物必需氨基酸组成时，常将蛋氨酸和半胱氨酸、苯丙氨酸和酪氨酸合并计算。有7种氨基酸（精氨酸、组氨酸、半胱氨酸、甘氨酸、酪氨酸、天冬氨酸和脯氨酸）对于儿童必需，而对于成年人为非必需。因为这些氨基酸在儿童期需要量大于合成能力，而生物合成途径还不成熟。

条件必需氨基酸与非必需氨基酸在代谢上的重要区别在于它们的合成需要利用其他氨基酸作为氮的前体，并且只限于在某些特定器官中进行。有些条件必需氨基酸（如酪氨酸）的前体是一种必需氨基酸（苯丙氨酸）；而其他条件必需氨基酸（如精氨酸、脯氨酸和甘氨酸）的前体则是一种非必需氨基酸；还有一些其他条件必需氨基酸（如半胱氨酸）需要必需氨基酸（蛋氨酸作为硫的前体）和非必需氨基酸（丝氨酸）两者作为前体。在代谢水平上，机体合成条件必需氨基酸的能力受相应氨基酸前体的可利用性的限制。条件必需氨基酸合成的最高速度是有限的，并受发育和病理生理因素的影响。如出生体重非常低的婴儿不能合成半胱氨酸，也不能合成足够量的甘氨酸，而且母乳蛋白质的甘氨酸含量很低，为这些婴儿提供这类氨基酸十分重要。

(三) 非必需氨基酸

指人类（或其他脊椎动物）能由简单的含氮前体合成，不需要从食物中获得的氨基酸，包括甘氨酸、丙氨酸等。

二、蛋白质的分类

蛋白质有很多种类，按来源可分为动物蛋白和植物蛋白。按化学组成通常可分为简单蛋白质（如清蛋白、球蛋白、谷蛋白等）、结合蛋白质（如核蛋白、脂蛋白、糖蛋白等）和衍生蛋白质（如变性蛋白质、胨、肽、磷酸化蛋白、乙酰化蛋白等）。蛋白质按其结构可分为单体蛋白、寡聚蛋白、多聚蛋白。根据分子形状的不同，可将蛋白质分为球状蛋白质和纤维状蛋白质两大类。纤维状蛋白多为结构蛋白，由长的氨基酸肽链连接成为纤维状或蜷曲成盘状结构，成为各种组织的支柱，如皮肤、肌腱、软骨及骨组织中的胶原蛋白；球状蛋白的形状近似于球形或椭圆形。许多具有生理活性的蛋白质，如酶、转运蛋白、蛋白类激素与免疫球蛋白、补体等均属于球蛋白。蛋白质按其功能分为活性蛋白质和非活性蛋白质两大类。活性蛋白质有调节蛋白（如胰岛素、甲状腺素等）、收缩蛋白、抗体蛋白等。非活性蛋白质有结构蛋白等。食物蛋白质所含氨基酸的种类和数量不同，其营养价值也不同。所以，在营养上尚可根据食物蛋白质的氨基酸组成，分为完全蛋白质、半完全蛋白质和不完全蛋白质3类。

1. **完全蛋白** 所含必需氨基酸种类齐全、数量充足、比例适当，不但能维持成年人的健康，并能促进儿童生长发育。如乳类中的酪蛋白、乳白蛋白，蛋类中的卵白蛋白、卵磷蛋白,肉类中的白蛋白、肌蛋白,大豆中的大豆蛋白,小麦中的麦谷蛋白,玉米中的谷蛋白等。

  2. *半完全蛋白* 所含必需氨基酸种类齐全,但有的氨基酸数量不足,比例不适当,可以维持生命,但不能促进生长发育。如小麦中的麦胶蛋白等。

  3. *不完全蛋白* 所含必需氨基酸种类不全,既不能维持生命,也不能促进生长发育,如玉米中的玉米胶蛋白、动物结缔组织和肉皮中的胶质蛋白、豌豆中的豆球蛋白等。

三、蛋白质的生理功能

  1. *构成人体、维持组织的生长、更新和修复* 人体的毛发、皮肤、肌肉、骨骼、内脏、大脑、血液、神经、内分泌等组织中都存在大量各种类型的蛋白质。膳食中必须提供足够质和量的蛋白质,才能维持组织细胞的生长、更新和修复。蛋白质是一切生命的物质基础,是机体细胞的重要组成部分,是人体组织更新和修补的主要原料,蛋白质对人的生长发育非常重要。比如人体大脑细胞的增长有两个高峰期:胎儿3个月及出生后到1岁,到1岁时大脑细胞增殖基本完成,其数量已达成年人的9/10。所以,这些阶段足质、足量的蛋白质摄入对儿童的智力发展尤为重要。人体内成千上万的细胞是生命的最小单位,处于永不停息的衰老、死亡与新生的新陈代谢过程中。例如,健康年轻人的表皮28天更新一次,而胃黏膜两三天就要全部更新。一个人如果蛋白质的摄入、吸收、利用良好,皮肤才能保持光泽而有弹性,正常代谢及外伤造成的组织受损才能得到及时修补,以保证机体的正常功能。

  2. *参与多种重要的生理功能* 载体蛋白对各类物质在体内的输送至关重要。比如,血红蛋白输送氧、脂蛋白输送脂肪、细胞膜上的受体、转运蛋白等。体液中的白蛋白可维持机体内的渗透压平衡及体液的酸碱平衡。有的蛋白质参与构成神经递质,维持神经系统的味觉、视觉和记忆等功能。有的蛋白质构成抗体(免疫球蛋白),参与机体的免疫。有的蛋白质参与构成酶、激素及部分维生素。酶的化学本质是蛋白质,如淀粉酶、胃蛋白酶、胆碱酯酶、碳酸酐酶、转氨酶等。含氮激素的成分是蛋白质或其衍生物,如生长激素、促甲状腺激素、肾上腺素、胰岛素、促肠液激素等。有的维生素是由氨基酸转变或与蛋白质结合形成。酶、激素、维生素在调节生理功能、催化代谢过程中起着十分重要的作用。胶原蛋白占机体蛋白质的1/3,大量存在于结缔组织,构成骨骼、血管、韧带等,起到支撑、保护、屏障和维持弹性的作用。

  3. *氧化供能* 人体内蛋白质氧化分解后,可产生生命活动所需要的能量。蛋白质在体内的产热系数为 4 kcal/g。

四、蛋白质在体内的代谢

  蛋白质在人体内是通过变成氨基酸小分子后被利用的。蛋白质在胃液消化酶的作用下初步水解,在小肠中完成整个消化吸收过程,将高分子蛋白质分解为低分子的多肽或氨基酸。氨基酸的吸收通过小肠黏膜细胞,是由主动运转系统进行,分别转运中性、酸性和碱性氨基酸。在肠内被消化吸收的蛋白质,不仅来自于食物,也有肠黏膜细胞脱落和消化液的分泌等,每天有 70 g 左右蛋白质进入消化系统,其中大部分被消化和重吸收。未被吸收的蛋白质由粪便排出体外。

在小肠内被吸收的氨基酸,沿着肝门静脉进入肝脏。一部分氨基酸在肝脏内进行分解或合成蛋白质;另一部分氨基酸继续随血液分布到各个组织器官,合成各种特异性的组织蛋白质。在正常情况下,氨基酸进入血液中与其输出速度几乎相等。所以,正常人体血液中氨基酸含量相当恒定。如以氨基氮计,每 100 ml 血浆中含量为 4~6 mg,每 100 ml 血细胞中含量为 6.5~9.6 mg。饱餐蛋白质后,大量氨基酸被吸收,血中氨基酸水平暂时升高,经过 6~7 h 后,含量又恢复正常。说明体内氨基酸代谢处于动态平衡,以血液氨基酸为其平衡枢纽,肝脏是血液氨基酸的重要调节器。

当每天膳食中蛋白质的质和量适宜时,摄入的氮量与由粪、尿和皮肤排出的氮量相等,称为总氮平衡,实际上是蛋白质和氨基酸不断合成与分解之间的平衡。氮平衡一般指摄入与排出氮量的差值,用公式表示如下:

$$B = I - (U + F + S + M)$$

式中:B——氮平衡状况;I——食物中氮摄入量;U, F, S, M——分别指尿氮、粪氮、皮肤氮和其他氮排出量,其总和为总氮排出量。

$B = 0$ 时,表示总氮平衡;$B > 0$ 时,表示正氮平衡;$B < 0$ 时,表示负氮平衡。

正常人每天进食的蛋白质应保持在一定范围内,突然增减摄入量时,机体尚能调节蛋白质的代谢量维持氮平衡。摄入过量蛋白质,超出机体调节能力,平衡机制就会被破坏。完全不吃蛋白质,体内组织蛋白依然分解,持续出现负氮平衡;如不及时采取措施纠正,将导致疾病甚至死亡。

氨基酸分解代谢所产生的 α-酮酸,随着不同特性,循糖或脂的代谢途径进行代谢。α-酮酸可再合成新的氨基酸,或转变为糖或脂肪,或进入三羧循环氧化分解成 CO_2 和 H_2O,并释放能量。某些氨基酸分解代谢过程中产生含有一个碳原子的基团——"一碳单位",包括甲基、亚甲基、甲烯基、甲炔基、甲酰基及亚氨甲基等,作为嘌呤和嘧啶的合成原料。能生成一碳单位的氨基酸有丝氨酸、色氨酸、组氨酸、甘氨酸。另外,蛋氨酸(甲硫氨酸)可通过 S-腺苷甲硫氨酸提供"活性甲基",也可生成一碳单位。一碳单位的主要生理功能是氨基酸和核苷酸联系的纽带。

五、食物蛋白质营养价值的评价

食物种类众多,每种食物的蛋白质含量、氨基酸组成模式各不一样,人体对它们的消化、吸收和利用程度也存在差异。食品蛋白质的营养价值体现在该蛋白质满足机体的氮源和氨基酸需求,保证机体健康的能力。评价食品蛋白质的营养价值既要考虑"质",取决于蛋白质分子中必需氨基酸的含量和比例;又要考虑"量",取决于蛋白质在食品中的含量。此外,还应考虑机体对该食品蛋白质的消化利用程度。主要评价方法和指标如下。

(一) 蛋白质消化率

蛋白质的消化率是指食物蛋白质被消化酶水解后吸收的程度,用吸收氮量和总食物氮量的比值来表示。

(二) 蛋白质利用率

1. **生物价(BV)** 蛋白质生物价是指食物蛋白质吸收后在体内储留,即真正被利用的氮与体内吸收的氮的数量比值,它表示蛋白质吸收后被机体储留的程度。生物价是衡量蛋白质营养价值最常用的方法,生物价越高,表明蛋白质被机体利用程度越高,营养价值也越高。

$$生物价 = (储留氮/吸收氮) \times 100$$
$$吸收氮 = 食物氮 - (粪便氮 - 粪代谢氮)$$
$$储留氮 = 吸收氮 - (尿氮 - 内源性氮)$$

依此法测出的食品生物价,以蛋类为最高,达94,牛奶82,鱼81,牛肉73,黄豆66,糙米70,白米63,全麦面粉59,白面粉则仅为51。

单一食物来源蛋白质的生物价一般不能满足人体的需求,通过向食物中添加某些必需氨基酸,或将不同的食物混合食用,可提高食物蛋白质的生物价。例如,将玉米、小麦、黄豆3种食物按比例混合后食用,则蛋白质的利用率大大提高,生物价可增加为77,高于其中任何一种食物。

2. **蛋白质的净利用率(NPU)** 蛋白质净利用率是反映食物中蛋白质实际被利用的程度。它是将蛋白质的生物价与消化率结合起来评价蛋白质的营养价值,考虑了食物蛋白质的消化和利用两个方面,更为全面。

$$蛋白质的净利用率 = 生物价 \times 消化率 \times 100\%$$

3. **蛋白质功效比值(PER)** PER是指摄入单位质量蛋白质的体重增加量,一般测定生长发育中的幼年动物每摄入1 g蛋白质所增加的体重。这一指标表示蛋白质被机体利用的程度。

$$PER = 动物增加体重(g)/蛋白质摄入量(g)$$

由于同一种食物蛋白质在不同实验室所测得的PER值重复性常不佳,为了便于结果的相互比较,通常设酪蛋白(参考蛋白质)为对照组,即以酪蛋白的PER为2.5,校正被测蛋白质(实验组)PER。

$$被测蛋白质 PER = 实验组 PER/对照组 PER \times 2.5$$

几种常见食物蛋白质PER分别为:全鸡蛋3.92、牛奶3.09、鱼4.55、牛肉2.30、大豆2.32、精制面粉0.60、大米2.16。

4. **氨基酸评分(AAS)** 人体及各种食物中的蛋白质在必需氨基酸种类和含量上存在差异,将某种蛋白质中的色氨酸含量定为1,分别计算其他必需氨基酸的相应比值。这一系列比值叫做该种蛋白质的氨基酸模式,用来表示蛋白质中各种必需氨基酸的构成比例上的差异。

AAS又称蛋白质化学评分,是指用被测食物蛋白质的氨基酸模式与推荐的理想模式或参考蛋白质的氨基酸模式进行比较。这一指标反映蛋白质构成和利用率的关系,是目前广为应用的一种食物蛋白质营养价值评价方法,不仅适用于单一食物蛋白质的评价,还可用于混合食物蛋白质的评价。AAS＝待测蛋白质中氨基酸的含量(mg/g)/标准蛋白质中氨基酸的含量(mg/g)

参考蛋白质可采用 WHO 人体必需氨基酸模式,也可采用与人体蛋白质氨基酸模式最接近的鸡蛋蛋白质。将被测食物蛋白中必需氨基酸与参考蛋白质中的必需氨基酸进行比较,比值较低者,称为限制氨基酸,比值最低者为第一限制氨基酸。如大米和面粉蛋白质中赖氨酸即这些食物蛋白中的第一限制氨基酸。由于限制氨基酸的存在,使食物蛋白质的利用受到限制。被测食物蛋白质的第一限制氨基酸与参考蛋白质中同种必需氨基酸的比值即为该蛋白质的氨基酸评分。大多数植物蛋白都属于此类,如大米和面粉蛋白质中赖氨酸含量相对较少。如果将两种或两种以上食物蛋白质混合食用,其中所含有的必需氨基酸取长补短,相互补充,可达到较好的比例,从而提高蛋白质利用率和营养价值的作用,称为蛋白质互补作用。

氨基酸评分的方法比较简单,但没有考虑食物蛋白质的消化率。美国食品药品监督管理局(FDA)提出了一种新方法,即经消化率修正的氨基酸评分。其计算公式如下:

$$经消化率修正的 AAS ＝ 氨基酸评分 \times 真消化率$$

除上述方法和指标外,还有相对蛋白质值、氮平衡指数等来评价蛋白质的营养价值。

六、蛋白质的膳食参考推荐量与食物来源

一个成年人每天通过新陈代谢要更新 300 g 以上蛋白质,其中 3/4 来源于机体代谢中产生的氨基酸,这些氨基酸的再利用大大减少了需补给蛋白质的数量。一般来讲,一个成年人每天摄入 60～80 g 蛋白质,基本上已能满足需要。考虑到消化率、安全率,成年人每天每千克体重摄入 0.8 g 蛋白质较为适宜。我国居民膳食以植物性食物为主,成年人推荐的蛋白质供给量为 1.16 g/(kg·d),且其中优质蛋白的供应量应达到 1/3～1/2。每天的能量摄入中,建议成年人蛋白质供能比为 10%～12%,儿童为 12%～14%。我国居民不同性别、年龄、体力活动水平及生理状态人群的蛋白质推荐摄入量,参见第五章项目一膳食营养素参考摄入量。2013 年修订的成年男性、女性每天蛋白质推荐摄入量分别为 65 g 和 55 g。

蛋白质的食物来源可分为植物性和动物性两大类。植物性食物中,谷类含蛋白质 10% 左右,虽然不算高,但由于谷类是我国居民的主食,所以仍然是膳食蛋白质的主要来源。豆类含有丰富的蛋白质,特别是大豆,含蛋白质高达 36%～40%,氨基酸组成也比较合理,在体内的利用率较高,是植物蛋白质中非常好的蛋白质来源。蛋类含蛋白质 11%～14%,是优质蛋白质的重要来源。奶类一般含蛋白质 3.0%～3.5%,是婴幼儿蛋白质的最佳来源。肉类包括禽、畜和鱼的肌肉。新鲜肌肉含蛋白质 15%～22%,肌肉蛋白质营养价值优于植物蛋白质,是人体蛋白质的重要来源。

蛋白质食物是人体重要的营养物质,合理利用才能保证既经济又营养。首先,要保证每天有足够数量和质量的蛋白质食物摄入。其次,蛋白质的合理利用要以足够的热量

供应为前提。如果热量供应不足,机体将消耗食物中的蛋白质来作能源,蛋白质供能系数与碳水化合物相当,但蛋白质丰富的食品一般价格均较昂贵,用蛋白质作能源很不经济。第三,各种食物合理搭配,充分发挥蛋白质互补作用。例如,谷类蛋白质含赖氨酸较少而含蛋氨酸较多,豆类蛋白质含赖氨酸较多而含蛋氨酸较少,这两类蛋白质混合食用时,必需氨基酸相互补充,接近人体需要,营养价值大为提高。食物蛋白质互补应在调配膳食时遵循以下3个原则。①食物生物学种属越远越好,如动物性和植物性食物间的混合优于单纯植物性食物间混合;②搭配种类越多越好;③食用时间越近越好,同时食用最好。

(薛 琨)

项目三 脂 类

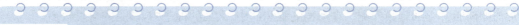

学习目标

1. 掌握脂肪和脂肪酸的分类。
2. 掌握脂类的生理功能。
3. 掌握脂类的膳食参考推荐量与食物来源。

　　脂类是一类难溶或不溶于水而溶于有机溶剂的有机小分子物质。膳食中95%的脂类为三酰甘油,即脂肪,其他包括胆固醇、磷脂和类胡萝卜素等类脂。它们的化学结构有很大差异,生理功能各不相同,其共同物理性质是在水中可相互聚集形成内部疏水的聚集体。食物中的脂肪与蛋白质、碳水化合物一样,是产能的三大营养素,在供给人体能量方面起着重要作用。脂类也是人体组织细胞的组成成分,如细胞膜、神经髓鞘都必须有脂质参与。

一、脂类的分类

(一) 脂肪

　　脂肪(fat)即三酰甘油,是油和脂的统称。一般将常温下呈液态的称为油,而呈固态的称为脂。脂肪是由甘油和脂肪酸脱水缩合而成的,3个酰基一般是不同的,通常来自16碳脂肪酸、18碳脂肪酸或其他脂肪酸。脂肪酸一般都有惯用名、学名和计数命名。学名反映了脂肪酸的碳原子数和双键数。例如,亚油酸的学名是含2个双键的18碳脂肪酸。其计数命名为18:2-n6或18:2-ω6,表示第1个双键位于从甲基端算起的第6和第7个碳原子间。油和脂在自然界分布十分广泛,植物的种子、包括人在内的各种动物的组织和器官中都存有一定数量的脂肪。人体内的脂肪占体重的10%～20%,其含量随膳食摄入能量和活动消耗能量的不同而变化较大,又称可变脂。

(二) 类脂

类脂(lipids)包括磷脂,糖脂和胆固醇及胆固醇酯三大类。是组成细胞膜、大脑和外周神经组织的重要成分,在体内的含量通常不受机体营养状况影响,又称固定脂。

磷脂是含有磷酸的脂质,包括由甘油的甘油磷脂与由鞘氨醇构成的鞘磷脂。甘油磷脂主链为甘油-3-磷酸,甘油分子中的另外两个羟基都被脂肪酸所酯化,磷酸基团又可被各种结构不同的小分子化合物酯化后形成各种磷酸甘油酯。体内含量较多的是磷脂酰胆碱(卵磷脂)、磷脂酰乙醇胺(脑磷脂)、磷脂酰丝氨酸、磷脂酰甘油、二磷脂酰甘油(心磷脂)及磷脂酰肌醇等。每一磷脂可因组成的脂肪酸不同而有若干种。鞘磷脂是指含二氢鞘氨醇的磷脂,其分子不含甘油,是一分子脂肪酸以酰胺键与鞘氨醇的氨基相连。鞘氨醇或二氢鞘氨醇是具有脂肪族长链的氨基二元醇。有疏水的长链脂肪烃基尾和两个羟基及一个氨基的极性头。鞘磷脂含磷酸,其末端羟基取代基团为磷酸胆碱酸乙醇胺。人体含量最多的鞘磷脂是神经鞘磷脂,由鞘氨醇、脂肪酸及磷酸胆碱构成。神经鞘磷脂是构成生物膜的重要磷脂。它常与卵磷脂并存细胞膜外侧。在动物的脑和卵中、大豆的种子中,磷脂的含量较多。

糖脂是一类含糖类残基的复合脂质化学结构各不相同的脂类化合物,且不断有糖脂的新成员被发现。糖脂亦分为两大类:糖基酰甘油和糖鞘脂。糖鞘脂又分为中性糖鞘脂和酸性糖鞘脂。重要的糖鞘脂有脑苷脂和神经节苷脂。神经节苷脂广泛分布于全身各组织的细胞膜的外表面,以脑组织最丰富。脂肪中的糖脂参与体内的信号识别和免疫等功能。

胆固醇及甾体类化合物等物质主要包括胆固醇、胆酸、性激素及维生素D等。

二、脂肪酸的分类

脂肪的物理性质、营养功能和生理功能是由与甘油骨架结合的脂肪酸类型决定的。人体内脂肪酸种类很多,生成三酰甘油时可有不同的排列组合方式,具有多种存在形式。根据碳链的长短、饱和程度和空间结构的不同,脂肪酸有不同的分类方法。

(一) 根据碳链的长短分类

1. **长链脂肪酸(LCFA)** 含14～24个碳。
2. **中链脂肪酸(MCFA)** 含6～12个碳。
3. **短链脂肪酸(SCFA)** 含2～4个碳。

脂肪酸是一端为甲基另一端为羧基的碳链分子,它们含有2～24个碳原子,其中大部分为16～18个碳原子。高等动植物中的脂肪酸碳链长度一般是14～20个碳之间的长链脂肪酸。食物中主要以18碳脂肪酸为主;组成人体的脂肪酸主要以16～18碳的脂肪酸含量最多,如软脂酸(即棕榈酸)、软油酸、硬脂酸、油酸、亚油酸、α-亚麻酸。另外,人体还含有20碳的花生四烯酸等。

(二) 根据碳链的饱和程度分类

碳链上氢原子的数量决定了脂肪酸的饱和度,不饱和脂肪酸含有无氢原子的碳碳双键。含有一个双键的脂肪酸称为单不饱和脂肪酸（MUFA），含有 2 个以上双键的叫做多不饱和脂肪酸（PUFA），没有双键的则称为饱和脂肪酸（SFA）。通常 4～12 碳的脂肪酸都是饱和脂肪酸，碳链更长时可出现 1 个甚至多个双键，称为不饱和脂肪酸。

1. **饱和脂肪酸（SFA）** 含有有单键连接的碳原子，含有相对高的熔点，在室温下易于凝固。饱和脂肪酸来源于动物肉和内脏、牛奶、黄油、牛油、奶酪和奶油等。植物来源的油脂多含有不饱和脂肪酸，除了椰子油和棕榈油。由于含有大量饱和脂肪酸，血浆低密度脂蛋白（LDL）胆固醇和血浆总胆固醇可因摄入大量饱和脂肪酸而升高。饱和脂肪酸的高摄入与动脉粥样硬化和心血管疾病相关。

2. **不饱和脂肪酸（MUFA）** 单不饱和脂肪酸只有一个双键，室温下多为液态。橄榄油和菜籽油是膳食中单不饱和脂肪酸的最集中来源。MUFA 存在于包括肉、牛油的许多食物中。膳食 MUFA 不升高血浆胆固醇，可降低 LDL，对高密度脂蛋白（HDL）没有不良作用。最多见的单不饱和脂肪酸是油酸（C18:1，n-9）

3. **多不饱和脂肪酸（PUFA）** 含两个以上不饱和双键，在室温下呈液态，它们在食物中和体内都容易被氧化。PUFA 参与胆固醇的代谢，是细胞膜磷脂的成分，是前列腺素（PG）、白细胞介素和血栓素（TXA）等生物活性物质的前体物。因此，它们在免疫反应、血液凝集、炎症过程中起着重要作用。PUFA 来源于必需脂肪酸亚油酸和 α-亚麻酸，分为 n-6 和 n-3 系 PUFA。必需脂肪酸、二十碳五烯酸（EPA）和二十二碳六烯酸（DHA）在胎儿和婴儿神经系统发育过程中非常重要。膳食中最主要的 PUFA 为亚油酸（C18:2，n-6）和 α-亚麻酸（C18:3，n-3），均为必需脂肪酸，主要存在于植物油中。

（三）按 n 或 ω 编号系统分类，可分为

(1) n-7（ω-7），母体脂肪酸为软油酸；
(2) n-9（ω-9），母体脂肪酸为油酸；
(3) n-6（ω-3），母体脂肪酸为亚油酸；
(4) n-3（ω-3），母体脂肪酸为 α-亚麻酸。

n-3 系 PUFA（及来源的必需脂肪酸 α-亚麻酸等）多存在于鱼和鱼油中。它们的健康效应正在被人们大量研究。增加鱼油摄入的健康效应包括可改善心血管病。西方膳食含有较高的 n-6/n-3 PUFA，目前推荐较低比例为 4:1。研究已表明 n-3 系 PUFA 对认知功能的益处，但需要流行病学研究进一步证实。

这 4 类中每一类都由一系列脂肪酸组成。在生物体内，同一系列的各个脂肪酸均能从母体脂肪酸合成，如花生四烯酸属于 n-6 系列，可以由母体脂肪酸亚油酸合成；但生物体不能把某一类脂肪酸转化为另一类脂肪酸。

（四）根据脂肪酸的空间结构分类

在不饱和脂肪酸中，由于双键的存在可出现顺式及反式的立体异构体。即顺式脂肪酸和反式脂肪酸。在自然状态下，大多数的 MUFA 为顺式脂肪酸，只有少数是反式脂肪酸。反式脂肪酸主要存在于牛奶和奶油中。食品工业生产一些食品如人造黄油等时，向脂肪酸中加入氢气，可使脂肪的熔点增高、油脂"硬化"，此过程称为油脂的氢化。膳食中

最主要的来源是通过 PUFA 氢化生成植物油的硬化形式而获得。这些氢化油脂包括涂抹酱、人工奶油等。反式脂肪酸与对脂蛋白的不良作用相关，可升高 LDL 和降低 HDL，仍需要进一步研究。建议摄入量不应超过总能量摄入的 2%。

三、脂类的生理功能

(一) 脂肪的生理功能

人体中脂肪主要分布在内脏周围、四肢和躯干的皮下等部位的脂肪组织中。储存能量和供给能量是脂肪最重要的生理功能。1 g 脂肪在体内完全氧化时可释放出 9.3 kcal 的能量，比 1 g 糖原或蛋白质所释放的能量多 2 倍以上。脂肪细胞是体内可储存大量脂肪的细胞。当膳食摄入能量大于机体的需要，剩余的能量就会被用于合成三酰甘油，储存在脂肪细胞的脂肪滴中。当机体需要能量时，脂肪细胞中储存的脂肪可被动员出来，分解产能，供给机体的能量需要。人体内的脂肪还有保温和保护内脏的作用。内脏周围及皮下的脂肪组织，有减少体内热量损失、维持体温恒定、减少内部器官之间摩擦和缓冲外界压力的作用。因此，体内需要含有一定的脂肪。

膳食中的脂肪除了为人体提供能量和必需脂肪酸外，还有一些特殊的作用。烹调过程中的食用油作为热介质可使食物充分而均匀地加热；食物中的脂肪改善食物感官性状和味道，提高食物的美味度；食物中的脂肪还有利于延缓胃肠排空时间，增加饱腹感，不易饥饿；脂肪也是维生素 A、维生素 D、维生素 E 等脂溶性维生素的载体，肝胆疾病患者发生脂肪消化吸收功能障碍时，可伴有脂溶性维生素吸收障碍而造成缺乏症。

> **知识链接**
>
> **必需脂肪酸的生理功能**
>
> 必需脂肪酸（EFA）是指机体生命活动必不可少，但机体自身又不能合成，或合成速度慢无法满足机体需要，必须由食物供给的脂肪酸，主要包括 n-3 系列的 α-亚麻酸（18:3）和 n-6 系列的亚油酸（18:2）。它们在人体内可一定程度合成其他长链脂肪酸，如花生四烯酸、EPA、DHA 等，在人体内都有重要的生理作用。必需脂肪酸是生物膜和磷脂的重要组成部分，是合成 PG、TXA 及白三烯（LT）等类二十烷酸的前体物质，还与胆固醇的代谢有关，并参与精子形成，维持正常的视觉功能等。花生四烯酸、EPA、DHA 虽然不是必需脂肪酸，但在脂肪酸缺乏时，它们的摄入量特别关键。人体缺乏可引起生长迟缓、生殖障碍、皮肤损伤（出现皮疹等），以及肾脏、肝脏、神经和视觉等方面的多种疾病。儿童在食物或营养缺乏时比成年人更容易出现症状。
>
> 必需脂肪酸中的亚油酸普遍存在于植物油中，亚麻酸在豆油和紫苏籽油中较多。经常食用植物油基本可满足人体对必需脂肪酸的需要，不会造成必需脂肪酸的缺乏。水产品的多不饱和脂肪酸含量高，深海鱼如鲱鱼、鲑鱼的油脂中富含 EPA 和 DHA，具有降低血脂和预防血栓形成的作用。必需脂肪酸属于多不饱和脂肪酸，过多地摄入可使体内的氧化物、过氧化物等增加，同样对机体产生多种慢性危害。

(二)磷脂的生理功能

磷脂是生物膜(细胞膜、核膜、线粒体膜等)的重要组成成分,所有的细胞都含有磷脂。因磷脂的不饱和脂肪酸分子中存在双键,使生物膜呈现良好的流动性和特殊的通透性。例如,细胞膜是由40%左右蛋白质和50%左右的脂质(磷脂为主)构成。磷脂分子含磷酸根基团的亲水端相互靠近,含脂肪酸链的疏水端相互靠近,构成特殊的磷脂双分子层结构,蛋白质、糖脂、胆固醇等分子则镶嵌其中,构成细胞内外环境之间疏水性的屏障,分隔细胞水溶性成分,将细胞划分为细胞器、细胞核等小的区室,保证细胞内同时进行多种代谢活动而互不干扰,维持细胞正常结构与功能等。

磷脂是血浆脂蛋白的重要组成成分,在脂肪吸收过程中起重要的乳化作用,是一种高效的乳化剂。磷脂与载脂蛋白结合形成脂蛋白,使血管中的脂肪和胆固醇乳化成脂蛋白微粒,溶于水后转运代谢,同时阻止多余脂肪在血管壁沉积,降低疾病风险。脂肪和胆固醇在血液中运输时,需要有足够的磷脂才能顺利进行。

在胆汁中磷脂与胆盐、胆固醇一起形成胶粒,以利于胆固醇的溶解和排泄。神经组织亦含有大量磷脂,与神经兴奋性有关。

(三)胆固醇的生理功能

胆固醇也是生物膜的重要结构成分,决定膜的通透性和刚性,有助于细胞内物质代谢的酶促反应顺利进行。胆固醇还是体内胆汁酸盐、维生素 D_3 以及类固醇激素、性激素的合成原料,可通过胆汁酸的乳化作用,调节肠道内脂类物质的消化吸收,尤其是脂溶性维生素(维生素 A、维生素 D、维生素 E、维生素 K)的吸收,通过维生素 D 的作用调节钙、磷代谢,对人体维持正常的新陈代谢和生殖过程起重要的作用。

四、脂质的消化、吸收和转运

胃的食物糜进入十二指肠,直接或间接刺激胆汁及胰液的分泌。胆汁酸盐使食糜中的脂类乳化,分散成小微团,在胰腺分泌的脂类水解酶作用下水解。脂类的消化产物,甘油单脂、脂肪酸、胆固醇、溶血磷脂可与胆汁酸乳化成更小的混合微团(直径20 nm)。这种微团极性增大,易于穿过肠黏膜细胞表面的水屏障,被肠黏膜的柱状表面细胞吸收。被吸收的脂类,在柱状细胞中重新合成三酰甘油,结合上蛋白质、磷脂、胆固醇,形成乳糜微粒(CM),经胞吐作用排至细胞外,再经淋巴系统进入血液。小分子脂肪酸水溶性较高,可不经过淋巴系统,直接进入门静脉血液中。

总血浆脂质中约2%的为游离脂肪酸,与白蛋白结合转运。剩余的三酰甘油和胆固醇脂在体内由脂蛋白转运,脂蛋白水平过高或过低都不利于健康。脂蛋白是由疏水脂类为核心、围绕着极性脂类及载脂蛋白组成的复合体,是脂类物质的转运形式。载脂蛋白在肝脏及小肠中合成,分泌至胞外,可使疏水脂类增溶,并且具有信号识别、调控及转移功能,能将脂类运至特定的靶细胞中。脂蛋白的分类及功能如下。

1. CM 主要成分为三酰甘油,用来转运膳食脂肪。餐后 CM 血浆水平上升,禁食时可消失。三酰甘油被脂蛋白脂酶水解释放脂肪酸,用于脂肪组织的能量供给或储能。

CM 的半衰期为 15~20 min，肝脏清除血液中的残体。脂溶性的维生素作为残体的一部分被运送到达肝脏。

2. 极低密度脂蛋白（VLDL） 是肝脏合成的富含三酰甘油的大颗粒。它们运送脂肪酸到脂肪组织、肌肉和心脏，释放三酰甘油后，残体变为中密度脂蛋白，即 LDL 的前体。

3. LDL 主要含有胆固醇和胆固醇酯，是 VLDL 代谢的终产物。它们携带大约 70% 血浆胆固醇，并与肝脏或其他组织上的 LDL 受体识别并摄取。

4. HDL 由肝脏或小肠合成并分泌，参与胆固醇从组织到肝脏的逆转运或转变为其他脂蛋白。

5. 脂蛋白(a) 是一种 LDL 与载脂蛋白(a)的复合物。

五、脂质的膳食参考摄入量与食物来源

目前，中国营养学会在制定《中国居民膳食营养素参考摄入量》时，参考各国不同人群推荐的每天供给量（DRIS），结合我国膳食结构的实际，提出了不同人群脂肪适宜摄入量（AI）（表 1-1）。

表 1-1 中国成年人膳食脂肪适宜摄入量（AI）
（脂肪能量占总能量的百分比，%E）

脂肪	SFA	MUFA	PUFA	n-6：n-3	胆固醇（mg）
20~30	<10	10	10	4~6：1	<300

必需脂肪酸中，亚油酸推荐的成年人适宜摄入量为占总能量 4%（2.5%~9.0%），α-亚麻酸占总能量的 0.6%。一般来说，只要注意摄入一定量植物油，就不会造成必需脂肪酸的缺乏。饱和脂肪酸虽然使 LDL-C 升高，但有助于 HDL 形成，不应完全排除饱和脂肪酸摄入；尽量少摄入反式脂肪酸。胆固醇 2/3 由人体肝脏内源性合成，1/3 由食物摄入，建议每天摄入量<300 mg，有高脂血症、冠心病等慢性病患者应<200 mg。

婴儿期：婴儿对营养影响的承受能力差，应供给充足的能量和脂肪酸保证正常的生长发育，每天脂肪的摄入量占总能量的 40%~48%。幼儿期：1~3 岁幼儿的膳食脂肪量所供能量占总能量的适宜比例推荐为 35%。儿童期：脂肪以占总能量的 20%~30% 为宜。青少年期：每天摄入的脂肪能量占总能量的 20%~30%。成年人：每天膳食脂肪的摄入量比例一般以 20%~30% 为宜。

人类膳食脂肪主要来源于动植物来源的食用油、动物性食物和坚果类等。

植物性油脂主要含不饱和脂肪酸，多以亚油酸为主，是多不饱和脂肪酸的重要来源。植物油含 100% 脂肪，不含胆固醇。亚油酸普遍存在于植物油中，α-亚麻酸在豆油和紫苏籽油中较多；植物性食物中以坚果类，如花生、核桃、瓜子、榛子、葵花子等含脂肪量较高，最高可达 50%。植物油中也有富含饱和脂肪酸的可可黄油、椰子油和棕榈油。

动物脂肪一般含饱和脂肪酸和单不饱和脂肪酸相对较多，多不饱和脂肪酸含量较

少。只有海生动物和鱼类富含多不饱和脂肪酸,如深海鱼、贝类食物相对含 EPA 和 DHA 较多。动物性食物以畜肉类含脂肪最丰富,如猪肉含脂肪量在 30%~90%,仅腿肉和瘦猪肉在 10% 左右;牛羊肉脂肪含量低很多,瘦牛肉 2%~5%,瘦羊肉 2%~4%。禽肉含脂肪量较低,多<10%,但北京烤鸭(38.4%)和肉鸡(35.4%)例外。鱼类脂肪含量<10%,多在 5% 左右,且多不饱和脂肪酸多。蛋类中,蛋黄脂肪量高达 30%,但全蛋脂肪含量仅 10% 且以单不饱和脂肪酸多。

含磷脂较多的食物为蛋黄、肝、大豆、麦胚和花生等,其中蛋黄含卵磷脂最多,达 9.4%;在植物性食物中,大豆含磷脂最多,达 1.5%~3%。

胆固醇只存在于动物性食物中,动物脑、肝、肾等内脏、蛋类、蟹黄等食物中含胆固醇丰富,肉类和奶类也含一定的胆固醇。每个蛋黄中胆固醇含量约 290 mg,故建议成年人平均每天摄入鸡蛋不要多于一个比较适宜。

(薛 琨)

项目四 碳 水 化 合 物

学习目标

1. 掌握碳水化合物的分类。
2. 掌握食物血糖指数的概念和应用。
3. 熟悉碳水化合物的生理功能。

碳水化合物(carbohydrates)是为人体提供热量的 3 种主要的营养素之一,是人类最经济和最主要的能量来源。碳水化合物又称糖类,是多羟基的醛或酮化合物,由碳(C)、氢(H)、氧(O)3 种元素组成。虽然人们很早就把碳水化合物丰富的植物作为食物,但直到 18 世纪一名德国学者从甜菜中分离出蔗糖和从葡萄中分离出葡萄糖后,碳水化合物研究才得到迅速发展。

一、碳水化合物的分类

根据碳水化合物的聚合度,可将其分成单糖、双糖、寡糖(低聚糖)和多糖 4 类。人们常把单糖和双糖称为简单糖,将多糖称为复合糖。根据碳水化合物能否被人体消化吸收,可以被分成以下两大类。

1. 可消化吸收的碳水化合物 指能在人体肠道被分解成小分子成分,并透过肠黏膜细胞进入血液的糖类。包括:①所有单糖如葡萄糖、果糖、半乳糖等;②所有双糖如蔗糖、乳糖、麦芽糖等；③多糖中的淀粉、糖原及糊精等。

2. **不能消化吸收的碳水化合物** 指人类肠道中不含其水解酶，不能被消化成小分子物质，因而不能吸收的糖类。包括：①低聚糖或称寡糖，是由 2～10 个单糖通过糖苷键连接形成直链或支链的低度聚合糖，包括水苏糖、棉籽糖等。②多糖中的膳食纤维，如纤维素、半纤维素、果胶和木质素等。

二、体内碳水化合物的生理功能

体内的碳水化合物包括葡萄糖、肝糖原、肌糖原和含糖复合物等，主要功能如下：

1. **提供和储存能量** 碳水化合物在消化道内被消化分解为葡萄糖后，吸收进入血液，在机体的组织细胞特别是大脑、肝脏和肌肉等组织内，分解氧化生成二氧化碳和水，同时释放大量热量，每克葡萄糖在体内进行生物氧化可产生 4 kcal 的热量。其中膳食纤维虽不能直接被人体肠道消化吸收，但被肠道细菌利用后产生的一些短链脂肪酸可被吸收，彻底氧化尚能提供一部分热量。因此，认为每克膳食纤维可提供 2 kcal 热量。一般情况下，大脑仅利用葡萄糖作为能量来源。肝脏既可以利用葡萄糖分解产热，也可以利用葡萄糖合成糖原作为储备能源。与脂肪不同，糖原可迅速动员，补充血糖的不足。肌肉在葡萄糖不足时，可在糖原酶的作用下直接分解糖原产生能量。

2. **构成机体组织成分** 碳水化合物是构成机体的重要物质，每个细胞都有碳水化合物，其含量为 2%～10%，主要以糖脂、糖蛋白和蛋白多糖的形式存在。如蛋白质与碳水化合物形成的糖蛋白构成保护胃黏膜的黏液，构成软骨的主要成分硫酸软骨素，还参与抗体、酶、激素、核酸的合成；碳水化合物和脂类形成的糖脂是细胞膜的重要成分，参与细胞的标记和识别。

3. **节约蛋白质** 人类摄入充足的碳水化合物作为能量来源，可以减少体内蛋白质分解供能，使之用于组织更新，起到节约蛋白质的作用。同时减少因蛋白质分解而产生的含氮代谢产物，减轻肾脏的负担。因此，每餐完全不吃主食，只吃肉类是不适宜的。

4. **抗生酮作用** 脂肪酸分解所产生的乙酰辅酶 A 需与草酰乙酸结合才能进入三羧酸循环而最终被彻底氧化，产生能量。若碳水化合物不足，则草酰乙酸生成不足，脂肪酸不能被彻底氧化而产生大量乙酰乙酸、γ-羟丁酸、丙酮酸等酮体。尽管肌肉和其他组织可利用酮体产生热量，但如果酮体生成过多，可引起酮血症，破坏机体的酸碱平衡，导致酸中毒。故摄入足够的碳水化合物可预防体内酮体生成过多，即起到抗生酮作用。

5. **解毒作用** 肝糖原充足可增强肝脏对某些有害物质如细菌毒素的解毒作用，糖原不足时机体对酒精、砷等有害物质的解毒作用减弱，葡萄糖醛酸直接参与肝脏解毒。

三、食物的血糖生成指数

食物的血糖生成指数（GI），简称血糖指数或生糖指数，是指与标准化食物（通常是指葡萄糖）对比，检测某一食物被摄入后，引起血糖上升的能力。一般用进食含 50 g 碳水化合物的食物与相当量的葡萄糖在一定时间（一般为 2 h）所得到的血糖反应曲线下面积的比值表示，反映该食物与葡萄糖相比升高血糖的速度和能力。通常葡萄糖的 GI 值被定为 100。GI 值的计算公式如下：

$$GI = \frac{某食物餐后2\,h\,血浆葡萄糖曲线下总面积}{等量葡萄糖餐后2\,h\,血浆葡萄糖曲线下总面积} \times 100$$

高 GI 的食物，进入胃肠后消化快、吸收率高，葡萄糖释放快，葡萄糖进入血液后血糖峰值高；低 GI 食物，在胃肠中停留时间长，吸收率低，葡萄糖释放缓慢，葡萄糖进入血液后的峰值低、下降速度也慢。因此，用食物血糖生成指数，合理安排膳食，有利于调节和控制人体血糖稳定。①低 GI 食物：血糖生成指数<55；②中等 GI 食物：血糖生成指数 55~75；③高 GI 食物：血糖生成指数>75。

研究结果表明，GI 与 2 型糖尿病的发生、发展有一定关系。长期高 GI 饮食，可使机体对胰岛素需求增加，增加糖尿病发病风险。动物实验显示，用高 GI 饲料喂养的小鼠比用低 GI 饲料喂养的小鼠更早产生胰岛素抵抗。影响 GI 的因素非常多，主要如下：①食物中碳水化合物的类型：一般单糖吸收快，GI 值高于多糖。支链淀粉比直链淀粉消化快，GI 值较高。②食物中其他营养成分含量的影响：食物中的其他成分，如脂肪、蛋白质、膳食纤维含量能延缓食物的吸收速率，从而降低 GI。但需注意的是，脂肪比例的增高可增加热量摄入。③食物的形状和特征：较大颗粒的食物需经咀嚼和胃的机械磨碎过程，延长了消化和吸收的时间，血糖反应时较缓慢、温和。④食物的加工烹饪方法：不同的加工烹饪流程、方法会影响食物的消化率。一般来说，加工越细的食物，越易被吸收，升糖作用也越大。另外，烹调的方法也很重要，同样的原料烹调时间越长，食物的 GI 也越高。

科学指导糖尿病患者或减肥者饮食。①选择低 GI 和中 GI 的食物。糖尿病患者尽量不用或少用单糖和双糖类，严格限制纯糖食品、甜点等。②合理搭配食物。选择高 GI 食物时，可以搭配低 GI 食物混合食用，如粗、杂粮的 GI 值较低，但适口性较差，细粮 GI 值较高，粗细粮搭配，既可以改善口感，又可以降低 GI。③选择科学的加工与烹调方法。粮食在精加工过程中，不仅会损失一些营养素，同时由于研磨颗粒变细，更利于吸收，GI 值也增高，如糙米饭 GI 值为 70，精米饭 GI 值为 83.2。

四、碳水化合物的膳食参考摄入量与膳食来源

根据我国居民膳食中碳水化合物的实际摄入量和 WHO 的建议，我国建议碳水化合物的适宜摄入量占膳食总能量的 50%~65%。碳水化合物的来源包括复合糖中的淀粉、不消化的抗性淀粉、非淀粉多糖和低聚糖等。另外，建议限制纯热量食物，如甜食的摄入量，提倡摄入营养素/能量密度比值高的食物，以保障人体能量充足和营养素的需要，改善胃肠道环境和预防龋病。

膳食中主要可利用的碳水化合物是淀粉类多糖，主要存在于植物性食品中。粮谷类、薯类、根茎类、豆类、坚果类（如栗子等）含淀粉较高，一般蔬菜、水果仅含一定量的双糖、单糖、低聚糖及膳食纤维。

摄取的食用糖或纯糖制品能被肠道迅速吸收，其营养密度较低，易于代谢转化成脂

肪形式储存,一般认为摄入量不宜过多,建议供能比占膳食总能量10%以下。而粮谷类、薯类、根茎类除含淀粉外,还含有蛋白质、维生素、矿物质和较多的膳食纤维,是碳水化合物的良好食物来源。在某些蔬菜、水果中含有天然的低聚糖,如洋葱、大蒜、葡萄、洋姜、芦笋、香蕉、大豆等,多食这类食物对各类人群都是有益的。

乳糖是由葡萄糖和半乳糖连接构成的双糖,主要存在于奶类及奶制品中,它在鲜奶中含量为5%,但提供能量占总能量的30%～50%。部分人群存在不同程度的乳糖不耐受,仅能少量分解吸收乳糖,大量未吸收的乳糖进入大肠,被细菌作用产酸产气,引起胃肠不适、胀气、痉挛和腹泻等。其原因主要为:①先天缺乏或不能分泌乳糖酶;②某些药物或感染导致乳糖酶分泌减少;③随年龄增加,乳糖酶水平下降。对于乳糖不耐受人群,可选用发酵的乳制品,或乳糖已分解的产品,或用逐步增量和坚持摄入的方法减低乳糖不耐受。

五、膳食纤维概念及功能

膳食纤维原指食物中不能被人体消化吸收的多糖。这类多糖主要来源于植物细胞壁的复合碳水化合物,又称非淀粉多糖,即非α-葡聚糖的多糖。包括纤维素、半纤维素、果胶及亲水胶体物质如树胶及海藻多糖等。另外,还包括植物细胞壁所含的木质素。根据可溶性,人们将其分为可溶性和不可溶性膳食纤维,将两者之和称为总膳食纤维。近年来,又将一些非细胞壁的化合物,如抗性淀粉及抗性低聚糖、美拉德反应的产物,以及来源于动物的抗消化物甲壳素(氨基多糖)也包含在膳食纤维组成成分中,其亦具有膳食纤维的生理活性。

1. *降低血浆胆固醇*　大多数可溶性膳食纤维可降低人血浆胆固醇水平,这类纤维包括果胶以及各种树胶等。富含水溶性纤维的食物,如燕麦麸、大麦、荚豆类蔬菜等。这些食物的膳食纤维摄入后,一般都可降低血浆总胆固醇(5%～10%),降低LDL。

2. *改善机体对血糖的反应*　许多研究表明,摄入某些可溶性纤维可降低餐后血糖升高的幅度,并提高胰岛素的敏感性。该作用可能与膳食纤维可以延缓胃排空速率,延缓淀粉在小肠内的消化或减慢葡萄糖在小肠内的吸收有关。

3. *改善肠道功能*　膳食纤维可缩短消化残渣在大肠的通过时间,增加粪便体积、重量及排便次数,稀释大肠内容物,以及为正常存在于大肠内的菌群提供可发酵的底物。粪便量的增加以及膳食纤维在结肠的发酵加速了肠内容物在结肠的转移和粪便排出,起到预防便秘和肠癌的作用。

4. *其他*　膳食纤维还能增加胃部饱腹感,减少食物摄入量,具有预防肥胖症的作用;膳食纤维可减少胆汁酸的再吸收,改变食物消化速度和消化道激素的分泌量,可预防胆结石。另外,膳食纤维缺乏与间歇式疝、阑尾炎、静脉血管曲张、肾结石、膀胱结石、十二指肠溃疡、溃疡性结肠炎、胃食管反流等均相关,摄入高纤维膳食可保护人类减少罹患这些疾病的风险。

许多实验结果表明,膳食纤维可影响食物中营养素,如某些维生素和矿物质在小肠内的消化吸收,引起腹部不适,增加肠道产气和蠕动。故过多摄入膳食纤维对人体健康有一定的不良反应。美国、英国及亚洲学者所提出的建议值为 20~35 g/d。我国居民的膳食纤维的参考摄入量如下：①低能量膳食 1 800 kcal 为 25 g/d；②中等能量膳食 2 400 kcal 为 30 g/d；③高能量膳食 2 800 kcal 为 35 g/d。

膳食纤维主要来源于谷、薯、豆类及蔬菜、水果等植物性食品中，植物的成熟度越高，其纤维含量也就越多。谷类加工越精细，则所含的纤维越少。

（薛　琨）

项目五　维　生　素

学习目标

1. 掌握维生素 A、维生素 D、B 族维生素、烟酸、维生素 C 的生理功能，维生素缺乏症和食物来源。
2. 熟悉维生素的概念、分类和特点。
3. 熟悉维生素 E、叶酸的生理功能，维生素缺乏症和食物来源。
4. 了解维生素的理化性质，维生素过多症和参考摄入量。

维生素（vitamin）是维持机体正常生命活动所必需的一类低分子有机化合物，在机体代谢、生长发育等过程中起重要作用。根据溶解性的不同可将维生素分为两大类，即脂溶性维生素与水溶性维生素。脂溶性维生素有维生素 A、维生素 D、维生素 E、维生素 K；水溶性维生素有维生素 B_1、维生素 B_2、维生素 B_6、维生素 B_{12}、烟酸、叶酸、泛酸、生物素、胆碱、维生素 C 等。

各种维生素的化学结构与性质虽不相似，却具有一些共同的特点：①存在于天然食物中，除了其本身形式，还有可被机体利用的前体化合物形式（维生素原）；②参与体内代谢过程的调节控制，但非机体结构成分，也不提供能量；③一般不能在体内合成或合成量太少（如维生素 D 可由机体合成，维生素 K 和生物素可由肠道细菌合成，但合成的量并不能完全满足机体的需要），必须由食物提供；④人体只需少量即可满足生理需要，但绝不能缺乏，否则可引起相应的维生素缺乏症。

一、维生素 A

维生素 A 是指所有具有视黄醇生物学活性的物质，即动物性食物中的视黄醇、视黄醛、视黄酸等。现已知在 600 多种类胡萝卜素中约有 50 种可在人类和其他脊椎动物的肠黏膜、肝脏等组织器官中转化为维生素 A。在体内可转化为维生素 A 的类胡萝卜素称为维生素 A 原,如植物性食物中的 α-胡萝卜素、β-胡萝卜素和 γ-胡萝卜素等。

(一) 理化性质

维生素 A 和类胡萝卜素溶于脂肪及大多数有机溶剂中,不溶于水。天然食物中维生素 A 多以棕榈酸酯的形式存在,对高温和碱性环境比较稳定,在一般烹调和罐头加工过程中不易被破坏。但是维生素 A 的醇、醛、酸形式易被氧化破坏,特别是在高温条件下。紫外线照射可以加快其氧化破坏。

维生素 A 在机体内主要储存于肝脏中,占总量的 90%,少量存在于脂肪组织中。

(二) 生理功能

1. **维持正常视觉** 视网膜上对暗光敏感的杆状细胞含有感光物质视紫红质,后者系 11-顺式视黄醛与带有赖氨酸残基的视蛋白结合而成。经光照后,11-顺式视黄醛转变为全反式视黄醛,并与视蛋白分离,此过程能刺激视神经形成视觉。体内足量的视黄醇或视黄醛对于视紫红质的合成,维持正常视觉尤其是暗适应能力具有重要作用。

2. **维持皮肤黏膜的完整性** 维生素 A 是调节糖蛋白合成的一种辅酶,对上皮细胞的生物膜起稳定作用,可维持上皮细胞的形态完整和功能健全。

3. **促进生长发育** 维生素 A 参与细胞的 RNA、DNA 合成,对细胞的分化、组织更新有一定影响。维生素 A 缺乏时长骨形成和牙齿发育均可受阻碍。

4. **促进免疫功能** 细胞内视黄酸可与视黄酸受体特异性结合,可以提高免疫细胞产生抗体的能力,也可以促进细胞免疫的功能,促进 T 细胞产生某些淋巴因子。维生素 A 缺乏时,免疫细胞内靶基因的表达相应下降,影响机体的免疫功能。

5. **抗氧化作用** 类胡萝卜素的重要化学特征之一是灭活单线态氧。单线态氧的反应活性远大于空气中的氧,能与细胞中的许多成分相互作用产生多种氧化产物而引起细胞损伤。维生素 A 原具有清除细胞内活性氧的作用。

6. **抑制肿瘤生长** 动物实验显示天然或合成的类维生素 A 具有抑制肿瘤作用。研究表明,高维生素 A 和 β-胡萝卜素摄入者患肺癌等上皮组织肿瘤的风险性减少。

(三) 缺乏与过量

维生素 A 缺乏最早的症状是暗适应能力下降,严重者可致夜盲症。维生素 A 缺乏初期的病理改变是上皮组织的干燥,形成过度角化变性和腺体分泌减少。如结膜或角膜干燥、软化甚至穿孔,泪腺分泌减少,损伤严重时可致失明。皮肤改变为毛囊角化,皮脂腺、汗腺萎缩。维生素 A 缺乏除出现夜盲症、干眼病等特异性表现外,还可在此之前出现免疫功能下降,导致消化道和呼吸道感染的风险性提高,且感染常迁延不愈。这种亚临床缺乏现象已日益引起人们的重视。血浆维生素 A 含量测定可用于评价机体维生素 A 营养状况。

过量摄入维生素 A 可引起急性、慢性及致畸毒性。急性中毒主要有嗜睡或过度兴奋,头痛、呕吐等颅内高压症状,12~20 h 后出现皮肤红肿、脱皮,以手掌、脚底处最为明显,血浆维生素 A 水平剧增。慢性维生素 A 过多症可出现食欲缺乏,体重下降,继而有皮肤干燥、脱屑、皲裂、毛发干枯、脱发、齿龈红肿、唇干裂和鼻出血等皮肤黏膜损伤现象,以及长骨肌肉连接处疼痛伴肿胀。

但大量摄入富含类胡萝卜素的食物(如胡萝卜、南瓜、柑橘等)并不造成维生素 A 过多症,大剂量口服 β-胡萝卜素也未发现明显毒性。但可引起高胡萝卜素血症,致使部分人皮肤出现黄色。该症状与黄疸的区别之处在于眼睛巩膜未黄染。停止大剂量摄入类胡萝卜素后,症状会逐渐消失。

(四) 参考摄入量及食物来源

维生素 A 和类胡萝卜素在小肠内的吸收率是不同的。FAO/WHO 联合专家组 1967 年提出视黄醇当量(RE)概念,2013 进一步修订为视黄醇活性当量(RAE)概念,即膳食或食物中全部具有视黄醇活性的物质。视黄醇活性当量的计算方法如下:

$$\begin{aligned}\text{膳食或食物中视黄醇活性当量}(\mu gRAE) =\ & \text{膳食或补充剂来源的全反式视黄醇}(\mu g) + \\ & 1/2\ \text{补充剂纯品全反式 β-胡萝卜素}(\mu g) + \\ & 1/12\ \text{膳食全反式 β-胡萝卜素}(\mu g) + \\ & 1/24\ \text{其他膳食维生素 A 类胡萝卜素}(\mu g)\end{aligned}$$

中国居民每天膳食维生素 A 推荐摄入量(RNI)为 0~0.5 岁婴儿 300 $\mu gRAE$,0.5~1 岁婴儿 350 $\mu gRAE$;成年人男性 800 $\mu gRAE$,女性 700 $\mu gRAE$;孕妇(孕中、晚期)770 $\mu gRAE$,乳母 1 300 $\mu gRAE$。维生素 A 可耐受最高摄入量(UL)为成年人 3 000 μg RAE/d。

维生素 A 主要存在于动物性食物中,如各种动物肝脏、鱼肝油、鱼卵、蛋类和乳制品等。类胡萝卜素在深色蔬菜中含量较高,如荠菜、菠菜、豌豆苗、胡萝卜、番茄、辣椒等,水果中以芒果、柑橘、杏及柿子等含量比较丰富。

二、维生素 D

(一) 理化性质

维生素 D 包括维生素 D_2(麦角钙化醇)和维生素 D_3(胆钙化醇)。维生素 D_2 是由植物中的麦角固醇经紫外线照射产生的;维生素 D_3 则是由动物和人体的表皮和真皮内含有的7-脱氢胆固醇经日光中紫外线照射转化而成。维生素 D_2 和维生素 D_3 皆为白色晶体,溶于脂肪和脂溶剂,在中性和碱性溶液中耐热,不易被氧化,但在酸性溶液中则逐渐分解。通常的烹调加工不会引起维生素 D 的损失,但脂肪酸败可引起维生素 D 破坏。

吸收后的维生素 D_3(或 D_2)被肝脏内 D_3-25-羟化酶催化生成 25-$(OH)D_3$;后者在肾脏 25-$(OH)D_3$-1 羟化酶的催化下,进一步生成 1,25-$(OH)_2D_3$。血浆 25-$(OH)D_3$ 水平是评价人体维生素 D 营养状况的指标。

(二) 生理功能

1,25-$(OH)_2D_3$ 是维生素 D 的活性形式,可作用于小肠、肾、骨等靶器官,参与维持细胞内、外钙浓度,以及钙磷代谢的调节。1,25-$(OH)_2D_3$ 可与肠黏膜细胞中的特异性受体结合并激活基因转录,促进肠黏膜上皮细胞合成钙结合蛋白,后者对肠腔中的钙离子有较强的亲和力,有利于钙的吸收。还可促进肾近曲小管对钙、磷的重吸收以提高血浆钙、磷浓度。此外,维生素 D 亦可刺激成骨细胞促进骨样组织成熟和骨盐沉着。

已有研究表明,维生素 D 还可通过分布于多种其他组织器官,如心脏、肌肉、大脑、造血和免疫器官的维生素 D 及其受体调节细胞的分化、增殖和代谢。如 1,25-$(OH)_2D_3$ 可抑制成纤维细胞以及肿瘤细胞的增殖等。

(三) 缺乏与过量

维生素 D 缺乏在婴幼儿可引起佝偻病,以钙、磷代谢障碍和骨样组织钙化障碍为特征,严重者出现骨骼畸形,如方头、囟门闭合延迟、胸骨外凸(俗称"鸡胸")、漏斗胸,肋骨与肋软骨连接处形成"肋骨串珠"、骨盆变窄和脊柱弯曲、"O"形腿和"X"形腿等。成年人维生素 D 缺乏可使已成熟的骨骼脱钙而发生骨质软化症和骨质疏松症。缺乏维生素 D 致钙吸收不足,造成血钙水平降低时还可引起手足痉挛症,表现为肌肉痉挛、小腿抽筋、惊厥等。

摄入过量的维生素 D 补充剂有发生维生素 D 中毒的可能。维生素 D 中毒时可出现食欲缺乏、过度口渴、呕吐、头痛、嗜睡、腹泻、多尿、关节疼痛等,最终导致钙、磷在软组织的沉积,特别是心脏和肾脏,并引起功能障碍。

(四) 参考摄入量及食物来源

中国居民膳食维生素 D 推荐摄入量(RNI)婴幼儿、儿童和成年人均为 10 μg/d,65 岁以上为 15 μg/d。11 岁以上人群的维生素 D 可耐受最高摄入量(UL)为 50 μg/d。

维生素 D 的食物来源并不丰富,植物性食物如蘑菇、蕈类含有维生素 D_2,动物性食物中以鱼肝和鱼油中维生素 D_3 含量最丰富,其次在鸡蛋、小牛肉、黄油、海水鱼如鲱鱼、鲑鱼和沙丁鱼中含量相对较高,牛乳和人乳中的维生素 D 含量较低,谷类、蔬菜和水果中几乎不含维生素 D。维生素 D 除了可由膳食提供(外源性),还可由暴露在日光之下的皮肤合成(内源性)。

三、维生素 E

(一) 理化性质

维生素 E 是指具有 α-生育酚生物活性的一类物质,包括 α-T、β-T、γ-T、δ-T 4 种生育酚和 α-TT、β-TT、γ-TT、δ-TT 4 种生育三烯酚。其中,α-生育酚的生物学活性最高。α-生育酚是黄色油状液体,溶于乙醇、脂肪和脂溶剂,对热及酸稳定,对碱不稳定,对氧十分敏感,油脂酸败可加速维生素 E 的破坏。食物中维生素 E 在一般烹调时损失不大,但油炸时维生素 E 活性明显降低。体内维生素 E 溶解于脂质且由脂蛋白转运,故血浆维生素 E 浓度与血浆总脂浓度呈正相关性。

(二) 生理功能

1. 抗氧化作用 维生素 E 是一种强抗氧化剂,可保护细胞膜、细胞器膜上多不饱和脂肪酸免受自由基的攻击,维持膜的完整性。也可减少血中氧化型低密度脂蛋白的形成,防止维生素 A、维生素 C、ATP 和含硒蛋白等的氧化,还能保护脱氢酶的巯基免遭氧化破坏,维持混合功能氧化酶的活性。

2. 调节血小板的黏附力和聚集作用 维生素 E 缺乏时血小板聚集和凝血作用增强,增加了心肌梗死及脑卒中(中风)的危险性。这是由于维生素 E 可抑制磷脂酶 A_2 的活性,减少血小板血栓素 A_2 的释放,从而抑制血小板的聚集。

3. 与动物的生殖功能和精子生成有关 维生素 E 缺乏时可出现睾丸萎缩及其上皮细胞变性、孕育异常。但在人类尚未发现有因维生素 E 缺乏而引起的不育症。

4. 预防衰老 脂褐质是细胞内某些成分被氧化分解后的沉积物,存在于皮肤中的脂褐质俗称老年斑。随着年龄增长,机体内脂褐质不断增加。补充维生素 E 可减少脂褐质的形成,改善皮肤弹性,并提高免疫能力。

(三) 缺乏与过量

人类较少发生维生素 E 缺乏症,因为:①维生素 E 广泛存在于各种食物中。②维生素 E 易储存于体内各器官组织中。③维生素 E 不易排出体外。但低体重早产儿、脂肪吸收不良的患者及多不饱和脂肪酸摄入过多时易发生维生素 E 缺乏症,表现为血液与组织中维生素 E 水平下降、红细胞脆性增加、尿中肌酸排出增多、神经退行性病变等。

虽然维生素 E 属于脂溶性维生素,可在体内蓄积,但毒性却相对较小。成年人摄入 100~800 mg/d 未见异常,>800 mg/d 时可能引起胃肠道不适、恶心、腹泻、视觉模糊、肌无力,以及拮抗维生素 K 等不良反应。血浆 α-生育酚浓度可反映人体维生素 E 的储存情况,是目前评价维生素 E 营养状况的主要指标。

(四) 参考摄入量及食物来源

膳食中总的维生素 E 活性以 α-生育酚当量(α-TE)来表示:膳食中总 α-TE(mg) = 1α-T(mg) + 0.5β-T(mg) + 0.1γ-T(mg) + 0.3TT(mg)。

维生素 E 需要量与膳食中不饱和脂肪酸摄入量有关,一般认为每摄入 1 g 多不饱和脂肪酸需摄入 0.4 mg 维生素 E。中国营养学会 2013 年制定的中国居民膳食维生素 E 适宜摄入量(AI)为成年人 14 mg α-TE/d,乳母 17 mg α-TE/d。维生素 E 含量丰富的食物有植物油、麦胚、硬果、豆类及其他谷类,蛋类、绿叶蔬菜中有一定含量,肉类、鱼类、水果及其他蔬菜含量很少。

四、维生素 C

(一) 理化性质

维生素 C 又称抗坏血酸,易溶于水,不溶于脂溶性溶剂。在水溶液中易氧化,遇氧气、热、光、碱性物质,特别是有氧化酶及少量铜、铁等金属离子存在时,可促进其氧化破坏。但在酸性环境中稳定。黄瓜、白菜等蔬菜中含氧化酶,所以蔬菜在储存过程中维生素 C 有不同程度的损失。而某些食物如枣、刺梨等含有生物类黄酮,可减少其氧化破坏。

(二) 生理功能

1. 抗氧化作用 维生素 C 具有较强的还原性,在体内多种氧化还原反应中发挥重要作用,保护组织细胞免遭氧化损伤。维生素 C 还能使三价铁(Fe^{3+})还原为二价铁(Fe^{2+}),从而促进铁的吸收。

2. 参与胶原蛋白合成　羟化反应是体内许多重要物质合成或分解的必要步骤,如胶原蛋白合成时,其多肽链中的脯氨酸及赖氨酸等残基必须先在脯氨酸羟化酶及赖氨酸羟化酶的催化下分别羟化为羟脯氨酸及羟赖氨酸残基。维生素 C 是这些羟化酶维持活性所必需的辅助因子。当维生素 C 缺乏时,胶原合成障碍,从而导致坏血病。

3. 参与类固醇代谢　胆固醇转化为胆汁酸必须经过羟化过程。维生素 C 缺乏时,肝脏内胆固醇转化为胆汁酸减少,以致胆固醇在体内蓄积,血中胆固醇浓度升高。

4. 促进机体解毒功能　药物或毒物在内质网上的羟化过程是生物转化中的重要反应,这种反应由混合功能氧化酶完成。维生素 C 能使酶的活性增强,促进药物或毒物的解毒过程。此外,某些重金属离子,如 Pb^{2+}、Hg^{2+}、Cd^{2+} 等对机体有毒害作用,补充大量维生素 C 后,往往可缓解其毒性。维生素 C 还可阻断致癌物 N-亚硝基化合物的合成。

(三) 缺乏与过量

维生素缺乏可引起坏血病,临床表现为毛细血管脆性增强,全身任何部位可出现大小不等和程度不同的出血。起初局限于毛囊周围及牙龈等处,进一步发展可有皮下组织、肌肉、关节、腱鞘等处出血,甚至血肿或瘀斑。此外,还可出现机体抵抗力下降,容易疲劳,伤口愈合缓慢,肌肉关节疼痛,以及因胶原蛋白合成障碍,骨有机质形成不良而导致的骨质疏松等。

尽管维生素 C 的毒性很小,但服用量过多时仍可产生一些不良反应。有报道指出,成年人维生素 C 的摄入量 >2 g/d,可引起渗透性腹泻。服用 4 g/d 维生素 C 可使尿液中尿酸的排出量增加 1 倍,并因此增加了形成尿酸盐结石的可能性。草酸是维生素 C 的代谢产物,维生素 C 长期摄入过多可由于草酸排泄增多而形成草酸钙结石。

(四) 参考摄入量及食物来源

中国居民膳食维生素 C 的推荐摄入量(RNI)成年人为 100 mg/d,其中孕妇(孕中、晚期)115 mg/d、乳母 150 mg/d。成年人预防慢性病建议的维生素 C 摄入量(PI)为 200 mg/d。成年人维生素 C 可耐受最高摄入量(UL)为 2 000 mg/d。

维生素 C 的主要食物来源是新鲜蔬菜和水果。一般而言,深色蔬菜的维生素 C 含量比浅色蔬菜多,叶菜类的维生素 C 含量比根茎类蔬菜多,酸味水果的维生素 C 含量比无酸味水果多。其中,辣椒、苜蓿(草头)、荠菜、菠菜、韭菜等深色蔬菜和鲜枣、山楂、草莓、柑橘等水果中维生素 C 含量较多。

五、维生素 B_1

(一) 理化性质

维生素 B_1 又称硫胺素,呈白色结晶,微带酵母气味,易溶于水。维生素 B_1 固态形式比较稳定,在 100℃时也很少破坏。水溶液呈酸性时稳定,但碱性环境中易于被氧化破坏,如在 pH>7 的条件下煮沸,可使其大部分或全部破坏,甚至在室温下储存,亦可逐渐破坏。亚硫酸盐在中性及碱性介质中能加速硫胺素的破坏。

(二) 生理功能

1. 辅酶功能 焦磷酸硫胺素(TPP)是维生素 B_1 的主要活性形式,作为辅酶参与碳水化合物代谢中 α-酮戊二酸的氧化脱羧反应和磷酸戊糖途径的转酮醇酶反应。由葡萄糖、脂肪酸和支链氨基酸衍生来的丙酮酸和 α-酮戊二酸需经氧化脱羧反应产生乙酰 CoA 和琥珀酰 CoA,才能进入三羧酸循环,氧化产生 ATP。当维生素 B_1 严重缺乏时,ATP 生成障碍,丙酮酸和乳酸在机体内堆积,对机体造成损伤。维生素 B_1 缺乏早期,转酮醇酶的活性明显下降,故测定红细胞中转酮醇酶活性可作为评价人体维生素 B_1 营养状况的一种可靠方法。

2. 非辅酶功能 维生素 B_1 是胆碱酯酶的抑制剂。当维生素 B_1 缺乏时,胆碱酯酶的活性增强,使乙酰胆碱分解加速,导致胃肠蠕动缓慢,消化液分泌减少,出现消化不良。

(三) 缺乏

维生素 B_1 缺乏症又称脚气病,初期症状表现为疲乏、淡漠、食欲缺乏、消化不良和便秘、头痛、失眠、抑郁、烦躁等,根据临床表现可分为以下 3 种类型。

1. 干性脚气病 以多发性神经炎症状为主。表现为上行性对称性周围神经炎。起病以下肢多见,开始肌力及感觉异常,足及踝部感觉过敏及灼痛,并有针刺或蚁行感。肌肉酸痛,以腓肠肌最明显。当疾病发展相继累及腿部及上肢伸肌和屈肌时,可发生手足下垂。患者膝反射在发病初期亢进,后期减弱或消失。

2. 湿性脚气病 以循环系统症状为主。有运动后心悸、气促、心前区胀闷作痛、心动过速及下肢水肿等症状。如不及时治疗,在短期内水肿迅速增加、气促增剧、发生心力衰竭。患者右心室扩大,可出现端坐呼吸和发绀。

3. 混合型脚气病 是指既有神经症状又有心力衰竭和水肿等。

(四) 参考摄入量及食物来源

维生素 B_1 需要量常取决于能量摄入量。一般认为成年人每摄入 1 000 kcal 能量需要维生素 B_1 0.5 mg。中国营养学会 2013 年制定的中国居民膳食维生素 B_1 推荐摄入量(RNI)为成年男性 1.4 mg/d,成年女性 1.2 mg/d。

维生素 B_1 广泛存在于天然食物中,含量较丰富的有动物内脏(如肝、肾、心)、瘦猪肉、豆类、花生、谷类、蛋类等,蔬菜、水果、鱼类中含量较少。谷类加工过分精细、烹调时加碱可使维生素 B_1 有不同程度的损失。

六、维生素 B_2

(一) 理化性质

维生素 B_2 又称核黄素,呈黄棕色,味苦,微溶于水。维生素 B_2 水溶液呈黄绿色荧光。维生素 B_2 在酸性溶液中稳定,但在碱性溶液中不稳定。食物中大部分维生素 B_2 以黄素单核苷酸(FMN)和黄素腺嘌呤二核苷酸(FAD)形式和蛋白质结合,结合型维生素 B_2 比游离型维生素 B_2 稳定。游离型维生素 B_2 对紫外线敏感,可被光降解为无生物学活性物质,牛奶中含有较多的游离核黄素。

(二) 生理功能

1. 参与体内生物氧化与能量代谢 维生素 B_2 在体内以 FAD 和 FMN 形式与特定蛋白结合形成黄素蛋白,作为多种黄素酶的辅基,广泛参与体内氧化还原反应以及细胞中呼吸链能量产生过程。氨基酸氧化酶、细胞色素 C 还原酶、丙酮酸脱氢酶、脂肪酰辅酶 A 脱氢酶、黄嘌呤氧化酶等均含黄素蛋白,在氨基酸、脂肪酸、碳水化合物和核苷酸的代谢中起重要作用,促进正常的生长发育,维护皮肤和黏膜的完整性。

2. 参与体内的抗氧化系统和药物代谢 FAD 作为谷胱甘肽还原酶的辅酶,参与体内抗氧化防御系统,维持还原型谷胱甘肽浓度。FAD 还与细胞色素 P_{450} 结合,参与药物代谢。

3. 参与其他营养素的代谢 FAD 和 FMN 作为辅酶参与色氨酸转变为烟酸、维生素 B_6 转变为磷酸吡哆醛的反应,并在体内铁的吸收、储存与转运过程中发挥作用。

(三) 缺乏

维生素 B_2 缺乏可出现多种临床症状,常表现在眼、口、唇、舌、皮肤黏膜等部位。

1. 眼 眼球结膜充血、角膜周围血管增生、睑缘炎、怕光、流泪、视物模糊等,严重时角膜下部有溃疡。

2. 口腔 口角湿白及裂开、疼痛和溃疡(口角炎);嘴唇疼痛,多见下唇红肿、皲裂、溃疡以及色素沉着(唇炎);舌肿胀、疼痛、红斑及舌乳头萎缩(舌炎),典型者全舌呈紫红色或红紫相间,出现中央红斑,边缘界线清楚如地图样变化(地图舌)。

3. 皮肤 脂溢性皮炎,初期呈轻度红斑,覆盖脂状黄色鳞片,多见于鼻翼两侧、耳后及眼眦,继而出现红斑型、丘疹型湿疹。

4. 贫血 维生素 B_2 长期缺乏还可导致轻中度缺铁性贫血,儿童生长发育迟缓。

(四) 参考摄入量及食物来源

维生素 B_2 的需要量与蛋白质和能量摄入量有关。中国居民膳食维生素 B_2 推荐摄入量(RNI)为成年男性 1.4 mg/d,成年女性 1.2 mg/d。动物性食物是维生素 B_2 的良好食物来源,但不同食物品种间含量的差异较大,其中肝、肾、心、蛋黄、乳类中维生素 B_2 含量较为丰富。植物性食品中以绿色蔬菜、豆类含量较高,而谷类含量较少。

七、烟酸

(一) 理化性质

烟酸又名尼克酸,在体内发挥生理作用的形式是其氨基化合物烟酰胺,两者具有相同的生理活性。烟酸为白色针状晶体,味苦,易溶于水和乙醇,不溶于乙醚。烟酸的化学性质很稳定,酸、碱、氧、光或加热条件下均不易破坏。一般烹调损失极小,但会随水流失。烟酰胺为白色结晶,易溶于水,不溶于乙醚。

(二) 生理功能

1. 参与体内物质代谢和能量代谢 烟酸在体内以烟酰胺的形式与腺嘌呤、核糖和磷酸结合构成辅酶Ⅰ(CoⅠ或 NAD^+)和辅酶Ⅱ(CoⅡ或 $NADP^+$)。由于烟酰胺的吡啶环具有可逆地加氢加电子和脱氢脱电子的特性,因此辅酶Ⅰ和辅酶Ⅱ能够在生物氧化还原反应中起电子载体或递氢体作用。

2. 与核酸的合成有关 烟酸构成的辅酶Ⅰ和辅酶Ⅱ是葡萄糖磷酸戊糖代谢途径第1步生化反应中氢的传递者,而核糖是合成核酸的重要原料。辅酶Ⅰ还参与核蛋白的糖基化过程,与DNA复制、修复和细胞分化有关。

3. 降低血胆固醇水平 有证据表明,每天摄入1~2 g烟酸(但烟酰胺无此作用),可降低血胆固醇、三酰甘油及β-脂蛋白水平及扩张血管。

4. 葡萄糖耐量因子的组成成分 葡萄糖耐量因子(GTF)是由三价铬、烟酸、谷胱甘肽组成的一种复合体,可能是胰岛素的辅助因子,有增加葡萄糖的利用及促使葡萄糖转化为脂肪的作用。

(三) 缺乏

烟酸缺乏可引起癞皮病。此病起病缓慢,常有前驱症状,如乏力、记忆力差、失眠等。如不及时治疗,则可出现皮炎(dermatitis)、腹泻(diarrhea)和痴呆(depression),称为癞皮病"3D"症状。

典型的皮肤症状常见于肢体暴露部位,如手背、腕、前臂、面部、颈部、足背、踝部出现对称性皮炎。其次发生在肢体受磨擦的部位,如肘部、膝盖部等处。皮炎初始如同过度日晒引起的红斑,有烧灼和瘙痒感,随之可有水泡形成、皮肤破裂、渗出性创面,导致继发感染。慢性病例呈表皮粗糙、增厚、干燥、脱屑现象,色素沉着。

胃肠道症状可有食欲缺乏、恶心、呕吐、腹痛、腹泻等;口、舌部症状表现为杨梅舌及口腔黏膜溃疡,常伴有疼痛和烧灼感。

神经精神症状可表现为乏力、烦躁、抑郁、健忘、失眠等,重者有狂躁、幻视、幻听、神志不清、木僵,甚至发展为痴呆症。

(四) 参考摄入量及食物来源

人体内的烟酸还可由色氨酸转化而来,平均60 mg色氨酸可转化为1 mg烟酸,故烟酸摄入量以烟酸当量(NE)表示,即:

$$烟酸当量(mgNE) = 烟酸(mg) + 1/60\ 色氨酸(mg)。$$

中国营养学会2013年制定的中国居民烟酸推荐摄入量(RNI)为成年男性15 mgNE/d,女性12 mgNE/d。烟酸的可耐受最高摄入量(UL)为35 mgNE/d。

烟酸及烟酰胺广泛存在于食物中。植物性食物中以烟酸为主;动物性食物中以烟酰胺为主。烟酸和烟酰胺在肝、肾、瘦畜肉、鱼以及坚果类中含量丰富;乳、蛋中含量虽然不高,但色氨酸较多,可转化为烟酸。谷类中烟酸80%~90%存在于表层,故加工的影响较大。玉米的烟酸含量并不低,甚至高于小麦粉,但以玉米为主食的人群容易发生癞皮病。原因:①玉米中的烟酸为结合型,不能被人体吸收利用;②玉米中色氨酸含量低。如果用碱处理玉米,可将结合型的烟酸水解成为游离型的烟酸,就容易被机体利用。

八、维生素 B_6

(一) 理化性质

维生素 B_6 包括吡哆醇(PN)、吡哆醛(PL)和吡哆胺(PM)3 种天然形式化合物,都具有生物学活性。维生素 B_6 的各种磷酸盐和碱的形式均易溶于水,在空气中稳定,在酸性介质中吡哆醇、吡哆醛和吡哆胺对热都比较稳定,但在碱性介质中易被破坏。在溶液中,各种形式对光均较敏感,但是降解程度不同,主要与 pH 有关,中碱性环境中易被光破坏。

体内吡哆醇、吡哆醛和吡哆胺的活性辅基形式为 5′-磷酸吡哆醇(PNP)、5′-磷酸吡哆醛(PLP)和 5′-磷酸吡哆胺(PMP),PLP 是血中维生素 B_6 的主要存在形式。

(二) 生理功能

1. **参与氨基酸代谢** 维生素 B_6 以其 PLP 形式作为氨基酸代谢中所需要的 100 多种酶的辅酶,包括转氨酶、脱羧酶、脱水酶、消旋酶和异构酶等。其中,半胱氨酸脱羧酶、胱硫醚酶、β-合成酶参与同型半胱氨酸到半胱氨酸的转硫化代谢途径。在色氨酸转化成烟酸过程中有一步反应是需要 PLP 的酶促反应。

2. **参与糖原、神经递质、血红素、类固醇和核酸代谢** PLP 是糖原磷酸化的辅助因子。5-羟色胺、肾上腺素、去甲肾上腺素,以及 γ-氨基丁酸的合成、血红素卟啉前体的合成也都需要 PLP 参与。类固醇激素受体的调控方面也需要维生素 B_6 参与。

3. **参与一碳单位代谢** PLP 作为丝氨酸羟甲基转氨酶的辅酶,通过转移丝氨酸侧链到受体叶酸盐分子参与一碳单位代谢。一碳单位代谢障碍可造成巨幼红细胞贫血。

4. **维护免疫功能** 动物缺乏维生素 B_6 时细胞介导免疫反应受损。维生素 B_6 缺乏还可影响 DNA 的合成,给老年人补充充足的维生素 B_6 有利于淋巴细胞的增殖。

(三) 缺乏

维生素 B_6 缺乏经典的临床症状是一种脂溢性皮炎、小细胞性贫血、癫痫样惊厥,以及抑郁和精神错乱。近年的研究表明,维生素 B_6 缺乏与高同型半胱氨酸血症、高胆固醇血症、脂肪肝、总脂质蓄积等有密切关系。

(四) 参考摄入量及食物来源

维生素 B_6 的需要量随蛋白质摄入量增加而增加,一般认为当维生素 B_6 与蛋白质摄入量的比值在 0.02 mg/g 蛋白质时,能维持适宜的维生素 B_6 的营养状态。中国营养学会 2013 年制定的中国居民膳食维生素 B_6 适宜摄入量(AI)为成年人 1.4 mg/d,50 岁以上中老年人 1.6 mg/d,孕妇 2.2 mg/d,乳母 1.7 mg/d。口服避孕药或用异烟肼治疗结核病时,维生素 B_6 摄入量也需增加。

维生素 B_6 的食物来源很广泛,动、植物性食物中均含有,通常肉类、全谷、蔬菜和坚果中含量较高。动物组织中的维生素 B_6 主要是吡哆醛和吡哆胺及其磷酸化形式 PLP 和 PMP,植物性食物中主要是吡哆醇及其磷酸化形式 PNP。动物性食物中维生素 B_6 的生物利用率优于植物性食物,然而在烹调加工中 PN 比 PL 或 PM 要稳定得多。

九、叶酸

(一) 理化性质

叶酸是指含有蝶酰谷氨酸结构的一类化合物的统称,因最初从菠菜叶子中发现而得名。叶酸为淡黄色结晶状粉末,微溶于水,不溶于乙醇、乙醚等有机溶剂。其钠盐易溶于水。叶酸对热、光、酸性环境均不稳定,在酸性溶液中温度>100℃即分解。在碱性和中性溶液中对热稳定。食物中的叶酸烹调加工后损失率可达50%～90%。

膳食中叶酸以与多个谷氨酸结合的形式存在,水解为单谷氨酸叶酸才能被小肠吸收。叶酸结构中谷氨酸分子越少,吸收率越高。膳食中的抗坏血酸和葡萄糖可促进叶酸的吸收,酒精及某些药物(如口服避孕药和抗惊厥药物)可抑制叶酸的吸收。

(二) 生理功能

天然存在的叶酸大多是还原形式的叶酸,只有四氢叶酸才具有生理功能。四氢叶酸是体内生化反应中一碳单位转移酶系的辅酶,起着一碳单位载体的作用。所谓一碳单位,是指在代谢过程中某些化合物分解代谢生成的含一个碳原子的基团,如甲基($-CH_3$)、亚甲基($=CH_2$)、甲炔基($\equiv CH$)、甲酰基($-CHO$)、亚胺甲基($-CH=NH$)等。这些一碳单位从氨基酸释出后,以四氢叶酸作为载体,可参与嘌呤和胸腺嘧啶的合成,进一步合成DNA,RNA;也可参与氨基酸之间的相互转化;还可参与血红蛋白及肾上腺素、胆碱、肌酸等的合成。

(三) 缺乏与过量

1. **巨幼红细胞贫血** 叶酸缺乏时首先受影响的是细胞增殖速度较快的组织。由于DNA合成受阻,骨髓中幼红细胞分裂增殖速度减慢,形成巨幼红细胞贫血。患者表现为头晕、乏力、精神委靡、面色苍白,并可出现舌炎、食欲缺乏以及腹泻等消化系统症状。

2. **胎儿神经管畸形** 神经管畸形(NTD)是指由于胚胎在母体内发育至第3～4周时,神经管未能闭合所造成的先天缺陷。主要包括脊柱裂和无脑等中枢神经系统发育异常。孕妇孕早期叶酸缺乏可导致胎儿神经管畸形。

3. **高同型半胱氨酸血症** 叶酸缺乏可使同型半胱氨酸向蛋氨酸的转换出现障碍,导致高同型半胱氨酸血症。高同型半胱氨酸血症是发生动脉粥样硬化和心血管疾病的一个独立危险因素。

从食物中摄入过量叶酸未发现不良反应,但服用大剂量叶酸补充剂或强化剂可能掩盖维生素B_{12}缺乏的早期表现。由于巨幼红细胞贫血患者大多数合并维生素B_{12}缺乏,过量叶酸的摄入会干扰维生素B_{12}缺乏的早期诊断,可导致严重的不可逆转的神经损害。

(四) 参考摄入量及食物来源

由于食物叶酸的生物利用度仅为50%,而叶酸补充剂与膳食混合时生物利用度为85%,因此叶酸摄入量以膳食叶酸当量(DFE)表示:

$$DFE(\mu g) = 膳食叶酸(\mu g) + 1.7 \times 叶酸补充剂(\mu g)$$

中国居民膳食叶酸推荐摄入量(RNI)为成年人400 $\mu g/d$,孕妇600 $\mu g/d$,乳母

550 μg/d。叶酸的可耐受最高摄入量(UL)为 1 000 μg DFE/d。叶酸广泛存在于各种动、植物食品中。富含叶酸的食物为动物肝、肾、鸡蛋、豆类、酵母、绿叶蔬菜、水果及坚果类。

十、维生素 B_{12}

(一) 理化性质

维生素 B_{12} 的化学名为 α-5,6-二甲基苯并咪唑-氰钴酰胺，呈红色结晶，可溶于水，在 pH4.5～5.0 的弱酸条件下最稳定，在强酸(pH<2)或碱性溶液中则分解，遇热可有一定程度的破坏，遇强光或紫外线易被破坏。

(二) 生理功能

维生素 B_{12} 在体内以两种辅酶形式发挥生理作用，即甲基 B_{12}（甲基钴胺素）和辅酶 B_{12}（腺苷钴胺素）参与体内生化反应。

1. **参与同型半胱氨酸甲基化转变为蛋氨酸的反应** 甲基 B_{12} 作为蛋氨酸合成酶的辅酶，从 5-甲基四氢叶酸获得甲基后转而供给同型半胱氨酸，并在蛋氨酸合成酶的作用下合成蛋氨酸。

2. **参与甲基丙二酸-琥珀酸的异构化反应** 体内甲基丙二酰辅酶 A 转变为琥珀酸辅酶 A 的代谢过程中需要甲基丙二酰辅酶 A 异构酶的催化，而维生素 B_{12} 是甲基丙二酰辅酶 A 异构酶的辅酶。

(三) 缺乏

膳食原因引起的维生素 B_{12} 缺乏较少见，但素食者由于不吃肉食而可能发生维生素 B_{12} 缺乏。食物中的维生素 B_{12} 需与胃黏膜细胞分泌的一种糖蛋白内因子(IF)结合形成维生素 B_{12}-IF 复合物才能被吸收。老年人和胃切除患者胃酸过少可能引起维生素 B_{12} 吸收不良。维生素 B_{12} 缺乏表现如下。

1. **巨幼红细胞贫血** 可致红细胞中 DNA 合成障碍，诱发巨幼红细胞贫血。

2. **神经系统损害** 通过阻抑甲基化反应而引起神经系统损害，表现为斑状、弥漫性的神经脱髓鞘，由末梢神经开始，逐渐向中心发展累及脊髓和大脑，形成亚急性复合变性，出现精神抑郁、记忆力下降、四肢震颤等神经系统症状。

3. **高同型半胱氨酸血症** 同型半胱氨酸转变成蛋氨酸的过程受阻。

(四) 参考摄入量及食物来源

中国营养学会 2013 年制定的中国居民膳食维生素 B_{12} 适宜摄入量(AI)为成年人 2.4 μg/d，孕妇 2.9 μg/d，乳母 3.2 μg/d。

膳食中的维生素 B_{12} 来源于动物性食品，如肉类(1～3 μg/100 g)、动物内脏(40～90 μg/100 g)、鱼、禽、贝壳类及蛋类；但牛乳(0.36 μg/100 g)中含量较少。植物性食品则基本不含维生素 B_{12}。

(沈新南)

项目六 矿 物 质

学习目标

1. 掌握钙、铁、锌、碘、硒的生理功能、缺乏症和食物来源。
2. 掌握影响钙、铁吸收的因素。
3. 熟悉常量元素和微量元素的概念。
4. 熟悉微量元素碘、硒的过多症。
5. 了解钙、铁、锌、碘、硒的参考摄入量。

人体是由多种元素组成的,其中除碳、氢、氧、氮主要构成蛋白质、脂类、碳水化合物等有机化合物及水外,其余元素统称为矿物质(mineral),亦称无机盐或灰分,占体重不到5%。矿物质又可分为两类。其中体内含量≥体重0.01%的各种元素称为常量元素,有钙、镁、钾、钠、磷、硫、氯7种;含量<体重0.01%的称为微量元素。目前已知的人体必需微量元素包括铁(Fe)、锌(Zn)、碘(I)、硒(Se)、氟(F)、铜(Cu)、钼(Mo)、锰(Mn)、铬(Cr)和钴(Co)10种。

一、钙

钙是人体内含量最多的一种矿物质,占成年人体重的1.5%~2%。其中99%集中在骨骼和牙齿中,其余1%存在于软组织、细胞外液和血液中,统称混溶钙池。

(一) 生理功能

1. **骨骼和牙齿的组成成分** 人体骨骼和牙齿中主要的矿物质是钙的磷酸盐,多以羟磷灰石$3Ca_3(PO_4)_2 \cdot Ca(OH)_2$或磷酸钙$Ca_3(PO_4)_2$的形式存在。体内骨骼钙与混溶钙池保持着动态平衡,骨骼中的钙不断地从破骨细胞中释放进入混溶钙池,混溶钙池中的钙又不断沉积于成骨细胞中,由此使骨骼不断代谢和更新。

2. **维持神经、肌肉的正常活动** 钙与钾、钠、镁等离子共同维持着神经、肌肉兴奋性的传导,肌肉的收缩,以及心脏的正常搏动。钙离子能降低神经肌肉的兴奋性,若血浆钙离子浓度明显下降,则神经肌肉的兴奋性增高,可引起手足抽搐和惊厥;而血浆钙离子浓度过高可引起心脏和呼吸衰竭。

3. **调节体内某些酶的活性** 钙离子对许多参与细胞代谢的酶具有重要的调节作用,如腺苷酸环化酶、鸟苷酸环化酶、磷酸二酯酶和酪氨酸羟化酶等。

4. **参与凝血过程** 钙是血液凝固所必需的凝血因子之一,参与催化凝血酶原转变为凝血酶,从而发挥止血功能。

(二) 吸收与代谢

钙主要在酸性较高的小肠上段，特别是十二指肠内被吸收。维生素 D 是促进钙吸收的主要因素，$1,25-(OH)_2D_3$ 可促进钙结合蛋白合成和激活钙的 ATP 酶；某些氨基酸，如赖氨酸、色氨酸、精氨酸等可与钙形成可溶性钙盐；乳糖可与钙螯合成低分子可溶性物质，并经肠道菌发酵产酸，降低了肠内 pH，均有利于钙的吸收。

另一方面，谷类中的植酸，某些蔬菜如菠菜、雍菜、竹笋中的草酸可在肠腔内与钙结合成不溶解的钙盐；脂肪消化不良时未被吸收的脂肪酸与钙结合形成脂肪酸钙；膳食纤维中的糖醛酸残基与钙结合，均能妨碍钙的吸收。抗酸药、肝素等也不利于钙的吸收。

代谢后的钙主要通过泌尿道、肠道、汗腺排出。

(三) 缺乏

儿童长期缺乏钙和维生素 D 可影响骨骼和牙齿的发育，导致生长迟缓，骨钙化不良、骨骼变形，发生佝偻病。成年人缺钙可发生骨质软化症，多见于生育次数多、哺乳时间长的妇女。中老年人随年龄增加，骨骼逐渐脱钙，易引起骨质疏松症。缺钙者还易患龋病，影响牙齿质量。

(四) 参考摄入量及食物来源

2013 年，中国营养学会制定的中国居民每天膳食中钙的适宜摄入量(AI)为：11～13 岁 1 200 mg，14～17 岁 1 000 mg，18～49 岁 800 mg，＞50 岁 1 000 mg，孕妇(孕中、晚期)、乳母 1 000 mg。4 岁以上人群钙的可耐受最高摄入量(UL)为 2 000 mg/d。

食物中钙的最好来源是奶和奶制品，不仅含量丰富，而且吸收率高。豆类、绿色蔬菜、各种瓜子也是钙的较好来源。少数食物，如虾皮、海带、芝麻酱等含钙量特别高。

二、铁

铁是人体内含量最多的一种必需微量元素，成年人体内总量为 4～5 g。其中 60%～75% 存在于血红蛋白中，3%～5% 存在于肌红蛋白中，1% 在各种含铁酶类(细胞色素、细胞色素氧化酶、过氧化物酶与过氧化氢酶等)中，以上均为功能性铁。此外，还有储存铁，以铁蛋白和含铁血黄素的形式存在于肝、脾和骨髓中，占铁总量的 20%～25%。

(一) 生理功能

1. 参与体内氧的运送和组织呼吸过程　铁是血红蛋白、肌红蛋白、细胞色素和某些呼吸酶的组成成分，参与体内氧的运送和组织呼吸过程。血红蛋白有携带氧的功能，参与体内氧的交换及组织呼吸；肌红蛋白的基本功能是在肌肉组织中起转运和储存氧的作用；细胞色素为含血红素的化合物，对细胞呼吸和能量代谢有重要作用。

2. 参与其他重要功能　铁与维持正常的免疫功能有关，缺铁可引起淋巴细胞减少和自然杀伤细胞活性降低。另外，在催化 β-胡萝卜素转化为维生素 A、嘌呤与胶原的合成、脂类在血液中转运，以及药物在肝脏解毒等方面均需铁的参与。

(二) 吸收与代谢

食物中的铁有血红素铁和非血红素铁两种类型。非血红素铁主要以 $Fe(OH)_3$ 络合物的形式存在于食物中,与其结合的有机分子有蛋白质、氨基酸和其他有机酸等。此型铁必须先与有机部分分离,并还原成亚铁离子后才能被吸收。影响非血红素铁吸收的因素较多,具体如下。

1. **抑制因素** 谷类和蔬菜中的植酸盐、草酸盐,存在于茶叶、咖啡中多酚类物质,碳酸盐、磷酸盐等均可影响铁的吸收。胃中胃酸缺乏或过多服用抗酸药物,不利于铁离子的释出,也阻碍铁的吸收。蛋类中因存在一种磷酸糖蛋白——卵黄高磷蛋白的干扰,铁吸收率仅3%。

2. **促进因素** 维生素C可将3价铁还原为亚铁离子,并可与其形成可溶性螯合物;肉、鱼、禽类中含有肉类因子;某些单糖、乳糖、有机酸以及胱氨酸、赖氨酸、组氨酸等氨基酸均可促进植物性食物中的非血红素铁。

血红素铁是血红蛋白及肌红蛋白中与卟啉结合的铁,可以卟啉铁的形式直接被肠黏膜上皮细胞吸收,在细胞内分离出铁并与脱铁铁蛋白结合。此型铁既不受植酸等抑制因素的影响,也不受维生素C等促进因素的影响。但血红素铁和非血红素铁的吸收均受小肠黏膜细胞的调节。被吸收入肠黏膜的铁与脱铁铁蛋白结合,形成铁蛋白储存在黏膜细胞中。当机体需要铁时,铁从铁蛋白中释出,随血循环运往需铁组织。失去铁的脱铁蛋白又与新吸收的铁结合。当黏膜细胞中铁蛋白量逐渐达到饱和时,机体对铁的吸收量也逐渐减少。故当体内铁的需要量增大时,如生长发育期儿童青少年、月经期和妊娠期妇女铁的吸收也增加,反之则减少。

铁主要通过肠黏膜及皮肤脱落的细胞排出,其次随汗和尿排出。

(三) 缺乏

可导致缺铁和缺铁性贫血,多见于婴幼儿、孕妇和乳母。另外,因月经过多,痔疮、消化道溃疡、肠道寄生虫等疾病的出血,也是引起铁缺乏的原因。铁缺乏的临床表现为食欲缺乏、烦躁、乏力、面色苍白、心悸、头晕、眼花、指甲脆薄、反甲、免疫功能下降。儿童还可出现虚胖,肝脾轻度肿大,精神不能集中而影响学习等。

(四) 参考摄入量及食物来源

中国居民每天膳食中铁的适宜摄入量(AI)为:11～13岁男性15 mg,女性18 mg;14～17岁男性16 mg,女性18 mg;18～49岁男性12 mg,女性20 mg;50岁以上中老年人均为12 mg。孕妇(4～6个月)24 mg,孕妇(7～9个月)29 mg,乳母24 mg。

膳食中铁的良好来源为动物肝脏、全血、肉鱼禽类。其次是绿色蔬菜和豆类。少数食物如黑木耳、发菜、苔菜等含铁较丰富。多数动物性食品中的铁吸收率较高。

三、锌

成人体内含锌2～2.5 g,主要分布于肌肉、骨骼和皮肤。

(一) 生理功能

1. **金属酶的组成成分或酶的激活剂** 体内约有200多种含锌酶,其中主要的含锌酶有超氧化物歧化酶、苹果酸脱氢酶、碱性磷酸酶、乳酸脱氢酶等。这些酶在参与组织呼吸、能量代谢及抗氧化过程中发挥重要作用。

2. **促进生长发育和组织再生** 人体的生长发育、伤口愈合等都需要锌的参与。锌还参与促黄体激素、促卵泡激素、促性腺激素等有关内分泌激素的代谢,对胎儿生长发育、促进性器官和性功能发育均具有重要的调节作用。

3. **促进机体免疫功能** 锌可促进淋巴细胞有丝分裂,增加 T 细胞的数量和活力。缺锌可引起胸腺萎缩、胸腺激素减少、T 细胞功能受损及细胞介导免疫功能改变。

4. **维持细胞膜结构** 锌可增强细胞膜的稳定性和抗氧自由基的能力。

5. **其他** 锌与唾液蛋白结合能维持正常味觉,促进食欲;可影响体内维生素 A 的代谢,如肝脏储存维生素 A 的释放、视黄醛的形成和构型转化,对维持正常暗适应能力有重要作用;锌对皮肤具有保护作用,缺锌可引起皮肤粗糙和上皮角化。

(二) 吸收与代谢

食物中约 30% 的锌在小肠内被吸收,膳食因素可影响锌的吸收。植酸、膳食纤维以及过多的铜、镉、钙和亚铁离子可妨碍锌的吸收,而维生素 D、柠檬酸盐等则有利于锌的吸收。锌主要从肠道排出,尿中锌的排出量每天为 300~700 μg。

(三) 缺乏与过量

人体长期缺锌时可出现生长发育迟缓,食欲缺乏,味觉减退或有异食癖,性成熟推迟,第二性征发育不全,免疫功能降低,创伤不易愈合,易于感染等。儿童严重缺锌可致侏儒症。成年人缺锌还可导致性功能减退、精子数减少、皮肤粗糙等。孕妇缺锌可导致胎儿畸形。盲目过量补锌或食用受镀锌罐头、镀锌容器污染的食物和饮料可引起锌过量或锌中毒。过量的锌可干扰铜、铁和其他微量元素的吸收和利用,影响中性粒细胞和巨噬细胞活力,损害免疫功能。成年人摄入 2 g 以上锌可发生锌中毒,引起急性腹痛、腹泻、恶心呕吐等临床症状。

(四) 参考摄入量及食物来源

中国居民每天膳食锌的推荐摄入量(RNI)成年男性为 12.5 mg,成年女性为 7.5 mg,孕妇为 9.5 mg,乳母为 12 mg。

动物性食物,如贝壳类海产品(牡蛎、海蛎肉、蛏干、扇贝)红色肉类及其内脏均为锌的良好来源;蛋类、豆类、谷类胚芽、燕麦、花生等也富含锌。

四、硒

人体内硒总量为 14~20 mg,存在于所有细胞与组织器官中。

(一) 生理功能

1. **抗氧化作用** 硒是谷胱甘肽过氧化物酶(GSH-Px)的重要组成成分。GSH-Px 能特异性地催化还原型谷胱甘肽和过氧化物的氧化还原反应,使有害的过氧化物还原为无害的羟基化合物,从而保护细胞和组织免受过氧化物损伤,以维持细胞的正常功能。GSH-Px 与维生素 E 抗氧化的机制不同,两者可以互相补充,具有协同作用。

2. **维护心血管和心肌的结构和功能** 动物实验发现,硒对心肌纤维、小动脉及微血管的结构及功能有重要作用。

3. **增强免疫功能** 硒可通过下调细胞因子和黏附分子表达,上调白细胞介素-2受体表达,使淋巴细胞、自然杀伤(NK)细胞等的活性增加,从而提高免疫功能。

4. **有毒重金属的解毒作用** 硒与金属有较强的亲和力,能与体内重金属,如汞、镉、铅等结合成金属-硒-蛋白质复合物而起解毒作用,并促进金属排出体外。

5. **其他** 硒还具有促进生长和抗肿瘤等作用。研究发现,硒缺乏可引起生长迟缓及神经性视觉损害,硒缺乏地区的肿瘤发病率明显增高。

(二) 吸收与代谢

膳食中无机硒和有机硒的吸收率都在50%以上。代谢后的硒通过尿液排出,为摄入量的20%~50%,少量由肠道和汗中排出。血硒和发硒常可反映体内硒的营养状况。

(三) 缺乏与过量

克山病已被证实与硒缺乏有关。克山病是一种以多发性灶状坏死为主要病变的心肌病。服用亚硒酸钠对减少克山病的发病有明显效果。此外,缺硒被认为是发生大骨节病的重要原因,该病主要发生在青少年期。缺硒还可影响机体的免疫功能,包括细胞免疫和体液免疫。补硒可提高宿主抗体和补体的应答能力。硒摄入过多可致中毒。中毒症状主要表现为头发变干、断裂,毛发、指甲脱落,皮肤损伤,神经系统异常,肢端麻木、抽搐等,严重者可致死亡。

(四) 参考摄入量及食物来源

中国营养学会制定的中国居民每天膳食中硒的推荐摄入量(RNI)为成人 60 μg,孕妇 65 μg,乳母 78 μg。成年人硒的可耐受最高摄入量(UL)每天为 400 μg。

食物中硒的含量因地区而异。海产品和动物内脏是硒的良好食物来源,如鱼子酱、海参、牡蛎、蛤蜊和猪肾等。谷类含硒量随各地区土壤含硒量而异。

五、碘

成年人体内含碘 20~50 mg,其中甲状腺组织内含碘 8~12 mg。

(一) 生理功能

碘在体内主要参与甲状腺素(T_4)和三碘甲状腺原氨酸(T_3)的合成。甲状腺素的生理功能是维持和调节机体的代谢,促进生长发育,尤其是早期神经系统的发育。它能促进生物氧化,协调氧化磷酸化过程,调节能量的转化。对蛋白质、碳水化合物、脂肪的代谢,以及水盐代谢都有重要影响。

(二) 吸收与代谢

饮食中的碘多为无机碘化物,在胃肠道可被迅速吸收。甲状腺摄碘能力最强。甲状腺素分解代谢后,部分碘被重新利用,其余主要经肾脏排出。

(三) 缺乏与过量

缺碘使甲状腺素合成分泌不足,生物氧化过程受抑制,基础代谢率降低,并可引起垂体大量分泌促甲状腺素,导致甲状腺组织代偿性增生而发生甲状腺肿,多见于青春期、妊娠期和哺乳期。孕妇严重缺碘可影响胎儿神经、肌肉的发育及引起胚胎期和围产期死亡率上升。胎儿期和新生儿期缺碘还可引起克汀病（又称呆小症）。患儿表现为生长停滞、发育不全、智力低下、聋哑，形似侏儒。长期大量摄入含碘高的食物，以及摄入过量的碘制剂，可致高碘性甲状腺肿。过量摄入碘还可引起碘性甲状腺功能亢进等。

(四) 参考摄入量及食物来源

中国营养学会制定的中国居民每天膳食中碘的推荐摄入量（RNI）为成人 120 μg，孕妇 230 μg，乳母 240 μg。

海产食物，如海带、紫菜、发菜、淡菜、海参、海蜇、干贝、蛤干、海鱼、海虾、蚶等含碘丰富，是碘的良好食物来源，植物性食物中含碘量很低。内陆山区的土壤和水中含碘较少，缺碘地区可采用碘化食盐或食用油加碘的方法预防缺乏病。

（沈新南）

学习效果评价·思考题

1. 简述健康人群每天能量、蛋白质、脂肪和碳水化合物的正常需要量以及各自的食物来源。
2. 简述各类维生素和微量元素的缺乏病表现。

第二章　食物营养学

本章重点

首先介绍七大类食物的结构、营养素分布、营养素成分和组成特点、营养价值及其合理应用。七大类食物包括谷类、豆类及其制品、蔬菜类、水果类、动物性食物、蛋类、乳类及其制品。着重描述各类食物的营养素成分、组成特点以及营养价值。其次介绍保健食品和营养素补充剂的概念、特点、分类，着重叙述保健食品的功效成分。最后介绍食疗的定义、理论基础、治疗作用和原料选择。

项目一　谷　类

学习目标

1. 熟悉谷类食物总体上每层的营养素分布，包括淀粉、脂肪酸及微营养素的含量。
2. 熟悉各种谷类食物细化分类及其营养价值，谷类食物包括稻米、小麦、燕麦等。
3. 了解谷类食物的合理应用，包括合理加工、合理烹调和合理储存。
4. 了解谷类食物的结构。

谷类属于单子叶植物纲禾本科植物，种类很多，主要有稻谷、小麦、玉米、粟米、高粱、大麦、燕麦、荞麦等。在作物学上经常把荞麦归入禾谷类作物，但它并不是单子叶禾本科植物，而属双子叶蓼科植物。谷类的种子含有发达的胚乳，主要由淀粉组成，在胚乳中储有充分的养分供种胚发芽长成下一代植物体用。人类正是利用谷类种子储藏的养分作为食粮，借以获得生命所必需营养素。

一、谷类籽粒的结构与营养素分布

谷类种子除形态大小不一样外，其基本结构相似，都是由谷皮、糊粉层、胚乳和谷胚组成。

1. **谷皮** 为谷粒的最外层，主要由纤维素、半纤维素等组成，含有一定量的蛋白质、脂肪和维生素，含较多的矿物质。
2. **糊粉层** 位于谷皮与胚乳间，由厚壁细胞组成，纤维素含量较多，并含有较多的蛋白质、脂肪、维生素和矿物质，有较高的营养价值。如谷类加工碾磨过细，则使大部分营养素损失。
3. **胚乳** 是谷类的主要部分，含有较多的淀粉和蛋白质、少量的脂肪和矿物质。
4. **谷胚** 位于谷粒的一端，富含蛋白质、脂肪、矿物质、B族维生素和维生素 E。

二、谷类的主要营养成分及组成特点

谷类蛋白质主要由谷蛋白、白蛋白、醇溶蛋白和球蛋白组成。谷类蛋白质氨基酸组成中赖氨酸含量相对较低，因此谷类蛋白质的生物学价值不及动物性蛋白质。谷类蛋白质的生物学价值：大米 77、小麦 67、小米 57、玉米 60、高粱 56。谷类因品种不同，蛋白质含量也不同，多数谷类蛋白质含量为 7%~12%。谷类脂肪含量较低，约 2%，玉米和小米可达 3%，主要集中在糊粉层和谷胚中，谷类脂肪主要含不饱和脂肪酸，质量较好。从玉米和小麦胚芽中提取的胚芽油，80% 为不饱和脂肪酸，其中亚油酸为 60%，可降低血清胆固醇、防止动脉粥样硬化。谷类的碳水化合物主要为淀粉，集中在胚乳中，含量在 70% 以上，是我国膳食能量供给的主要来源。谷类淀粉以支链淀粉为主。目前可以通过基因工程改变谷类淀粉的结构，培育含直链淀粉高的品种，已培育出了含量高达 70% 的玉米。谷类含矿物质 1.5%~3%，主要在分布谷皮和糊粉层中。以磷、钙为主，多以植酸盐的形式存在。铁含量较低，1.5~3 mg/100 g。谷类是膳食中 B 族维生素的重要来源，如维生素 B_1、维生素 B_2、烟酸、泛酸、吡哆醇等，主要分布在糊粉层和谷胚中。故谷类加工越细，上述维生素损失就越多。玉米含烟酸较多，为结合型，不易被人体吸收利用，故以玉米为主食的地区居民容易发生烟酸缺乏病（俗称癞皮病）。

三、常见谷类食物的营养价值

（一）稻谷

1. **蛋白质** 不同品种和类型的稻米蛋白质含量不同。同一品种也因产地、种植条件不同或同株谷穗上谷粒生长部位不同而有差异。稻谷中蛋白质含量一般为 7%~12%，大多＜10%，其中香大米含量较高，可达 12.7%。稻米蛋白质组成中，赖氨酸和苏氨酸含量较欠缺，分别为第一限制性氨基酸和第二限制性氨基酸，赖氨酸约占总蛋白质的 3.5%，略高于其他谷类。稻米蛋白质与其他谷类蛋白质相比较，其生物学效价和蛋白质功效比值都较高。从营养角度看，糙米或低精度的大米显然优于高精度大米。
2. **碳水化合物** 含量一般在 77% 左右，主要存在于胚乳中。按直链淀粉含量，稻米可分为糯性、低含量、中等含量、高含量的几种类型。糯性米可用于制糖、甜食和色拉调味汁，低直链淀粉稻米可用作婴儿食品、早餐大米片和发酵米糕，中直链淀粉稻米可用于制作发酵大米饼，高直链淀粉是理想的米粉丝原料。

3. **脂类** 稻谷中脂类含量一般为 2.6%～3.9%，脂类在稻米籽粒中的分布不均匀，谷胚中含量最高，其次是谷皮和糊粉层，胚乳中含量极少。米糠主要由糊粉层和谷胚组成，含丰富的脂类物质。大米中可能只含 0.3%～0.5% 的脂类。

4. **其他营养成分** 稻米中 B 族维生素主要分布于谷皮和米胚中，大米外层维生素含量高，越靠近米粒中心含量越低。相对糙米而言，精米中维生素 B_1 的含量很低，长期食用高精度大米会使人体内维生素 B_1 缺乏。糙米中的矿物质含量比大米高，营养价值优于精加工的大米。

(二) 小麦

小麦是世界上种植最广泛的作物之一，种植面积约占谷类种植面积的 31%，产量接近谷类总产量的 30%。世界上有 1/3 以上人口以小麦为主要食用谷类。

1. **小麦的种类** 一般根据其播种期、皮色或粒质进行分类。

(1) 按播种期分类：可分为冬小麦和春小麦。春小麦皮层较厚，颜色深，多为褐色，硬质麦多，面筋含量高，品质较好，但出粉率较低，粉色较差；冬小麦一般皮层较薄，颜色浅，白皮麦多，硬质麦较少，但出粉率较高，粉色较好。

(2) 按麦粒皮色分类：可分为红皮麦、白皮麦、花麦 3 类。红皮麦的皮层颜色为红褐色；白皮麦的皮层呈乳白色；红皮麦与白皮麦互混时为花麦。红皮麦皮层较厚，出粉率较低；粉色较差，但筋力较好；白皮麦皮层较薄，出粉率较高；粉色较好，但筋力较差。

(3) 按麦粒粒质分类：可分为硬质小麦与软质小麦两类。硬质麦面筋含量较高，品质较好，适于制作面包；软质麦面筋含量较低，适于制作饼干和糕点。

2. **小麦的营养价值**

(1) 蛋白质：小麦蛋白质含量略高于稻米，一般>10%，由清蛋白、球蛋白、麦醇溶蛋白(又称麦胶蛋白、醇溶麦谷蛋白)和麦谷蛋白组成。小麦制粉后，保留在面粉中的蛋白质主要是麦醇溶蛋白和麦谷蛋白。在小麦面粉中加水至含水量>35%时，再用手工或机械进行糅合即得到黏聚在一起具有黏弹性的面块，这就是所谓的面团。在所有谷类粉中，仅有小麦粉能形成可夹持气体从而生产出松软烘烤食品的强韧黏合的面团。醇溶蛋白是一大类具有类似特性的蛋白质。这类蛋白质的抗延伸性小或无，被认为是造成面团黏合性的主要原因。麦谷蛋白有弹性但无黏性，使面团具有抗延伸性。醇溶蛋白和麦谷蛋白约占籽粒蛋白质的 80%，但它们的赖氨酸、缬氨酸和蛋氨酸含量则较低，且主要集中在胚乳中。清蛋白和球蛋白都是可溶蛋白，主要集中在小麦籽粒的皮层和谷胚，其氨基酸组成较平衡，特别是赖氨酸和蛋氨酸含量较高。

(2) 碳水化合物：含量为 74%～78%，其主要形式是淀粉。小麦淀粉对面制食品特别对面条等的品质影响极大。

(3) 脂类：由于小麦胚含有活力很强的脂肪酶，与脂类反应而使之酸败变味，为了避免小麦粉在储藏中因脂类分解产生的游离脂肪酸而影响品质，在制粉时应使谷胚与胚乳分离，不使其混入小麦粉中。面粉中的脂类含量和类型对烘焙品质有较大影响。在面包烘焙过程中，极性脂能抵消非极性脂的破坏作用，改善烘焙品质。在极性脂中，糖脂如双半乳糖二酰甘油对于促进面团的醒发和增大面包体积最有效。面粉中添加糖脂，不仅使原来的品质得到保持,而且使面包的体积显著增加,质地松软并能保鲜。

(4) 其他营养成分:小麦含有较多的 B 族维生素,如维生素 B_1、烟酸、泛酸、吡哆醇等,主要分布在糊粉层和谷胚中,在谷胚中还含有较多维生素 E 等。所含的矿物质也较为丰富,主要有钙、镁、锌、锰、铜等。

(三) 玉米

玉米按粒色粒质分为黄玉米、白玉米、糯玉米和杂玉米。常见的是黄玉米和白玉米。黄玉米含有少量的胡萝卜素。与大米和小麦粉相比,玉米蛋白质的生物价更低,为 60,其原因是玉米蛋白质不仅赖氨酸、色氨酸和苏氨酸均低。在玉米粉中掺入一定量的食用豆饼粉,可提高玉米蛋白质的营养价值。而玉米胚的脂肪含量丰富,脂肪组成中亚油酸达 54% 以上,高于稻米和小麦粉。玉米油是优质食用油,人体吸收率>97%。食用玉米油有助于降低人体血液中胆固醇的含量,对冠心病和动脉粥样硬化症等有辅助疗效。

(四) 粟

粟又称小米。有粳、糯之分,粳小米多为主食,可制作各种糕点,也可做粥饭。小米的营养含量均较大米多,尤其是 B 族维生素、维生素 E、钙、磷、铁、硒等。小米在人体内的消化吸收率也较高,其蛋白质的消化率为 83.4%,脂肪为 90.8%,碳水化合物为 99%,但小米蛋白质中赖氨酸含量更少,生物学效价只有 57,也宜与大豆类食物搭配食用。

(五) 燕麦

燕麦又名莜麦,是禾本科燕麦属一年生草本植物。全世界的种植面积居谷类作物第四位。在全世界燕麦种植中,欧洲约占 1/3,其余为美国、加拿大、中国和澳大利亚等地区。莜麦多制粉食用。莜麦的营养价值很高,蛋白质和脂肪都高于一般谷类食品,是一种高能食物。莜麦蛋白质中含有人体需要的全部必需氨基酸,特别是赖氨酸含量高。脂肪中含大量亚油酸,消化吸收率也较高。莜麦还有良好的降血脂和预防动脉粥样硬化症的作用。常见的主要产品有燕麦片和燕麦粉等。

(六) 荞麦

荞麦,是蓼科一年生草本植物,不属于禾本科,但因其使用价值与禾本科粮食相似,故通常将它列入谷类。荞麦面的蛋白质含量高于大米和玉米粉;脂肪含量低于玉米面而高于大米和小麦粉;维生素的含量也较丰富。此外,尚含有钙、磷、铁等矿物质。荞麦蛋白质含有较多的赖氨酸,生物价较高。

四、谷类的合理利用

(一) 合理加工

谷类加工有利于食用和消化吸收。但由于蛋白质、脂肪、矿物质和维生素主要存在于谷粒表层和谷胚中,故加工精度越高,营养素损失就越多。影响最大的是维生素和矿物质。因此,谷类在加工时,既要保持良好的感官性状和利于消化吸收,又要最大限度地保留各种营养素。近年来,人民生活水平不断提高,对精白米、面的需求日益增长,为保障人民的健康,应采取营养强化措施,改良加工方法,提倡粗细粮混食等方法来克服精白米、面营养的缺陷。

（二）合理烹调

烹调过程可使一些营养素损失。如大米淘洗过程中，维生素 B_1 可损失 30%～60%，维生素 B_2 和烟酸可损失 20%～25%，矿物质损失 70%。淘洗次数越多、浸泡时间越长、水温越高，损失越多。米、面在蒸煮过程中，B 族维生素有不同程度的损失，烹调方法不当时，如加碱蒸煮、油炸等，则损失更严重。

（三）合理储存

谷类在一定条件下可储存很长时间，而质量不会发生变化。但当环境条件发生改变，如水分含量高、环境相对湿度大、温度较高时，谷粒内酶的活性增大，呼吸作用加强，使谷粒发热，促进真菌生长，导致蛋白质、脂肪分解产物积聚，酸度升高，最后霉烂变质，失去食用价值。故粮谷类食品应保持在避光、通风、阴凉和干燥的环境中储存。

项目二　豆类及其制品

学习目标
1. 了解豆类及其制品的主要营养成分及组成特点。
2. 熟悉豆类的合理应用，包括合理加工、合理烹调和合理储存。

豆类可分为大豆类和除此之外的其他豆类。大豆类按种皮的颜色可分为黄、青、黑、褐和双色大豆 5 种。其他豆类包括蚕豆、豌豆、绿豆、小豆等。豆制品是由大豆或绿豆等原料制作的半成品食物，如豆浆、豆腐、豆腐干等。豆类作物对复杂气候条件适应性很强，遍布各个地区，是具有多种用途的作物。

一、豆类及其制品的主要营养成分及组成特点

1. 大豆类　大豆类蛋白质含量较高，脂肪含量中等，碳水化合物含量较低。蛋白质含量一般为 35% 左右，其中黑豆的含量最高，达 36%。蛋白质由球蛋白、清蛋白、谷蛋白及醇溶蛋白组成，其中球蛋白含量最高。蛋白质中含有人体需要的全部氨基酸，属完全蛋白，其中赖氨酸含量较多，但蛋氨酸较少，与谷类食物混合食用，可较好地发挥蛋白质的互补作用。脂肪含量为 15%～20%，以不饱和脂肪酸居多，其中油酸占 32%～36%，亚油酸占 51.7%～57%，亚麻酸占 2%～10%，此外，尚有 1.64% 左右的磷脂。由于大豆富含不饱和脂肪酸，故是高血压、动脉粥样硬化等疾病患者的理想食物。碳水化合物的含量为 20%～30%，多为纤维素，几乎完全不含淀粉或含量极微，在体内较难消化，其中有些在大肠内成为细菌的营养素来源。细菌在肠道内生长繁殖过程中能产生过多的气

体而引起肠胀气。此外,大豆还含有丰富的维生素和矿物质,其中 B 族维生素和铁等的含量较高。干豆类几乎不含维生素 C。

2. **其他豆类**　其他豆类蛋白质含量中等,脂肪含量较低,碳水化合物含量较高。蛋白质含量为 20%～25%,脂肪含量 1% 左右,碳水化合物＞55%。维生素和矿物质的含量也很丰富。

3. **豆制品**　豆制品包括豆浆、豆腐脑、豆腐、豆腐干、百叶、豆腐乳、豆芽等。豆制品在加工过程中一般要经过浸泡、细磨、加热等处理,使其中所含的抗胰蛋白酶破坏,大部分纤维素被去除,因此消化吸收率明显提高。豆制品的营养素种类在加工前后变化不大,但因水分增多,营养素含量相对较少。豆芽一般是以大豆和绿豆为原料制作的。在发芽前几乎不含维生素 C,但在发芽过程中,其所含的淀粉水解为葡萄糖,可进一步合成维生素 C。

二、豆类及其制品的合理利用

不同加工和烹调方法,对大豆蛋白质的消化率有明显的影响。整粒熟大豆的蛋白质消化率仅为 65.3%,但加工成豆浆可达 84.9%,豆腐可提高到 92%～96%。大豆中含有抗胰蛋白酶的因子,它能抑制胰蛋白酶的消化作用,使大豆难以分解为人体可吸收利用的各种氨基酸。经过加热煮熟后,这种因子即被破坏,消化率随之提高,故大豆及其制品须经充分加热煮熟后再食用。豆类中膳食纤维含量较高,特别是豆皮。故国外有人将豆皮经过处理后磨成粉,作为高纤维用于烘焙食品。提取的豆类纤维加到缺少纤维的食品中,不仅可改善食品的松软性,还可明显降低血清胆固醇,对冠心病、糖尿病及肠癌也具有一定的预防保健作用。

项目三　蔬　菜　类

学习目标

1. 熟悉蔬菜类食物的营养成分及组成特点。
2. 了解蔬菜类食物的结构。
3. 了解蔬菜类食物的合理应用。

蔬菜按其结构及可食部分不同,可分为叶菜类、根茎类、瓜茄类和鲜豆类,所含的营养成分因其种类不同,差异较大。蔬菜是维生素和矿物质的主要来源。此外,还含有较多的纤维素、果胶和有机酸,能刺激胃肠蠕动和消化液的分泌,从而促进食欲和帮助消化。蔬菜在体内的最终代谢产物呈碱性,故称碱性食品,对维持体内酸碱平衡起重要作用。

一、蔬菜的主要营养成分及组成特点

1. 叶菜类　主要包括白菜、菠菜、油菜、韭菜、苋菜等，是胡萝卜素、维生素 B_2、维生素 C 和矿物质及膳食纤维良好来源。绿叶蔬菜和橙色蔬菜营养素含量较为丰富，特别是胡萝卜素的含量较高，维生素 B_2 含量虽不很丰富，但在我国人民膳食中仍是维生素 B_2 的主要来源。

2. 根茎类　主要包括土豆、萝卜、胡萝卜、荸荠、藕、山药、芋芳、葱、蒜、竹笋等。根茎类蛋白质含量为 1%～2%，脂肪含量<0.5%，碳水化合物含量相差较大，低者 5% 左右，高者可>20%。膳食纤维含量较叶菜类低，约 1%。胡萝卜含胡萝卜素最高，每 100 g 可达 4 130 μg。硒的含量以大蒜、芋芳、洋葱、马铃薯等最高。

3. 瓜茄类　包括冬瓜、南瓜、丝瓜、黄瓜、茄子、番茄、辣椒等。瓜茄类因水分含量高，营养素含量相对较低。蛋白质含量为 0.4%～1.3%，脂肪微量，碳水化合物 0.5%～3.0%。膳食纤维含量少，胡萝卜素含量以南瓜、番茄和辣椒中最高；维生素 C 含量以辣椒、番茄、苦瓜较高。此外，还含有丰富的硒、铁和锌，是一种营养价值较高的植物。

4. 鲜豆类　包括毛豆、豇豆、四季豆、扁豆、豌豆等。与其他蔬菜相比，营养素含量相对较高。蛋白质含量为 2%～14%，平均 4% 左右，其中毛豆和上海出产的发芽豆可达 12% 以上。脂肪含量不高，除毛豆外，均<0.5%；碳水化合物为 4% 左右，膳食纤维为 1%～3%。胡萝卜素含量普遍较高，每 100 g 中的含量大多在 200 μg 左右。此外，还含有丰富的钾、钙、铁、锌、硒等。铁的含量以发芽豆、刀豆、蚕豆、毛豆较高，每 100 g 中含量>3 mg。锌的含量以蚕豆、豌豆和芸豆中较高，每 100 g 中的含量>1 mg；硒的含量以毛豆、豆角和蚕豆较高，每100 g 中的含量>2 μg。维生素 B_2 含量与绿叶蔬菜相似。

5. 菌藻类　菌藻类食物包括食用菌和藻类食物。食用菌是指供人类食用的真菌，有 500 多个品种，常见的有蘑菇、香菇、银耳、木耳等品种。藻类是无胚、自养、以孢子进行繁殖的低等植物，供人类食用的有海带、紫菜、发菜等。菌藻类食物富含蛋白质、膳食纤维、碳水化合物、维生素和微量元素。蛋白质含量以发菜、香菇和蘑菇最为丰富，>20%。蛋白质氨基酸组成比较均衡，必需氨基酸含量占蛋白质总量>60%。脂肪含量低。碳水化合物含量 20%～35%，银耳和发菜中的含量较高，达 35% 左右。胡萝卜素含量差别较大，在紫菜和蘑菇中含量丰富，在其他菌藻中较低。维生素 B_1 和维生素 B_2 含量也比较高。微量元素含量丰富，尤其是铁、锌和硒，其含量约是其他食物的数倍甚至 10 余倍。在海产植物中，如海带、紫菜等中还含丰富的碘，每 100 g 海带（干）中碘含量可达 36 mg。

二、蔬菜的合理利用

1. 合理选择　蔬菜含丰富的维生素，除维生素 C 外，一般叶部含量比根茎部高，嫩叶比枯叶高，深色的菜叶比浅色的高。因此，在选择时，应注意选择新鲜、色泽深的蔬菜。

2. 合理加工与烹调　蔬菜所含的维生素和矿物质易溶于水，所以宜先洗后切，以减少蔬菜与水和空气的接触面积,避免损失。洗好的蔬菜放置时间不宜过长,以避免维生素氧化破坏,尤其是要避免将切碎的蔬菜长时间地浸泡在水中。烹调时要尽可能做到急火快炒。有实验表明,蔬菜煮3 min,其中维生素C损失5%,10 min达30%。烹调时加少量淀粉,可有效保护维生素C流失。

3. **菌藻食物的合理利用** 研究发现,蘑菇、香菇和银耳中含有多糖物质,具有提高人体免疫功能和抗肿瘤作用。香菇中所含的香菇嘌呤,可抑制体内胆固醇形成和吸收,促进胆固醇分解和排泄,有降血脂作用。黑木耳能抗血小板聚集和降低血凝,减少血液凝块,防止血栓形成,有助于防治动脉粥样硬化。海带因含有大量的碘,临床上常用来治疗缺碘性甲状腺肿。海带中的褐藻酸钠盐,有预防白血病和骨癌的作用。此外,在食用菌藻类食物时,还应注意食品卫生,防止食物中毒。例如,银耳易被酵米面黄杆菌污染;海带中含砷较高,每千克达35～50 mg,大大超过国家食品卫生标准(0.5 mg/kg),食用海带时,应注意用水洗泡。

项目四 水 果 类

学习目标

1. 熟悉各类水果的营养成分与组成特点。
2. 了解水果类食物的分类:鲜果及干果、坚果。
3. 了解水果类食物的合理应用。

一、水果的主要营养成分及组成特点

(一) 鲜果及干果类

鲜果种类很多,主要有苹果、橘子、桃、梨、杏、葡萄、香蕉和菠萝等。新鲜水果的水分含量较高,营养素含量相对较低。蛋白质、脂肪含量均≤1%,碳水化合物含量差异较大,低者为6%,高者可达28%。矿物质含量除个别水果外,相差不大。维生素B_1和维生素B_2含量也不高,胡萝卜素和维生素C含量因品种不同而异,其中含胡萝卜素最高的水果为柑、橘、杏和鲜枣;含维生素C丰富的水果为鲜枣、草莓、橙、猕猴桃等。水果中的碳水化合物主要以双糖或单糖形式存在。干果是新鲜水果经过加工晒干制成,如葡萄干、杏干、蜜枣和柿饼等。由于加工的影响,维生素损失较多,尤其是维生素C。但干果便于储运,并别具风味,有一定的食用价值。

(二) 坚果

按照脂肪含量的不同,坚果可分为油脂类坚果和淀粉类坚果,前者富含油脂,包括核

桃、榛子、杏仁、松子、香榧、腰果、花生、葵花子、南瓜子等；后者淀粉含量高而脂肪很少，包括栗子、银杏、莲子、芡实等。大多数坚果可不经烹调直接食用，但花生、瓜子等一般经炒熟后食用。坚果仁经常制成煎炸、焙烤食品，作为日常零食食用。富含脂肪的坚果优于淀粉类坚果。但因坚果类所含能量较高，亦不可过量食用。

1. **蛋白质** 富含油脂的坚果蛋白质含量多在12%～22%之间，其中有些蛋白质含量更高，如西瓜子和南瓜子蛋白质含量＞30%。淀粉类干果中以栗子的蛋白质含量最低，为4%～5%，芡实为8%左右，而银杏和莲子＞12%，与其他含油坚果相当。坚果类是植物性蛋白质的重要补充来源，但其生物学效价较低，需与其他食品营养互补后方能发挥最佳的营养作用。

2. **脂肪** 脂肪是富含油脂坚果类食品中极其重要的成分。这些坚果的脂肪含量通常达40%以上，多为不饱和脂肪酸，富含必需脂肪酸，是优质的植物性脂肪。葵花籽、核桃和西瓜子的脂肪中特别富含亚油酸，不饱和程度很高。其中核桃和松子含有较多的α-亚麻酸，对改善膳食中的ω-3和ω-6脂肪酸比例有一定作用。一些坚果脂肪中单不饱和脂肪酸的比例较大。例如，榛子、杏仁、核桃和开心果中所含的脂肪酸当中57%～83%为单饱和脂肪酸；花生、松子和南瓜子所含脂肪酸中，约有40%来自单不饱和脂肪酸；巴西坚果、腰果和榛子中约有1/4的脂肪酸为单不饱和脂肪酸。

3. **碳水化合物** 富含油脂的坚果中含可消化碳水化合物量较少，多＜15%。如花生为5.2%，榛子为4.9%。富含淀粉的坚果则是碳水化合物的好来源，如银杏含淀粉为72.6%，干栗子为77%，莲子为64%。坚果类的膳食纤维含量也较高。例如，花生中膳食纤维含量达6.3%，榛子为9.6%。此外，坚果类还含有低聚糖和多糖类物质。栗子、芡实等虽富含淀粉，但由于其淀粉结构与大米、面粉不同，其血糖生成指数也远较精制米面为低。如，栗子粉的血糖生成指数为65。

4. **维生素** 坚果类是维生素E和B族维生素的良好来源，包括维生素B_1、维生素B_2、烟酸和叶酸。富含油脂的坚果含有大量的维生素E，淀粉坚果含量低一些，然而它们同样含有较为丰富的水溶性维生素。杏仁中的维生素B_2含量特别突出，而杏仁则是维生素B_1的极好来源。一些坚果含有相当数量的维生素C。如，栗子和杏仁为25 mg/100 g左右，可作为膳食补充来源。

5. **矿物质** 坚果富含钾、镁、磷、钙、铁、锌、铜等营养成分。坚果中钾、镁、锌、铜等元素含量特别高。在未经炒制之前，其中钠含量普遍较低。一些坚果含有较丰富的钙，如，美国杏仁和榛子都是钙的较好来源。一般富含淀粉的坚果矿物质含量略低，而富含油脂的坚果矿物质含量更为丰富。

二、水果的合理利用

水果除含有丰富的维生素和矿物质外，还含有大量的非营养素的生物学活性物质，可防病治病，也可致病。食用时应予注意。如梨可清热降火、润肺去燥，对于肺结核、急性或慢性气管炎和上呼吸道感染患者出现的咽干、喉痛、痰多而稠等有辅助疗效，但对产妇、胃寒及脾虚泄泻者不宜食用。又如红枣，可增加机体抵抗力，对体虚乏力、贫血者适用,但对龋齿疼痛、下腹胀满、大便秘结者不宜食用。在杏仁中含有杏仁苷,柿子中含有柿胶酚,食用不当,可引起溶血性贫血、消化性贫血、消化不良等疾病。

项目五 动物性食物

> **学习目标**
> 1. 熟悉各类动物性食物的营养成分与组成特点。
> 2. 了解动物性食物的分类:包括畜禽肉、鱼虾和软体动物类。
> 3. 了解动物性食物的合理应用。

动物性食物包括畜禽肉、水产类、禽蛋类和奶类。动物性食物是人体优质蛋白、脂类、脂溶性维生素、B 族维生素和矿物质的主要来源。

一、畜禽肉

从食物角度讲,肉类是指来源于热血动物且适合人类食用的所有部分的总称,它不仅包括动物的骨骼肌肉,实际上还包括许多可食用的器官,如心、肝、肾、胃、肠、脾、肺、舌、脑、血、皮和骨等。畜禽肉则是指畜类和禽类的肉,前者是指猪、牛、羊、兔、马、犬、鹿等牲畜的肌肉、内脏及其制品,后者包括鸡、鸭、鹅、鹌鹑、鸽等的肌肉、内脏及其制品。

(一) 畜禽肉的主要营养成分及组成特点

1. 水分　肌肉中的水分含量约为 75%,以结合水、不易流动的水和自由水的形式存在。结合水约占肌肉总水分的 5%,不易流动的水约占肌肉总水分的 80%,自由水约占肌肉总水分的 15%。

2. 蛋白质　畜禽肉中的蛋白质含量为 10%~20%,因动物的种类、年龄、肥瘦程度及部位而异。在畜肉中,猪肉的蛋白质含量平均在 13.2% 左右;牛肉高达 20%;羊肉介于猪肉和牛肉之间。在禽肉中,鸡肉的蛋白质含量较高,约 20%;鸭肉约 16%;鹅肉约 18%。不同部位因肥瘦程度不同,其蛋白质含量差异也大。例如,猪通脊肉蛋白质含量约为 21%,后臀尖约为 15%,肋条肉约为 10%,奶脯仅为 8%;牛通脊肉的蛋白质含量为 22% 左右,后腿肉约为 20%,肋肉约为 18%,前腿肉约为 16%;羊前腿肉的蛋白质含量约为 20%,后腿肉约为 18%,通脊和胸脯肉约为 17%。鸡胸肉的蛋白质含量约为 20%,鸡翅约为 17%。不同内脏的蛋白质含量也存在差异。一般来说,心、肝、肾等内脏器官的蛋白质含量较高。畜禽肉的蛋白质属于优质蛋白质。

3. 脂肪　脂肪含量因动物的品种、年龄、肥瘦程度、部位等不同有较大差异,低者为 2%,高者可达 89% 以上。在畜肉中,猪肉的脂肪含量最高,羊肉次之,牛肉最低。例如,猪瘦肉中的脂肪含量为 6.2%；羊瘦肉为 3.9%；牛瘦肉为 2.3%。在禽肉中，鹌鹑的脂肪含量较低，<3%；鸡和鸽子脂肪含量在 14%～17% 之间；鸭和鹅脂肪含量达 20% 左右。畜肉脂肪组成以饱和脂肪酸为主，主要由硬脂酸、棕榈酸等组成，熔点较高。禽肉脂肪含有较多的亚油酸，熔点低，易于消化吸收。胆固醇含量在瘦肉中较低，每 100 g 含 70 mg 左右，肥肉比瘦肉高 90% 左右；内脏中更高，一般为瘦肉的 3～5 倍；脑中胆固醇含量最高，每 100 g 可达 2 000 mg 以上。动物脂肪所含有的必需脂肪酸明显低于植物油脂，故其营养价值低于植物油脂。在动物脂肪中，禽类脂肪所含必需脂肪酸的量高于家畜脂肪；家畜脂肪中，猪脂肪的必需脂肪酸含量又高于牛、羊等反刍动物的脂肪。

4. *碳水化合物* 碳水化合物含量为 1%～3%，平均 1.5%，主要以糖原的形式存在于肌肉和肝脏中。动物在宰前过度疲劳，糖原含量下降，宰后放置时间过长，或因酶作用，也可使糖原含量降低，乳酸相应增高，pH 下降。

5. *矿物质* 矿物质的含量一般为 0.8%～1.2%，瘦肉中的含量高于肥肉，内脏高于瘦肉。铁的含量为 5 mg/100 g 左右，以猪肝最丰富。畜禽肉中的铁主要以血红素形式存在，消化吸收率很高。在内脏中还含有丰富的锌和硒。牛肾和猪肾的硒含量是其他一般食品的数十倍。此外，畜禽肉还含有较多的磷、硫、钾、钠、铜等。禽类的肝脏中富含多种矿物质，且平均水平高于禽肉。肝脏和血液中铁的含量十分丰富，>10～30 mg/100 g，可称为铁的最佳膳食来源。

6. *维生素* 畜禽肉可提供多种维生素，主要以 B 族维生素和维生素 A 为主。内脏含量比肌肉中多，其中肝脏的含量最丰富，特别富含维生素 A 和维生素 B_2。维生素 A 的含量以牛肝和羊肝为最高，维生素 B_2 含量则以猪肝中最丰富。

(二) 畜禽肉的合理利用

畜禽肉蛋白质营养价值较高，含有较多的赖氨酸，宜与谷类食物搭配食用，以发挥蛋白质的互补作用。畜肉的脂肪和胆固醇含量较高，脂肪主要是由饱和脂肪酸组成，食用过多易引起肥胖和高脂血症等疾病。因此，膳食中的比例不宜过多。但是禽肉的脂肪含不饱和脂肪酸较多，故老年人及心血管疾病患者宜选用禽肉。内脏含有较多的维生素、铁、锌、硒、钙，特别是肝脏，维生素 B_2 和维生素 A 的含量丰富，宜经常食用。

二、水产类

水产动物种类繁多，全世界仅鱼类就有 2.5 万～3.0 万种，海产鱼类超过 1.6 万种。在种类繁多的海洋动物资源中，具有食用价值的主要有鱼类、鲸类、甲壳类、软体类和海龟类。

(一) 鱼类

按照鱼类生活的环境，可把鱼分为海水鱼(如鲱鱼、鳕鱼、鲳鱼等)和淡水鱼(如青鱼、鳜鱼)；根据生活的海水深度，海水鱼又可以分为深水鱼和浅水鱼。

1. *鱼类主要营养成分及组成特点*

(1) 蛋白质：鱼类蛋白质含量为 15%～20%，平均 18% 左右，分布于肌浆和肌基质，肌浆主要含肌凝蛋白、肌溶蛋白、可溶性肌纤维蛋白、肌结合蛋白和球蛋白；肌基质主要包括结缔组织和软骨组织、含有胶原蛋白质和弹性蛋白质。除蛋白质外,鱼还含有较多的其他含氮化合物,主要有游离氨基酸、肽、胺类、胍类化合物、嘌呤类和脲等。

(2) 脂类:脂肪含量为 1%~10%,平均 5%左右,呈不均匀分布,主要存在于皮下和脏器周围,肌肉组织中含量甚少。不同鱼种含脂肪量有较大差异,如鳕鱼含脂肪在 1%以下,而河鳗脂肪含量高达 10.8%。鱼类脂肪多由不饱和脂肪酸组成,一般占 60%以上,熔点较低,通常呈液态,消化率为 95%左右。不饱和脂肪酸的碳链较长,其碳原子数多在 14~22 个之间,不饱和双键有 1~6 个,多为 ω-3 系列。鱼类中的 ω-3 不饱和脂肪酸存在于鱼油中,主要是二十碳五烯酸(EPA)和二十二碳六烯酸(DHA)。EPA 与 DHA 不仅可以降低 LDL、升高 HDL,还具有抗癌作用。EPA 和 DHA 在鱼体内的合成很少,主要是由海水中的浮游生物和海藻类合成的,经过食物链进入鱼体内,并以三酰甘油的形式储存。两者低温下呈液体状态,故冷水鱼中含量较高。与不饱和脂肪酸的高含量相反,抗氧化物质维生素 E 的含量很低,故鱼油在储藏过程中易于氧化。

(3) 碳水化合物:碳水化合物的含量较低,约 1.5%。有些鱼不含碳水化合物,如鲳鱼、鲢鱼、银鱼等。碳水化合物的主要存在形式是糖原。

(4) 矿物质:鱼类矿物质含量为 1%~2%,其中锌的含量极为丰富。此外,钙、钠、氯、钾、镁等含量也较多,其中钙的含量多于禽肉,但钙的吸收率较低。海产鱼类富含碘,有的海产鱼每千克含碘 500~1 000 μg,而淡水鱼每千克含碘仅为 50~400 μg。

(5) 维生素:鱼油和鱼肝油是维生素 A 和维生素 D 的重要来源,也是维生素 E(生育酚)的一般来源。多脂的海鱼肉也含有一定数量的维生素 A 和维生素 D。维生素 B_1、维生素 B_2、烟酸等的含量也较高,而维生素 C 含量则很低。一些生鱼制品中含有硫胺素酶和催化硫胺素降解的蛋白质,故大量食用生鱼可能造成维生素 B_1 的缺乏。

2. 鱼类的合理利用

(1) 防止腐败变质:鱼类因水分和蛋白质含量高,结缔组织少,较畜禽肉更易腐败变质,特别是青皮红肉鱼(如鲐鱼、金枪鱼)组氨酸含量高,所含的不饱和双键极易氧化破坏,能产生脂质过氧化物,对人体有害。因此,打捞的鱼类需及时保存或加工处理,防止腐败变质。保存处理一般采用低温或食盐来抑制组织蛋白酶的作用和微生物的生长繁殖。低温处理有冷却和冻结两种方式。冷却是用冰块冷却鱼体使温度降至-10℃左右,一般可保存 5~15 天。冻结是使鱼体在-25℃~-400℃的环境中冷冻。此时,各组织酶和微生物均处于休眠状态,保藏期可达半年以上。以食盐保藏的海鱼,用食盐不应低于 15%。

(2) 防止食物中毒:有些鱼含有极强的毒素,如河豚,虽味道鲜美,但其卵、卵巢、肝脏和血液中含有极毒的河豚毒素,若不会加工处理,可引起急性中毒而死亡。

(二) 软体动物类

软体动物按其形态不同,可分为双壳类软体动物和无壳类软体动物两大类。双壳类软体动物包括蛤类、牡蛎、贻贝、扇贝等;无壳类软体动物包括章鱼、乌贼等。软体动物类含有丰富的蛋白质和微量元素,某些软体动物还含有较多的维生素 A 和维生素 E,但脂肪和碳水化合物含量普遍较低。蛋白质中含有全部的氨基酸,其中酪氨酸和色氨酸的含量比牛肉和鱼肉都高。在贝类肉质中还含有丰富的牛磺酸。贝类中牛磺酸的含量普遍高于鱼类,其中尤以海螺、毛蚶和杂色蛤中为最高,每 100 g 新鲜可食部中含有 500~900 mg。软体动物微量元素的含量以硒最为突出,其次是锌的含量。此外,还含有碘、铜、锰、镍等。水产动物的肉质一般都非常鲜美,这与其中所含的一些呈味物质有关。鱼类和甲壳类的呈味物质主要是游离的氨基酸、核苷酸等;软体类动物中的一部分,如乌贼类的呈味物质也是氨基酸,尤其是含量丰富的甘氨酸。贝类的主要呈味成分为琥珀酸及其钠盐。琥珀酸在贝类中含量很高,干贝中达 0.14%,螺 0.07%,牡蛎 0.05%。此外,一些氨基酸如谷氨酸、甘氨酸、精氨酸、牛磺酸,以及一磷酸腺苷(AMP)等也是呈味成分。

项目六 蛋类及蛋制品

学习目标

1. 熟悉蛋的主要营养成分与组成特点。
2. 了解蛋的结构。
3. 了解蛋的合理应用。

蛋类包括鸡蛋、鸭蛋、鹅蛋、鹌鹑蛋、鸽蛋等及其加工制成的咸蛋、松花蛋等。蛋类的营养素含量不仅丰富,而且质量也很好,是一类营养价值较高的食品。

一、蛋的结构

蛋类的结构基本相似,主要由蛋壳、蛋清和蛋黄 3 部分组成。蛋壳位于蛋的最外层,蛋清位于蛋壳与蛋黄之间,蛋清分为 3 层:外层稀蛋清、中层浓蛋清和内层稀蛋清。外层稀蛋清水分含量为 89%,浓蛋清水分含量为 84%,内层稀蛋清水分含量为 86%,主要是卵白蛋白,遇热、碱、醇类发生凝固。蛋黄呈球形,蛋黄和蛋清的比例因鸡蛋大小而略有差别。鸡蛋大则蛋黄比例小,一般蛋黄约占可食部分的 1/3。蛋黄为浓稠、不透明、半流动黏稠物。蛋黄由无数富含脂肪的球形微胞所组成,外被蛋黄膜。新鲜鸡蛋清 pH 为 7.6~8.0,蛋黄 pH 为 6.0~6.6。鲜蛋打开后 3 层蛋清层次分明。随着储藏时间的延长,pH 渐渐上升,浓蛋清部分渐渐变稀,蛋黄从中央移开,蛋黄膜弹性减弱甚至破裂。

二、蛋类的主要营养成分及组成特点

蛋的微量营养成分受到品种、饲料、季节等多方面因素的影响,但蛋中大量营养素含量总体上基本稳定。

1. 蛋白质 蛋类蛋白质含量一般在 10% 以上。全鸡蛋蛋白质的含量为 12% 左右,

蛋清中略低,蛋黄中较高。蛋清中所含的蛋白质>40种,主要包括卵清蛋白、卵黏蛋白、卵类黏蛋白等糖蛋白,其含量共占蛋清总蛋白的80%左右。卵清蛋白也是一种含磷蛋白。蛋黄中的主要蛋白质是与脂类相结合的脂蛋白和磷蛋白,其中低密度脂蛋白占65%,卵黄球蛋白占10%,卵黄高磷蛋白占4%,而高密度脂蛋白占16%。低密度脂蛋白含脂类达89%,比重较低。高密度脂蛋白又称卵黄磷脂蛋白,与卵黄高磷蛋白形成复合体而存在。卵黄高磷蛋白存在于蛋黄颗粒中,含磷约10%,包含蛋黄中60%～70%的磷。此外,还含有蛋黄核黄素结合蛋白,占0.4%左右,可与核黄素特异性地结合。蛋黄中的蛋白质均具有良好的乳化性质,故而成为制作色拉酱的主要原料。鸡蛋蛋白质氨基酸组成与人体需要最接近,故生物价最高,达94。生蛋清中因含有抗蛋白酶活性的卵巨球蛋白、卵类黏蛋白和卵抑制剂,使其消化吸收率仅为50%左右。加热后其完全失活,消化率达96%。

2. **脂类** 鸡蛋黄中脂肪含量28%～33%,其中性脂肪含量占62%～65%,磷脂占30%～33%,胆固醇占4%～5%,还有微量脑苷脂类。蛋黄中性脂肪的脂肪酸中,以油酸最为丰富,约占50%,亚油酸约占10%,其余为硬脂酸、棕榈酸和棕榈油酸,含微量花生四烯酸。蛋黄是磷脂的极好来源,所含卵磷脂可降低血胆固醇,并能促进脂溶性维生素的吸收。磷脂使蛋黄具有良好的乳化性状,但因含有较多不饱和脂肪酸,易受到脂肪氧化的影响。胆固醇含量极高,主要集中在蛋黄,其中鹅蛋黄含量最高,每100 g达1 696 mg,是猪肝的7倍,加工成咸蛋或松花蛋后,胆固醇含量无明显变化。

3. **碳水化合物** 鸡蛋当中碳水化合物含量极低,大约为1%,分为两种状态存在。一部分与蛋白质相结合而存在,含量为0.5%左右;另一部分游离存在,含量约0.4%。后者中98%为葡萄糖,其余为微量的果糖、甘露糖、阿拉伯糖、木糖和核糖。

4. **矿物质** 蛋中的矿物质主要存在于蛋黄部分,蛋清部分含量较低。蛋黄中含矿物质1.0%～1.5%,其中磷最为丰富,为240 mg/100 g,钙为112 mg/100 g。蛋黄是多种微量元素的良好来源,包括铁、硫、镁、钾、钠等。蛋中所含铁元素数量较高,但以非血红素铁形式存在。由于卵黄高磷蛋白对铁的吸收具有干扰作用,故而蛋黄中铁的生物利用率较低,仅为3%左右。不同禽类所产蛋中矿物质含量有所差别。其蛋黄中铁、钙、镁、硒的含量排序依次为:鹅蛋、鸭蛋、鸽蛋、洋鸡蛋、草鸡蛋;蛋白中含量排序依次为鸭蛋、鸽蛋、鹅蛋、洋鸡蛋、草鸡蛋。蛋中的矿物质含量受饲料因素影响较大。目前市场上已有富硒蛋、富碘蛋等特种鸡蛋或鸭蛋销售。

5. **维生素和其他微量活性物质** 蛋中维生素含量十分丰富,且品种较为完全,包括所有的B族维生素、维生素A、维生素D、维生素E、维生素K和微量的维生素C。其中绝大部分的维生素A、维生素D、维生素E和大部分维生素B_1都存在于蛋黄中。此外,蛋黄是胆碱和甜菜碱的良好来源,甜菜碱可降低血脂和预防动脉粥样硬化。散养禽类摄入含类胡萝卜素的青饲料较多,因而蛋黄颜色较深;集中饲养的鸡蛋黄颜色较浅。

三、蛋类的合理利用

在生鸡蛋蛋清中,含有抗生物素蛋白和抗胰蛋白酶。抗生物素蛋白能与生物素在肠道内结合,影响生物素的吸收,食用者可引起食欲缺乏、全身无力、毛发脱落、肌肉疼痛等生物素缺乏的症状;抗胰蛋白酶能抑制胰蛋白酶的活力,妨碍蛋白质消化吸收。烹调加热可破坏这两种物质,消除它们的不良影响。此外,煎鸡蛋中的维生素 B_1、维生素 B_2 及叶酸损失率分别为 15%、20%、65%。煮鸡蛋几乎不引起维生素的损失。蛋黄中的胆固醇含量很高,大量食用能引起高脂血症,是动脉粥样硬化、冠心病等的危险因素,但蛋黄中还含有大量的卵磷脂,对心血管疾病有防治作用。故吃鸡蛋要适量。

项目七 乳类及其制品

学习目标

1. 了解乳类,主要是牛乳及其制品的主要营养成分与组成特点。
2. 了解乳类及其制品的合理应用。

乳类是指动物的乳汁,经常食用的是牛奶和羊奶。乳类经浓缩、发酵等工艺可制成奶制品,如奶粉、酸奶、炼乳等。乳类及其制品具有很高的营养价值,不仅是婴儿的主要食物,也是老弱病患者的营养食品。

一、乳类及其制品的营养成分及组成特点

乳类及其制品几乎含有人体需要的所有营养素,除维生素 C 含量较低外,其他营养素含量都较丰富。某些乳制品加工时除去了大量水分,故其营养素含量比鲜乳的要高,但某些营养素受加工的影响,相对含量会有所下降。

(一) 乳类

乳类的水分含量为 86%~90%,故它的营养素含量与其他食物比较时相对较低。

1. 蛋白质　牛乳中的蛋白质含量比较恒定,约为 3.0%,含氮物的 5% 为非蛋白氮。传统上将牛乳蛋白质划分为酪蛋白和乳清蛋白两类。酪蛋白约占牛乳蛋白质的 80%,乳清蛋白约占总蛋白质的 20%。牛乳蛋白质为优质蛋白质,生物价为 85,容易被人体消化吸收。羊奶的蛋白质含量为 1.5%,低于牛乳;酪蛋白含量较牛奶略低,其中所含的 α-2S 酪蛋白在胃中所形成的凝乳块较小而细软,更易消化。

(1) 酪蛋白:凡 20℃下于 pH 4.6 沉淀的牛乳蛋白称为酪蛋白,在制酸奶和乳酪时沉淀的蛋白质主要是酪蛋白。牛乳中 4/5 的蛋白质为酪蛋白。

(2) 乳清蛋白:乳清中的蛋白质属于乳清蛋白,其中主要包括 β-乳球蛋白和 α-乳清蛋白。牛奶的乳清蛋白中,α-乳清蛋白约占 19.7%,β-乳球蛋白约占 43.6%。在常温下,酪蛋白在 pH4.6 时沉淀,而乳清蛋白仍然能溶解于乳清之中。如果在 90℃下加热

5 min 再将 pH 调至 4.6,则乳清蛋白随着酪蛋白而沉淀。

2. **脂类** 牛乳含脂肪 2.8%～4.0%。其中磷脂含量为 20～50 mg/100 ml,胆固醇含量约为 13 mg/100 ml。牛奶脂肪含量在各种奶类中最高,为 9.5%～12.5%。随饲料或季节的不同,乳中脂类成分略有变化。乳脂肪以微细的脂肪球状态分散于牛乳汁中,每毫升牛乳中约有脂肪球 20 亿～40 亿个,平均直径为 3 μm。羊奶中的脂肪球大小仅为牛奶脂肪球的 1/3,且大小均一,易消化吸收。乳脂是脂溶性维生素载体,对乳的风味和口感也起着重要作用。

(1) 牛乳脂肪的组成:牛乳中的脂类主要由三酰甘油组成,其中有少量的甘油单酯和二酯、磷脂、鞘脂、固醇类。牛乳中已被分离出来的脂肪酸达 400 种之多,牛乳脂肪的特点是含有一定量的中短链脂肪酸(4～10 碳)。此特点赋予乳脂肪特有的香气。

(2) 牛乳脂肪在加工中的变化:由于乳脂肪的比重比乳本身轻,故乳脂肪经均质化可防止脂肪分层。方法是在高流速、高压力下迫使牛乳从极细的孔径喷出,这样防止微脂肪球的相互聚集。任何引起酪蛋白凝聚的因素都会造成脂肪球的聚集,如凝乳酶处理、酸化处理和过度加热等。经过均质的牛乳与未经均质的牛乳相比,其热稳定性较低(用均质奶加入热咖啡中,易造成牛乳絮片的出现)。未均质牛乳在室温或较低温度下离心可获得稀奶油。低温下(5～10℃)离心对脂肪球的破坏较小,因而获得的奶油较稠,并含有较多免疫球蛋白。

3. **碳水化合物** 乳类碳水化合物含量为 3.4%～7.4%,人乳中含量最高,羊乳居中,牛乳最少。碳水化合物的主要形式为乳糖。由于乳糖可促进钙等矿物质的吸收,也为婴儿肠道内双歧杆菌的生长所必需,对于幼小动物的生长发育具有特殊的意义。但由于部分不经常喝奶的成年人体内乳糖酶活性过低,大量食用乳制品可引起乳糖不耐受的发生。用固定化乳糖酶将乳糖水解为半乳糖和葡萄糖可解决乳糖不耐受问题,亦可提高产品的甜度。

4. **矿物质** 牛乳中的矿物质主要包括钠、钾、钙、镁、氯、磷、硫、铜、铁等,大部分与有机酸结合形成盐类,少部分与蛋白质结合或吸附在脂肪球膜上。其中,成碱性元素略多,因而牛乳为弱碱性食品。乳中的矿物质含量因品种、饲料、泌乳期等因素而有所差异,初乳中含量最高,常乳中含量略有下降。发酵乳中钙含量高,并具有较高的生物学利用率,为膳食中最好的天然钙来源。

5. **维生素** 牛乳中含有几乎所有种类的维生素,只是含量差异较大。总的来说,牛奶是 B 族维生素的良好来源,特别是维生素 B_2。维生素 D 含量与牛的光照时间有关,而维生素 A 和胡萝卜素的含量则与乳牛的饲料密切相关。放牧乳牛所产奶的维生素含量通常高于饲料乳牛所产奶的含量。脱脂奶的脂溶性维生素含量显著下降,需要进行营养强化。羊奶中叶酸及维生素 B_{12} 含量低,不适合婴幼儿作为主食。

6. **其他**

(1) 溶菌酶:对牛奶的保存有重要意义。牛奶中溶菌酶含量为 10～35 μg/100 ml。由于溶菌酶的抗菌能力,新鲜未经污染的牛奶可在 4℃下保存 36 h 之久。

(2) 丁酸:是牛奶脂肪中的代表性成分之一。对包括乳腺癌和肠癌在内的一系列肿瘤细胞的生长和分化产生抑制作用,诱导肿瘤细胞凋亡,防止癌细胞的转移。

(3) 其他生物学活性物质:乳中含有大量的生理活性物质,其中较为重要的有乳铁蛋白、免疫球蛋白、生物学活性肽、共轭亚油酸、激素和生长因子等。乳铁蛋白可调节铁代谢,促进生长,调节巨噬细胞和其他吞噬细胞的活性,促进肠道黏膜细胞的分裂更新,刺激双歧杆菌的生长。

(二) 乳制品:乳制品主要包括炼乳、奶粉、酸奶等

1. 炼乳　分淡炼乳和甜炼乳。新鲜奶经低温真空条件下浓缩,除去约 2/3 的水分,再经灭菌而成,称为淡炼乳。因受加工的影响,维生素遭受一定的破坏,因此常用维生素加以强化,按适当的比例冲稀后,营养价值基本与鲜奶相同。淡炼乳在胃酸作用下,可形成凝块,便于消化吸收,适合婴儿和对鲜奶过敏者食用。甜炼乳是在鲜奶中加约 15% 的蔗糖后按上述工艺制成。其中糖含量可达 45% 左右,利用其渗透压的作用抑制微生物的繁殖。因糖分过高,需经大量水冲淡,营养成分相对下降,不宜供婴儿食用。

2. 奶粉　奶粉是经脱水干燥制成的粉。根据食用目的,可制成全脂奶粉、脱脂奶粉、调制奶粉等。全脂奶粉是将鲜奶浓缩除去 70%~80% 水分后,经喷雾干燥或热滚筒法脱水制成。喷雾干燥法所制奶粉粉粒小,溶解度高,无异味,营养成分损失少,营养价值高。热滚筒法生产的奶粉颗粒较大不均,溶解度小,营养素损失较多,一般全脂奶粉的营养成分约为鲜奶的 8 倍。脱脂奶粉是指将鲜奶脱去脂肪,再经上述方法制成的奶粉。此种奶粉含脂肪仅为 1.3%,脱脂过程使脂溶性维生素损失较多,其他营养成分变化不大。脱脂奶粉一般供腹泻婴儿及需要少油膳食的患者食用。

3. 酸奶　酸奶是在消毒鲜奶中接种乳酸杆菌并使其在控制条件下生长繁殖而制成。牛奶经乳酸菌发酵后游离的氨基酸和肽增加,因此更易消化吸收。乳糖减少,使乳糖酶活性低的成年人易于接受。维生素 A、维生素 B_1、维生素 B_2 等的含量与鲜奶含量相似,但叶酸含量却增加了 1 倍,胆碱也明显增加。

4. 干酪　干酪又称奶酪,为一种营养价值很高的发酵乳制品,是在原料乳中加入适当量的乳酸菌发酵剂或凝乳酶,使蛋白质发生凝固,并加盐、压榨排除乳清之后的产品。干酪中的蛋白质大部分为酪蛋白,经凝乳酶或酸作用而形成凝块。奶酪中含有原料中的各种维生素,其中脂溶性维生素大多保留在蛋白质凝块中,而水溶性的维生素部分损失了,但含量仍不低于原料牛奶。原料乳中微量的维生素 C 几乎全部损失。干酪的外皮部分 B 族维生素含量高于中心部分。硬质干酪是钙的极佳来源,软干酪含钙较低。镁在奶酪制作过程中也得到浓缩,硬质干酪中约为原料乳含量的 5 倍。

二、乳类及其制品的合理利用

鲜奶水分含量高,营养素种类齐全,十分有利于微生物生长繁殖。因此,须经严格消毒灭菌后方可食用。消毒方法常用煮沸法和巴氏消毒法。煮沸法是将奶直接煮沸,设备要求简单,可达消毒目的,但对奶的理化性质影响较大,营养成分有一定损失,多在家庭使用。大规模生产时采用巴氏消毒法。巴氏消毒常用两种方法,即低温长时消毒法和高温短时消毒法。前者将牛奶在 63℃ 下加热 30 min;后者在 90℃ 加热 1 s。正确进行巴氏

消毒对奶的组成和性质均无明显影响，但对热不稳定维生素，如维生素 C 可损失 20％～25％。此外，奶应避光保存以保护其中的维生素。

项目八　保 健 食 品

学习目标

1. 掌握保健食品的功能及其功效成分分析。
2. 熟悉保健食品概念、特点、分类。

一、保健食品概念

保健食品于 20 世纪 90 年代初期首先在日本兴起。1991 年的日本和 1994 年的美国分别将其纳入政府化和规范化管理的轨道。我国卫生部 1996 年 6 月 1 日颁布的《保健食品管理办法》，对我国保健食品实行了监督管理和严格的审批制度，要求保健食品的配方组成及用量必须具有科学依据，具有明确的功效成分以及具有一定的保健功能。

条文中规定将保健食品定义为："保健食品系指具有特定保健功能的食品。即适宜于特定人群食用，具有调节机体功能，不以治疗疾病为目的的食品"；表明保健食品除了具备食品的第一功能（满足人体对热量和各种营养素的生理需要）和第二功能（满足人们口味嗜好的要求，体现在色、香、味、形等方面）外，还有其突出的特性，即第三功能——含有一定的功效成分，能起到调节人体功能的作用。在国外保健食品亦称为健康食品或功能性食品。

二、保健食品特点

保健食品应具备 3 个最基本的特征：食用安全性；带给食用者某种特定的健康利益或体现特定的保健功能；保健食品不是药品，不以治疗为目的。

1. 保健食品首先是食品　保健食品必须是食品。关于食品必须具备的特征（或要求或条件），在《中华人民共和国食品卫生法》第六条有清楚明确的规定："食品应当无毒、无害、符合应当有的营养要求，具有相应的色、香、味等感官性状"。

2. 保健食品要有保健功能　保健食品与普通食品的不同之处在于其特定的保健功能。这个保健功能来自它特有的功效成分。保健食品的功能是纠正不同原因、不同程度的人体营养失衡，调节与此有密切关系的代谢异常和生理功能异常。只有食用者存在某种功能异常，保健食品才能对他显示相应保健功能。如有延缓衰老作用的保健食品只对已经产生衰老过程的中老年人才有此功能。

3. **保健食品同药品有区别**　保健食品不以治疗为目的,不追求短期临床疗效,不需医生处方,对适用人群无严格剂量限制,正常条件下食用安全,在评价其食用安全性时,不能权衡利益与危险。这是它与药品的本质区别。药品必须有药理作用,有严格的剂量限制。

4. **提取物、化合物及其他类的保健食品**　这一类的保健食品配方中的原料的生物学活性成分和相应的生理作用已知,大部分产品的功效成分较明确,并具有相对应的保健作用。

(1) 有延缓衰老作用的抗氧化剂:包括营养性抗氧化剂(如β-胡萝卜素、维生素A、维生素C、维生素E和锌、硒等)和非营养性抗氧化剂[如超氧化物歧化酶(SOD)、黄酮类、酚类、其他植物化学物质等],还包括含有这些成分的中草药及蔬果。

(2) 条件性必需氨基酸:如牛磺酸、精氨酸及谷氨酰胺。

(3) 多不饱和脂肪酸:如ω-3系的α-亚麻酸、DHA;ω-6系的亚油酸。

(4) 抗疲劳物质:如牡蛎提取物、碱性盐、天门冬氨酸盐与咖啡因等。

(5) 肉碱:有促进脂肪酸氧化、防止乳酸蓄积、促进碳水化合物及氨基酸的利用等功能。

(6) 双歧杆菌及因子:降低肠道pH,抑制厌氧菌生长,调整肠道菌群,预防肠癌。

(7) 螺旋藻:除供给蛋白质外,还有减肥、降血脂、抗氧化、提高免疫力等功能。

(8) 其他:如小麦胚芽、茶多酚、膳食纤维、甲壳质等都可作为保健食品的原料资源。

三、保健食品常用的功效成分

近年来,由于营养流行病学、分析化学、生物化学、食品卫生学等领域的研究发展,使人们有条件对食品中功效成分的生理作用进行更深入的探讨。利用这些活性成分及人们熟知的蛋白质、脂类等各种必需营养素,经过适当的加工过程和科学评价,可得到调节生理功能或预防疾病的保健食品。

(一) 蛋白质、多肽和氨基酸

1. **超氧化物歧化酶(SOD)**　是一种金属酶,在生物界中分布极广,目前已从细菌、藻类、真菌、昆虫、鱼类、高等植物和哺乳动物等生物体内分离得到SOD。在食物中,SOD主要存在于肝脏等多种动物组织及菠菜、银杏、番茄等植物中。SOD的生物学功能主要包括:(1)抗氧化、抗衰老作用。(2)提高机体对疾病的抵抗力。常用的高品质SOD应具有以下特点:①比活性高,蛋白含量≥95%;②水溶性好,便于肠道吸收;③稳定性好:常温下保存3~5年,酶活性保存率>90%。SOD已应用于保健食品等多类产品,从整体上调节人体功能,促进健康。

2. **大豆多肽**　大豆多肽是指大豆蛋白质经蛋白酶作用后,再经特殊处理而得到的蛋白质水解产物,通常由3~6个氨基酸组成,水解产物中还含有少量游离氨基酸、糖类和无机盐等成分。大豆多肽的生物学功能主要包括:①增强肌肉运动力、加速肌红蛋白的恢复;②促进脂肪代谢;③降低血清胆固醇。

3. **谷胱甘肽**　是指由谷氨酸、半胱氨酸和甘氨酸组成的三肽化合物,广泛存在于动植物中,在面包酵母、小麦胚芽和动物肝脏中含量较高。谷胱甘肽能有效消除自由基,防止自由基对机体的侵害;谷胱甘肽对放射线和抗肿瘤药物引起的白细胞减少症有保护作用;谷胱甘肽可防止皮肤老化及色素沉着,减少黑素的形成;还能与进入机体的重金属离子、致癌物质结合,并促使其排出体外,起到中和解毒的作用。

4. **牛磺酸** 是一种含硫氨基酸,是调节机体正常生理功能的重要物质。以游离氨基酸的形式普遍存在于动物体内各种组织,海洋生物体内含量很高,牛磺酸在脑内的含量显著高于其他脏器组织。在坚果和豆类如黑豆、蚕豆、嫩豌豆及扁豆等也含有较多的牛磺酸。牛磺酸生物学功能主要有:①促进脑细胞 DNA、RNA 的合成,增强记忆能力;②改善视神经功能;③抗氧化作用和稳定细胞膜的作用;④促进脂类物质消化吸收;⑤免疫调节作用。

(二) 具有保健功能的碳水化合物

1. **膳食纤维** 指那些不被人体消化吸收的碳水化合物。膳食纤维是一类复杂的混合物,可来源于多种植物性食物,如小麦麸、燕麦麸、玉米麸等谷物麸皮,角豆荚、香菇、木耳等多种食用菌及各种蔬果。分水溶性膳食纤维(SDF)和不溶性膳食纤维(IDF)两大类。SDF 的组成主要是一些胶类物质,如阿拉伯胶、琼脂、果胶、树胶等。IDF 的主要成分是纤维素、半纤维素、木质素等,存在于禾谷类和豆类种子的外皮及植物的茎和叶中。其生理功能为:①预防便秘;②调节肠内菌群和辅助抑制肿瘤作用;③减轻有害物质所导致的中毒和腹泻;④调节血脂;⑤调节血糖;⑥控制肥胖。

2. **低聚糖** 又称寡糖,是由 2~10 个单糖通过糖苷键连接形成的直链或支链的一类低度聚合糖。目前研究较多的功能性低聚糖有低聚果糖、大豆低聚糖、低聚半乳糖、低聚木糖。人类胃肠道内缺乏水解这些低聚糖的酶系统,因此它们不容易被消化吸收,但在大肠内可为双歧杆菌所利用。不同类型低聚糖在自然界存在的形式各异,可用酶解或提取法从天然原料中得到。低聚糖的主要生物学作用如下:①低聚糖是体内有益菌——双歧杆菌的增殖因子,改善肠道微生态环境,增强抗病能力;②预防龋病;③通过增加免疫作用而抑制肿瘤生长;④低能量糖,是糖尿病患者的专用食品。

3. **活性多糖** 指含有 10 个以上糖基的聚合物。多糖是由许多单糖经过糖苷键结合而成的多聚化合物。作为保健食品功效成分使用的活性多糖主要是从一些植物和食用真菌中提取,种类很多。①植物多糖:常见的有茶多糖、魔芋甘露聚糖、银杏叶多糖、海藻多糖、香菇多糖、灵芝多糖、黑木耳多糖等。植物多糖具有明显的机体调节功能和防病作用,其生理功能有调节免疫功能、抑制肿瘤、降血糖、延缓衰老及抗疲劳等作用。②动物多糖:是从动物体内分离提取出的,具有多种生物学活性的一类多糖,主要有海参多糖、壳聚糖、透明质酸等。生理功能主要有降血脂、抗肿瘤、抗辐射、增强免疫、排除肠道毒素、降低重金属对人体的毒害等。此外,壳聚糖含有游离氨基显碱性,能中和胃酸,可辅助治疗胃酸过多症和预防消化性胃溃疡;而透明质酸具有保持皮肤弹性和保湿作用。

(三) 功能性脂类成分

油脂中的功能性成分主要为磷脂、功能性脂肪酸、植物固醇、角鲨烯等。它们分别来源于水生动物油脂、植物油脂、微生物油脂等功能性油脂中。

1. **大豆磷脂**　大豆磷脂是指以大豆为原料所制的磷脂类物质,是卵磷脂、脑磷脂、肌醇磷脂、游离脂肪酸等成分组成的复杂混合物。其具有许多重要的生物学功能:增强记忆力、降低胆固醇和血脂、延缓衰老、维持细胞膜结构和功能的完整性、保护肝脏。

2. **二十碳五烯酸和二十二碳六烯酸**　二十碳五烯酸(EPA)和二十二碳六烯酸(DHA)属于多不饱和脂肪酸,是 ω-3 型多不饱和脂肪酸。为无色至淡黄色透明液体,存在于海洋鱼类、虾藻类及微生物中,在回游性大的鱼类及海兽中含量较多。生理功效有降血脂、防止动脉粥样硬化;抗凝血、预防心脑血管疾病;抗炎作用;促进婴幼儿脑组织发育;预防老年人脑组织萎缩和老化;保护视力等作用。

3. **植物固醇**　固醇是广泛存在于生物体内的一种重要的天然活性物质,按其原料来源可分为动物性固醇、植物性固醇和菌类固醇等三大类。动物性固醇以胆固醇为主,植物性固醇则主要为谷固醇、豆固醇和菜油固醇等,而麦角固醇则属于菌类固醇。植物固醇广泛存在于植物的根、茎、叶、果实和种子中,是植物细胞膜的组成部分。有预防心血管系统疾病和抑制肿瘤的作用。

(四) 具有保健功能的微量营养素

人体必需的维生素和微量矿物元素简称微量营养素。微量营养素有以下两方面保健作用。①具有防治微量营养的缺乏、维护机体正常生理功能作用。例如,保证体格和智力的正常发育,维持正常的物质代谢,维持免疫和内分泌功能,保持良好体力等。②在一些特殊生理条件下,或者为了预防疾病的需要,额外补充适量的微量营养素可以增强人体的某些功能。例如,中老年人群增加硒和维生素 E 的摄入量以增强抗氧化功能,有助于预防或延缓一些慢性退行性疾病的发生。

(五) 益生菌

益生菌是一类微生物,服用足够数量将对人体健康带来有益作用的获得微生物。乳酸菌是可利用碳水化合物发酵而产生大量乳酸的一类微生物通称。乳酸菌中的一部分是益生菌。常见的益生菌有双歧杆菌、乳杆菌、益生链球菌等。益生菌及其发酵制品具有多种调节生理功能的作用。

项目九　营养素补充剂

学习目标

1. 熟悉营养素补充剂的定义。
2. 了解营养素补充剂的适宜人群。
3. 了解我国营养素补充剂的管理办法。

一、营养素补充剂的定义

某些疾病状态、特殊生理状态或特殊工作环境的人群采用正常膳食无法满足其机体需要,需要特殊补充的某些营养素,称为营养素补充剂。营养素补充剂包括维生素、矿物质、氨基酸、纤维、草药制品及其他许多可以广泛利用的成分。草药制品通常提供极小量的维生素和矿物质,其纯度、潜在性能及组成标准还处于研究之中。

二、营养素补充剂的适宜人群

对于大多数人,合理均衡的饮食一般能够满足其大多数营养素的需要,可以不必使用膳食补充剂。但某些特殊状态下的人或患者,一般饮食很难满足,则需要服用营养素补充剂。①即将怀孕的妇女应当食用强化叶酸的食物,或在食用富含叶酸盐食物的同时额外摄入叶酸补充剂,以降低某些严重的先天性缺陷的危险性。②老年人和很少暴露于日光的成年人可能需要维生素 D 补充剂。③很少食用乳制品或其他钙来源丰富的食物的人需要钙补充剂。④素食者需要服用维生素 B_{12} 补充剂。⑤有时维生素或矿物质被用于满足营养素需要或治疗目的,如医护人员可能建议孕妇摄入铁制剂,建议年龄>50 岁的成年人从补充剂或来源丰富的食物中摄取维生素 B_{12}。

三、我国营养素补充剂的管理办法

卫生部《关于营养素补充剂管理有关问题的通知》中提出,以补充维生素、矿物质为目的的产品列入营养素补充剂进行管理;以膳食纤维、蛋白质或氨基酸等营养素为原料的产品,符合普通食品要求的按普通食品进行管理,声称具有保健功能的按保健食品有关规定管理。

1. **成分要求** 营养素补充剂不以供能量为目的,由 1 种或多种维生素或矿物质组成,含 3 种以上者可称为复合或多种营养素补充剂。所加入的营养素及日推荐摄入量应在《营养素补充剂中营养素名称和用量表》规定范围内,在标签和说明书中标示每种营养素含量、推荐摄入量等。

2. **剂型要求** 在剂型方面,可以是片剂、胶囊、冲剂或口服液。冲剂每天食用量≤20 g,口服液每天食用量≤30 ml。

近年来,随着营养素补充剂生产的迅速发展,人们滥用一些维生素、矿物质(如维生素 A 和硒)和氨基酸(如赖氨酸)使得体内营养平衡破坏以致中毒。日常摄入的食物中已包含机体所需营养物质,在选择食物时若按照膳食宝塔的要求合理搭配,一般都能满足常规营养素需要,不应过分依赖营养素补充剂。

项目十 食 疗

学习目标

1. 熟悉食疗的定义及研究内容。
2. 熟悉食疗学治疗原则和原料的选择。
3. 了解食疗的中医理论知识。

一、食疗学的定义和研究内容

广义的食疗学的定义是指根据食药同源、医养同理的原理，利用各类食物的不同保健功效，达到防病治病、养生康复、延年益寿的目的的一门保健实用医学。还包括了食养的概念，要求人们以合理的营养促进健康长寿，防治疾病。狭义的食疗学与营养治疗学有密切的关系，它是研究如何利用食物中所含的营养素或非营养素，通过合理的加工烹调，用以治疗疾病的一门科学。

食疗是建立在中医学理论基础上，并以中医学理论为指导原则。古代医学通过实践，把食物如同中药一样归纳为咸、酸、苦、甘和辛5种不同的性味，还把食物按照寒、热、温、凉四气进行归类。每种食物都有四气中的一种。食物的性味必须与人或疾病的属性相适应，否则会引起不良反应。在了解各种食物的五味四气属性后，就可以按照各自身体的情况和不同病证选择适合于自己的身体状况和疾病特征的个性化食物进行对症治疗。体质温热者多选用性寒食物，体质虚寒者则多选用温热食物，患热症时应忌食辛辣热性食物而多给凉性食物；患寒症者可食温性食物而避忌寒冷食物。在上述中医学理论指导下，食物在疾病时的宜忌就产生了。与病相宜则食，与身为害则禁。前者即食疗或食养，后者谓之"忌口"。某些疾病突然恶化、恢复期延长及预后复发等，大多与食物选择不当或者恣意饮食有关。

二、食疗学的中医学理论基础

1. 以中医学的阴阳五行为指导原则　根据阴阳学说，人体必须保持阴阳的动态相对平衡才能维持正常的生理状态，否则就要引起病变，甚至死亡。但阴阳平衡只能是相对的，故有"阴胜则阳病，阳胜则阴病，阳胜则热，阴胜则寒"之说。《素问·生气通天论》中有"阴平阳秘，精神乃治；阴阳离决，精气乃绝"。

病分阴证、阳证，用以治疗的药物、食物也要辨认其阴阳属性，才能作针对性的调节，故以药食之味而言，辛甘发散为阳，酸苦涌泄为阴；咸味涌泄为阴，淡味渗泄为阳。而以药食之性而言,则偏热偏温为阳,偏寒偏凉为阴。按药食动力功用趋势而言,升浮之品属阳,沉降之物属阴。具体来说,寒性病证,可用温热性质药食,如葱白、生姜、饴糖、羊肉与狗肉之类;热性病证,可用寒凉性质药食,如薏苡仁、莲心、菊花、赤小豆、龟肉等。

五行理论在食疗学中体现为"五味"、"五入"和"五禁"学说。《内经》中早已述及,"五味所入,酸入肝,辛入肺,苦入心,咸入肾,甘入脾","肝病禁辛,心病禁咸,脾病禁酸,肾病禁甘,肺病禁苦"。这是依据五脏各有所喜、所恶及五行生克的理论衍化而来的,食疗中的许多"食忌"之品,即与五禁有关;而针对某一脏腑病证用某药食治疗,则是依据"五入"理论为指导的。

2. 食药同源 在上品之中,有大枣、葡萄、酸枣、海蛤、瓜子等22种食品,中品内有干姜、海藻、赤小豆、龙眼肉、粟米、螃蟹等19种常食之物,下品中也有9种可食物品。从广义角度说,食物也是药物,它与药物一样,来源于大自然,也具有四气五味的特性,也能治疗疾病。现今仍有很多食物被医家当作中药广泛使用,如大枣、莲子、芡实、山药、白扁豆、山楂、桑葚、梨子、生姜、葱白、龙眼肉等。同样,也有不少中药,人们也常当作食品来服用,如枸杞子、首乌粉、冬虫夏草、薏苡仁、金银花、西洋参等。

正是因为食物也是药物,药物也作食用,食物也有性味归经之分,有着良好的食养、食疗的效果。所以,古代医家也常把食物的功用主治与药物等同起来,甚至将一味食物当作一首名方来看待。例如,牛肉作为食品,能补脾胃、益气血,古代医家就把牛肉的功效等同于中药黄芪。羊肉甘温,益气补虚,将羊肉之功与人参并列。近代也有学者将海参、狗肉的功用比作红参。另外,甲鱼、鸭肉、燕窝的作用常被喻为西洋参,鸡肉(或乌骨鸡)的功效则被比作党参。明白"食药同源"的道理,就可使人们加深对食性的进一步理解,对中国人的传统饮食宜忌观有了深一层次的认识。

3. 食物的四气 中药有四气五味及归经之说,食物也是药物,也有寒热温凉、辛甘酸苦咸及归经的理论。熟知食物性味归经理论,这对掌握和运用饮食宜忌问题,有着重要意义。

所谓四气,又称四性,即寒性、凉性、温性和热性,连同不寒不热的平性,有人称为五性。了解食物的四性,就能很好地指导人们的饮食宜忌。中医学认为,能够治疗热证的药物,大多属于寒性或凉性;能够治疗寒证的药物,大多是温性或热性。凡热性或温性的食物,适宜寒证或阳气不足之人服食;凡属寒性或凉性的食物,只适宜热证或阳气旺盛者食用。寒与凉,温与热,是区别其程度的差异,温次于热,凉次于寒。温热性的食物多具有温补、散寒、壮阳的作用,寒凉性食物具有清热泻火、滋阴生津的功效。平性食品是指性质比较平和的食物。

凡寒性或凉性食品,如陈仓米、小米、高粱米、薏苡仁、赤小豆、绿豆、莲子、荸荠、紫菜、冬瓜、丝瓜、苦菜、芹菜、菊花脑、马兰头、枸杞头、柿子、梨子、香蕉、西瓜、鸭肉、螺蛳、金银花、胖大海等,都具有清热、生津、解暑、止渴的作用,对热性病证或阳气旺盛、内火偏重者为宜;反之,虚寒体质,阳气不足之人则忌食。同样道理,食物中的饴糖、姜、韭、辣椒、羊肉、狗肉、鹿肉、茴香、砂仁、肉桂、红参等热性或温性食物,多有温中、散寒、补阳、暖胃等功效,食之能祛寒、温中或补虚,对阳虚怕冷、虚寒病症,食之为宜,热性病及阴虚火旺者忌食。人乳、籼米、粳米、大豆、蚕豆、麻油、荠菜、青鱼和橘子等则为平性之物；无寒温之偏则具健脾开胃、补益身体作用。

总之，食性犹如药性，饮食宜忌要根据食物之性，结合身体素质合理选择、科学搭配。

4. 食物的五味　　五味指辛、甘、酸、苦、咸，另有淡味（淡附于甘）与涩味（涩附于酸），其中又以辛、甘、淡属阳，酸、苦、咸属阴。不同的味有不同的作用和功效。

（1）辛味：辛味有发表、行气、活血等作用。近代研究认为，辛味可促进胃肠蠕动，增强消化液分泌，增强淀粉酶的活性，促进血液循环和新陈代谢，并有祛散风寒、疏通经络之功效。该味食物有葱、姜、大蒜、萝卜、辣椒、桂皮、丁香等。

（2）甘味：甘味食物，如糯米、饴糖、大枣、南瓜、荔枝、龙眼肉及鱼肉、动物内脏之类，有补益和中、缓急作用，虚损性疾病或筋急疼痛之症多用之。例如：糯米红枣粥治疗脾胃气虚，糯米酒和鸡蛋煮熟后服以调治产后体虚，大枣黄芪煎汤饮用治气血亏虚等。

（3）酸味：酸味有收敛、固涩作用，适宜久泄、久咳、久喘、多汗、虚汗、尿频等患者食用，酸味还能增进食欲、健脾开胃、增强肝脏功能，提高钙，磷吸收率。与甘味食物合用，能滋阴润燥。

（4）苦味：苦味食物有清热、通泄作用，可治热、湿、气逆等证。例如，苦瓜味苦性寒，用苦瓜炒菜、佐餐食用，能达到清热、明目、解毒、泻火的效果，适宜热病烦渴、中暑、目赤、疮疡疖肿者服食。苦菜食之可清火、退黄、解暑及治小便赤痛、淋症。茶叶也属苦甘而凉性味，具有清泄的功效，适宜夏日饮用，有清利头目、除烦止渴、消食化痰的好处。

（5）咸味：咸味能软坚，能散结，也能润下，凡结核、痞块、便秘者宜食之。具有咸味的食物，多为海产品及某些肉类。如海蜇，其味咸，有清热、化痰、消积、润肠的作用，对痰热咳嗽、痰核、痞积胀满、小儿积滞、大便燥结者，食之最宜。猪肾味咸性平，能治肾虚所致腰酸遗精、小便不利等症；鸽肉甘咸，能补肝肾、益精血；海参甘咸而温，可润燥通便，配以木耳则治阴虚肠燥所致之便秘；海带、紫菜咸寒，能软坚散结。

（6）淡味：淡可渗湿、利尿。此类食物最多，如白扁豆、怀山药、冬瓜、花生、豌豆、白菜、芹菜、藕、鸡蛋、鲫鱼和青鱼等。白扁豆与怀山药同煮或单独使用，均有健脾利湿之效，可治脾虚便溏及妇女白带过多。冬瓜煮鲤鱼，葱白佐膳，利尿消肿效果显著。薏苡仁甘淡微寒、健脾、利湿、退肿，可煮粥食。

5. 食物的归经　　慢性病患者可体会到，当有肺虚咳喘时，老中医往往建议患者吃些百合、怀山药、白果、燕窝、银耳、蛤蚧或冬虫夏草等补品，是因为前者食物皆入肺经，能养肺、补肺、润肺；肾虚腰痛腰酸者，老中医多半劝食栗子、胡桃、芝麻、怀山药、桑葚、枸杞子、杜仲等。

食物归经，是指饮食物对于机体各部位的特殊作用。食物对人体所起的作用，有它一定的适应范围。如梨子、香蕉、柿子、桑葚、芹菜、莲心、猕猴桃等，均为寒凉食物，但梨子、柿子偏于清肺热，香蕉偏于清大肠热，桑葚偏于清肝虚之热，芹菜偏于清肝火，莲心偏于清心热，猕猴桃偏于清肾虚膀胱热，这都是由于归经不同。同为补益食品，猪心、龙眼肉、柏子仁、小麦则补心、养心安神。怀山药、扁豆、粳米、大枣等入脾、胃经，故能健脾养胃。如怀山药能归肺经、脾经和肾经；桑葚归肝经和肾经；莲子入心、脾、肾三经，故心虚失眠多梦、脾虚久泻带下、肾虚遗精早泄者，均宜食之。

综上所述，食物的四气、五味、归经等学说，是中国传统饮食宜忌的重要理论依据。中医学认为食物的养生调理作用，绝非专指珍奇美味，也不只是讲"营养素"有无多寡，而是根据病证、病位、病性和患者年龄、性别、身体素质类型及四季天时、地理因素，结合食物的性味归经的理论，来分析并选择食物的宜与忌。

三、食疗学治疗

1. 调养的关键　气血津液等基本生命物质的功能活动，主要反映在身体五脏六腑的生理功能上，如脏腑功能正常，机体则健康。食疗的主要作用是调整脏腑功能。如心若气血不足，或为痰浊、邪热等所扰，心主神志的功能会出现异常，见失眠、多梦、神志不宁、反应迟钝、健忘等症，甚至谵妄昏迷。食物中大枣、龙眼肉、小麦、莲子、蛋黄等有养心安神功效，可以辅服。肺的宣发功能失常，每见呼吸困难、胸闷、咳嗽及鼻塞、喷嚏、恶寒、无汗等症，食物及调味品中的生姜、葱、桂皮、芫荽、薄荷叶等有宣肺发表之功效，为治感冒之良药。脾胃虚弱，则可用扁豆、怀山药、粳米、薏苡仁、山楂、蚕豆、萝卜、大枣、辣椒和茴香等以健脾和胃。狗肉、鹿肉等可温肾阳，龟肉、鳖肉和海参等可滋补肾阴，牛骨髓、猪脊髓等可填补肾精。

2. 辨证施食

（1）根据机体情况选择食物：无病之人，气血阴阳正常。有的人临床虽无任何病象表现，但其内在阴阳已有不平衡之处，体质已有偏寒偏热的倾向，所进食物要寒热适宜，才能达到调治阴阳的效果。体质偏寒者宜食热性食物，如葱、韭、蒜、姜、椒、龙眼肉和酒等，少食生冷偏寒之品；体质偏热者，宜食凉性食物，如绿豆、芹菜、马兰头、瓜果和芦根等，少食辛燥温热之物；体胖之人，为能饱腹可多食用富含纤维素的蔬菜，如芹菜、韭菜、笋和草头等食物，也可常食荷叶粥，清凉可口，助降血压血脂；体瘦之人，要多食含淀粉高、补脾胃的食物，如怀山药粥、马铃薯饼和扁豆红枣粥等。

（2）根据所患疾病的性质选食：在食物治疗时，应按八纲辨证分清表里、寒热、虚实、阴阳，也要注意正治与反治、标本缓急、脏腑补泻和八法运用，但不像药物治病那样严格。

四、食疗的原料选择

1. 广义的食疗原料选择　凡是日常人们饮食所用的食物类，都属于食疗的可选原料，五谷杂粮，或豆类、小杂粮、水果及其干果类、各类蔬菜，都可用作食疗的选料。此外，动物类的禽兽、家畜或水产海味皆在选料的范围之中。

2. 狭义的食疗原料选择　在这类原料中往往牵涉中草药类的药食并用之品。例如怀山药既属日常生活用的食品，也是补肾健脾的良药；贝母、苦杏仁经过炮制，便成祛痰镇咳的有效药膳；阿胶是驴皮加工而成的，配伍乌鸡肉则具有良好的补血养血和美容效果。综观中草药类的药食原料，不少于200余种。研究表明，常用的中草药一般有600余种，其中1/2是食用之品。如果配伍其他食物，加工成药膳，则其种类相当可观。

3. 调料和饮料类原料　人们日常生活所用的糖、酒、油、盐、酱、醋等均属食疗的配料,尤其是酒类以及各类香味品配伍药膳内的调味品,则能增加食疗的美味,并可提高成品的功能,故尤为人们所欣赏。各类蜂蜜、蔗糖都是运用于食疗的制作工艺的佳品。此外,非蔗糖类的甜味剂,如蛋白糖、甜叶菊等是近代科学特制的新型调味品,实际采用于食疗中有为食疗增辉的效果,某些禁忌用糖或不想吃糖者(如糖尿病患者等),便多了一类调味的选择。

（宗　敏）

学习效果评价·思考题

1. 简述牛乳的营养成分和组成特点以及乳制品还包括哪些。
2. 提取物、化合物及其他类保健食品有哪些,请举例说明。

第三章 不同生理人群的营养

本章重点

健康生理人群包括孕妇、乳母、婴幼儿、儿童青少年以及老年人。本章介绍不同人群的生理特点、营养需要、饮食要点以及膳食指南。孕妇着重于不同孕周的饮食要点；乳母着重于《膳食指南》；婴幼儿着重于常见营养缺乏病的症状及防治措施；儿童青少年及老年人则侧重于《膳食指南》及膳食宝塔的细则。

项目一 孕 妇

学习目标

1. 熟悉并掌握孕妇不同阶段的饮食要点。
2. 熟悉孕妇《膳食指南》。
3. 了解孕妇的生理特点及营养需要。

一、孕期的生理特点

怀孕期间，当受精卵在子宫内膜上着床，开始扎根生长。母体为了配合孕育的过程，全身各个组织系统会发生一系列相应的变化。首先是子宫的增大，足月时的子宫体积约 35 cm×25 cm×22 cm，容量约 5 000 ml，较之孕前增加 1 000 倍，重量约 1 100 g，增加 20 倍。阴道黏膜变软，水肿充血，皱襞增多，周围结缔组织变疏松，有利于分娩时胎儿通过。阴道分泌物增多，乳酸含量增多，使阴道 pH 降低，不利于致病菌生长，防止感染。

1. **卵巢的生理变化** 卵巢在妊娠期间排卵和新卵泡发育均暂停，于妊娠 6~7 周前分泌大量雌激素、孕激素，以维持妊娠。妊娠 10 周后，黄体功能由胎盘取代。胎盘是母体孕后多出的器官。胎盘是胚胎和母体之间进行物质交换的器官，相当于"海关口岸"的作用。胎儿从母体中得到氧气、各种生长发育必需的营养素。胎儿的代谢产物也从胎盘进入母体,由母体排出。胎儿与母体间的物质交换主要有3种方式。

(1) 简单扩散:通过细胞膜从高浓度区进入低浓度区,不消耗能量,如氧气、二氧化碳、水、钠、钾等电解质。

(2) 易化扩散:通过载体,不消耗能量,如葡萄糖。

(3) 主动运输:通过细胞质膜从低浓度区逆向运载,如氨基酸、水溶性维生素,以及钙、铁。其他还有一些大分子物质从细胞质膜裂隙或细胞吞噬方式进入胎儿体内,如大分子蛋白、免疫球蛋白等。

2. 乳房的生理变化 乳房于孕早期增大、充血。孕妇自觉乳房发胀是早孕的常见表现。乳头增大变黑,乳晕颜色加深,外围的皮脂腺肥大形成蒙氏结节。妊娠末期,挤压乳房时,可有少量淡黄色稀薄液体溢出,称为初乳。妊娠期间无大量乳汁分泌,与大量雌孕激素抑制泌乳素生成有关。产后胎盘娩出,雌孕激素水平迅速下降,新生儿吮吸乳头,乳汁就开始分泌。

3. 其他系统的生理变化

(1) 呼吸系统:孕期氧需求增加,耗氧量较孕前增加10%～20%,胸廓增大,肺活量无明显改变,但通气增加。

(2) 消化系统:早孕期由于绒毛膜促性腺激素等升高,部分孕妇会出现恶心、呕吐、胃胀、反酸、嗳气等妊娠反应,影响食欲。到3个月后,大多自然减少或消失。雌激素可刺激牙龈肥厚、易出血,甚至出现龈瘤,影响进食。晚孕期子宫增大,压迫胃和肠道,孕酮等激素会松弛胃肠道平滑肌,贲门松弛,易引起反流,以及便秘、痔疮等不适。

(3) 循环系统:孕期心输出量增加,心率增快,孕24～26周后,血压轻度升高。水钠潴留,血液会相对稀释,血红蛋白、红细胞数量会相应稍减,胎儿的造血过程也会吸收母体的铁、蛋白、叶酸等作为原料,如果不注意补充铁、维生素等原料,较易发生贫血。血液处于高凝状态,凝血因子增加,血小板计数轻度减少,血浆蛋白降低,主要是白蛋白减少。

4. 新陈代谢的变化 基础代谢率早孕期稍下降,中期渐升高,至妊娠晚期可增加15%～20%。胰岛素分泌增加,但胰岛素拮抗亦增加,致其相对不足,血糖调节功能下降。蛋白质需要量明显增加,正氮平衡;血脂升高,能耗增加时,易发生酮症。钾、钠储存增加,血清镁浓度下降,磷基本不变。钙、铁需求增加。体重在孕早期小有下降,孕中期起平均每周增加0.25～0.5 kg。整个孕期增重10～12.5 kg。

二、孕期的营养需要

1. 能量 在早孕期与孕前无明显改变,如因卧床保胎或停止工作等因素,活动量减少,能量的需要量甚至少于孕前。2014年发布的最新RNIs推荐,18～50岁的轻体力活动的育龄妇女孕前能量需求约1 800 kcal/d,早孕期需求基本等同于孕前,如活动量下降,需求亦下降。中孕期增加300 kcal/d,晚孕期增加450 kcal/d,哺乳期增加500 kcal/d。

2. 蛋白质 孕前蛋白质需求量约55 g/d,中孕期增加10 g/d,晚孕期增加25 g/d,哺

乳期增加20 g/d。

3. **碳水化合物** 需求量孕前约为120 g/d,整个孕期为130 g/d,哺乳期为160 g/d。

4. **脂肪酸** 亚油酸需求量孕前约为4.0 g/d,整个孕期和哺乳期为4 g/d;α-亚麻酸约为0.6 g/L,且孕前和整个孕期相同;DHA孕期和哺乳期均为2.5 g/d。

5. **矿物质** 钙需求量孕前650 mg/d,早孕相同,中孕期和哺乳期增加200 mg/L;钾需求量孕前2 000 mg/d,孕期相同,哺乳期增加400 mg/d;镁需求量孕前280 mg/d,孕期增加40 mg/d。哺乳期同孕前;铁需求量孕前和早孕均为12 mg/d,中孕期增加4 mg/d,晚孕期增加9 mg/d,哺乳期增加4 mg/d;碘需求量孕前120 μg/d,孕期增加110 μg/d,哺乳期增加120 μg/d;锌需求量孕前7.5 mg/d,孕期增加2.0 mg/d,哺乳期增加4.5 mg/d。硒需求量孕前60 μg/d,孕期增加5.0 μg/d,哺乳期增加18 μg/d;铜需求量孕前0.8 mg/d,孕期增加0.1 μg/d,哺乳期增加0.5 mg/d。铬需求量孕前30 μg/d,早孕期增加1.0 μg/d,中孕期增加0.4 μg/d,晚孕期增加6.0 μg/d,哺乳期增加7.0 μg/d;锰需求量孕前4.5 μg/d,孕期增加0.4 μg/d,哺乳期增加0.3 μg/d;钼需求量孕前100 μg/d,孕期增加10 μg/d,哺乳期增加3 μg/d。

6. **脂溶性维生素** 维生素A需求量孕前700 μgRAE/d(REAμg为全反式视黄醇),早孕期不变,中晚孕期增加70 μgRAE/d,哺乳期增加600 μgRAE/d。维生素D需求量孕前10 μg/d,孕期及哺乳期无增加。维生素E需求量孕前14 mg α-TE/d(生育酚总量),孕期无增加,哺乳期增加3 mg α-TE/d。维生素K需求量孕前80 μg/d,孕期无增加,哺乳期增加5 μg/d。

7. **水溶性维生素** 维生素B_1需求量孕前1.2 mg/d,早孕期无增加,中孕期增加0.2 mg/d,晚孕期增加0.3 mg/d,哺乳期增加0.3 mg/d;维生素B_2需求量孕前1.2 mg/d,早孕期无增加,中孕期增加0.2 mg/d,晚孕期增加0.3 mg/d,哺乳期增加0.3 mg/d;维生素B_6需求量孕前1.4 mg/d,孕期增加0.8 mg/d,哺乳期增加0.2 mg/d;维生素B_{12}需求量孕前2.4 mg/d,孕期增加0.5 mg/d,哺乳期增加0.8 mg/d;泛酸需求量孕前5.0 mg/d,孕期增加1.0 mg/d,哺乳期增加2.0 mg/d;叶酸需求量孕前400 μgDFE/d(叶酸当量),孕期增加200 μgDFE/d,哺乳期增加150 μgDFE/d;烟酸需求量孕前12 mgNE/d(烟酸当量),孕期增加0.8 mg/d,哺乳期增加0.2 mg/d。胆碱需求量孕前400 mg/d,孕期增加20 mg/d,哺乳期增加120 mg/d;生物素需求量孕前40 μg/d,孕期不增加,哺乳期增加10 μg/d;维生素C需求量孕前100 mg/d,早孕期无增加,中晚孕期增加15 mg/d,哺乳期增加50 mg/d。

三、不同孕周饮食要点

1. **孕早期饮食** 孕早期是指从末次月经的第1天起,到前3个月的阶段。这个时期,胎儿的发育很迅速,到第12周末,胎儿主要器官已完成基本分化。这时由于胎儿还很小,孕妇的人体总能量需要和非孕期大致相当,因此不必强迫自己过多进食。维生素和矿物质的需要量比非孕期增加,可以适当多吃些新鲜蔬菜、瓜果类食物。如有必要,可额外补充叶酸,防止胎儿脑神经管畸形的发生。同时少量多餐,菜烧得清淡一些,勿过咸过油。在吃得下的情况下,保证摄入奶、蛋等高营养易消化吸收的食物。不能因为呕吐、恶心而拒绝进食,必要时要做到吐归吐、吃归吃,不必过于紧张。如妊娠反应较强烈,可加用维生素 B_1 和维生素 B_6,以减轻胃肠道反应。中医学则认为甘蔗姜汁(少量姜汁加入甘蔗汁中)、荷叶粥(荷叶切碎煮粥)、藿香粥(中药藿香煎汁后取汁入粥同煮)等有助于减轻妊娠早期的恶心、呕吐等反应。

2. 孕中期饮食　　孕中期大多数孕妇妊娠反应消失或减少,食欲开始逐渐恢复。这时应注意食物品种多样化,勿挑食偏食,荤素搭配。有些孕妇会出现便秘等情况,应注意补充膳食纤维和果胶类。新鲜的蔬菜、菌藻类、水果中都含有膳食纤维,粗粮比细粮含量更多;水果中还含有果胶。注意补充钙丰富的食物,如奶类、豆制品、虾、海鱼、黑木耳等。补充铁丰富的食物,如动物的肝、心、瘦肉、血、赤豆、血糯米、黑芝麻等。

3. 孕晚期饮食　　孕晚期是指孕 28 周(7 个月)到分娩前的这一段时间。在这个阶段,胎儿的生长速度相当快,不少孕妇觉得胃灼热,这是由于胃的方向改变了,胃酸容易反流到食管,对食管的黏膜有烧灼感。少量进餐后胃部就有压迫感,甚至胸闷。没过多久,也许是一两个小时,又有饥饿感。这是因为胃受到压迫,容积变小了,但需求量增加,因此少量多次进餐会稍有缓解。但要注意孕妇体重,如孕中期已经体重增加过多或是胎儿已偏大的孕妇,就不应该再过多增量进食了。

四、孕期营养对母体和胎儿的影响

孕期所有经口进入母体的营养物质,通过胃肠道的消化吸收,随着血液流往全身。其中,流经胎盘的部分血液中的营养物质,通过胎盘进入胎儿体内,成为其生长发育所需的原材料。因此,对于大多数的营养素母体摄入多,胎儿得到的也多,如氧气、水、钠、钾等电解质;或是葡萄糖类的碳水化合物。孕期碳水化合物摄入越多,母体的体重增加会相对越多,胎儿的出生体重也会相应增加。在一定范畴内,胎儿体重与母体增重呈正相关。如果脂肪过多摄入,血脂增高,胎盘灌注率会下降,胎儿得到的能量会减少,反而会影响胎儿的营养吸收。

一些决定胎儿生长的关键营养素,大多由主动运输方式进入胎盘,如氨基酸、水溶性维生素以及钙、铁等。这就保证了母体轻度营养不良,或摄入相对不足时,胎儿仍能保证其成长发育的营养物质。其他还有一些大分子物质从细胞质膜裂隙或细胞吞噬方式进入胎儿体内,如大分子蛋白、免疫球蛋白等。

五、孕期妇女膳食指南

(一) 孕前期妇女膳食指南

1. 多摄入富含叶酸的食物或补充叶酸　　妊娠的头 4 周是胎儿神经管分化和形成的重要时期,此期叶酸缺乏可增加胎儿发生神经管畸形及早产的危险。育龄妇女从计划妊娠开始应尽可能早地多摄取富含叶酸的食物,从孕前 3 个月开始每天补充叶酸 400 μg,并持续至整个孕期。

2. 常吃含铁丰富的食物　　孕前缺铁易导致早产、孕期母体体重增长不足以及新生儿低出生体重,故孕前女性应储备足够的铁为孕期利用。建议孕前期妇女适当多摄入含铁丰富的食物,缺铁或贫血的育龄妇女可适量摄入铁强化食物或在医生指导下补充小剂量的铁剂。

3. 保证摄入加碘食盐,适当增加海产品的摄入　妇女围孕期和孕早期碘缺乏均可增加新生儿将来发生克汀病的危险性。由于孕前和孕早期除摄入碘盐外,还建议至少每周摄入一次富含碘的海产食品。

4. 戒烟、禁酒　夫妻一方或双方经常吸烟或饮酒,不仅影响精子或卵子的发育,造成精子或卵子的畸形,而且影响受精卵在子宫的顺利着床和胚胎发育,导致流产。酒精可以通过胎盘进入胎儿血液,造成胎儿宫内发育不良、中枢神经系统发育异常、智力低下等。

(二) 孕早期妇女膳食指南

1. 膳食清淡、适口　清淡、适口的膳食有利于降低怀孕早期的妊娠反应,使孕妇尽可能多地摄取食物。

2. 少食多餐　怀孕早期反应较重的孕妇,不必像常人那样强调饮食的规律性,应根据孕妇的食欲和反应的轻重及时进行调整,采取少食多餐的办法,保证进食量。

3. 保证摄入足量富含碳水化合物的食物　怀孕早期应尽量多摄入富含碳水化合物的谷类或水果,保证每天至少摄入 150 g 碳水化合物(约合谷类 200 g)。

4. 多摄入富含叶酸的食物并补充叶酸　怀孕早期叶酸缺乏可增加胎儿发生神经管畸形及早产的危险。妇女应从计划妊娠开始尽可能早地多摄取富含叶酸的食物。受孕后每天应继续补充叶酸 400 μg 至整个孕期。

5. 戒烟、禁酒　孕妇吸烟或经常被动吸烟可能导致胎儿缺氧和营养不良、发育迟缓。孕妇饮酒,酒精可以通过胎盘进入胎儿血液,造成胎儿宫内发育不良、中枢神经系统发育异常、智力低下等,称为酒精中毒综合征。

(三) 孕中、末期妇女膳食指南

1. 适当增加鱼、禽、蛋、瘦肉、海产品的摄入　鱼、禽、蛋、瘦肉是优质蛋白质的良好来源,其中鱼类还可提供 ω-3 多不饱和脂肪酸,蛋类尤其是蛋黄是卵磷脂、维生素 A 和维生素 B_2 的良好来源。这就说明要从孕中期开始增加鱼、禽、蛋、瘦肉的摄入和孕期选择动物性食物应首选鱼类的道理。

2. 适当增加奶类的摄入　奶或奶制品富含蛋白质,对孕期蛋白质的补充具有重要意义,同时也是钙的良好来源。

3. 常吃含铁丰富的食物　从孕中期开始孕妇血容量和血红蛋白增加,同时胎儿需要铁储备,宜从孕中期开始增加铁的摄入量,必要时可在医生指导下补充小剂量铁剂。

4. 适量身体活动,维持体重的适宜增长　孕妇应适时监测自身的体重,并根据体重增长的速率适当调节食物摄入量。也应根据自身的体能每天进行不少于 30 min 的低强度身体活动,最好是 1~2 h 的户外活动,如散步、做体操等。

5. 禁烟戒酒,少吃刺激性食物　烟草、酒精对胚胎发育的各个阶段都有明显的毒性作用,如容易引起早产、流产、胎儿畸形等。有吸烟、饮酒习惯的妇女,孕期必须禁烟戒酒,远离吸烟环境。

(金　焱)

项目二　乳　母

学习目标

1. 熟悉乳母的饮食要点和膳食指南。
2. 了解乳母的生理特点及营养需要。

一、哺乳期的生理特点

从胎盘娩出至产妇全身各器官除乳腺外恢复至正常未孕状态所需的一段时间称为产褥期,通常为6周。产褥期变化最大的是生殖系统,其中又以子宫的变化为最大。

1. 子宫复旧　子宫在胎盘娩出后逐渐恢复至未孕前状态的过程,称为子宫复旧。需时6~8周。肌细胞数量无明显变化,但肌细胞长度和体积却明显缩小,其多余的细胞质变性自溶,在溶酶体酶系作用下,转化成氨基酸进入循环系统,由肾脏排出。因此,随着肌纤维的不断缩复,子宫体积逐渐缩小。胎盘娩出后子宫大小一般为17 cm×12 cm×8 cm,重量约1 000 g,产后1周时降为500 g,产后2周时降为300 g,产后6周一般恢复至孕前大小(约50 g)。胎盘娩出时,胎盘附着部蜕膜海绵层随胎盘娩出。胎盘附着表面粗糙,分娩后2~3天,蜕膜浅层细胞发生退行性变,坏死脱落,形成恶露的一部分;深层保留的腺体和间质细胞迅速增殖,成为新的子宫内膜。产后第3周除胎盘附着部位以外的子宫内膜基本修复,胎盘附着部位的内膜修复约需至产后6周。子宫肌层间的血管由于肌层收缩而被压缩变细,最终闭塞形成血栓,后被机化吸收。被动扩张、拉长的子宫下段缩复,恢复至非孕时的子宫峡部。初分娩时宫颈外口如袖口状,产后2~3天宫口可容2指,产后1周宫口关闭,宫颈管复原,产后4周左右宫颈恢复至孕前形态。常因产时宫颈左右两侧(3时及9时处)撕裂,愈合后宫颈外口呈"一"字形横裂(已产型)。

2. 阴道、外阴的变化　阴道受胎先露部压迫,在产后最初几天内可出现水肿,阴道壁松软、平坦,弹性较差。阴道黏膜皱褶消失,产后阴道壁水肿逐渐消失,弹性恢复。阴道黏膜上皮恢复到正常孕前状态需等到排卵恢复。外阴水肿,产后数天内消退。处女膜因分娩时撕裂而成为残缺不全的痕迹;阴唇后联合可有轻度裂伤,缝合后3~5天能愈合。分娩可造成盆底组织(肌肉及筋膜)扩张过度,弹性减弱,一般产褥期内可恢复。但分娩次数过多,间隔时间过短,盆底组织松弛,较难完全恢复正常,这也是导致子宫脱垂、阴道壁膨出的原因。

3. 乳房的变化　由于分娩后雌、孕激素水平急剧下降,抑制了催乳激素抑制因子的释放,在催乳激素的作用下,乳房腺细胞开始分泌乳汁。婴儿每次吸吮刺激乳头时,可以通过抑制下丘脑多巴胺及其他催乳激素抑制因子,致使催乳激素呈脉冲式释放,促进乳汁分泌。吸吮乳头还可反射性地引起神经垂体释放缩宫素。缩宫素具有使乳腺腺泡周围的肌上皮细胞收缩的功能,使乳汁从腺泡、小乳导管进入输乳导管和乳窦而喷出,进而排出乳汁。此过程又称喷乳反射。乳汁产生的数量和产妇足够睡眠、充足营养、愉悦情绪和健康状况密切相关。产后7天内分泌的乳汁,称为初乳,初乳色偏黄是由于含有较多胡萝卜素的缘故。母乳中含有丰富的营养物质,尤其是初乳中含有大量抗体,有助于新生儿抵抗疾病的侵袭。母乳中还含有丰富的蛋白和脂肪,多种免疫物质、矿物质、维生素和酶,对新生儿的生长发育有重要的作用,是新生儿的最佳天然食物。

4. 循环系统的变化　子宫胎盘循环结束后,大量血液从子宫进入产妇的体循环,加之妊娠期潴留在组织中的液体亦进入母体血循环中。产后72 h内,产妇血循环量增加15%～25%,尤其是最初24 h,因此,产后72 h内心脏负担明显加重,应注意预防心力衰竭的发生。一般产后2～6周,血循环量恢复到孕前水平。

5. 血液系统的变化　产褥早期仍处于高凝状态,对子宫创面恢复、预防产后出血有利。白细胞计数总数于产褥早期仍较高,一般1～2周内恢复正常。血小板计数亦逐渐上升恢复正常。产褥早期可继续贫血,一般产后10天血红蛋白上升,红细胞沉降率于分娩后逐渐恢复至正常。

6. 泌尿系统的变化　产后第1周,一般为多尿期,因孕期潴留在体内的大量液体在产褥早期主要通过肾排出。由于分娩过程中膀胱受压,黏膜充血水肿对尿液刺激敏感性下降以及外阴疼痛使产妇不愿用力排尿,可出现一过性尿潴留,尤其是在产后最初12 h。

7. 消化系统的变化　产后1～2周内消化功能逐渐恢复正常。产褥早期胃肠肌张力仍较低,产妇食欲缺乏,喜进汤食,加之产妇活动少,肠蠕动减弱,容易发生便秘。

8. 内分泌系统的变化　产后1周,产妇血清中雌、孕激素水平恢复到孕前水平。血人绒毛膜促性腺激素(HCG)产后2周内血中已测不出。胎盘分泌的胎盘生乳素,一般在产后6 h人内消失,血中不再能测出。产后6周促滤泡生成素(FSH)、黄体生成素(LH)逐渐恢复,不哺乳妇女一般产后6～10周恢复排卵。甲状腺功能在产后1周恢复正常。肾上腺皮质功能分娩后逐渐下降,约产后4天恢复正常。排卵的恢复与是否哺乳及哺乳时间长短有关,哺乳期妇女一般在哺乳阶段不来月经,但也可以有排卵。

9. 其他

(1)体温、脉搏、呼吸、血压:产后的体温多数在正常范围内。若产程延长致过度疲劳时,体温可在产后最初24 h内略升高,一般<38℃。不哺乳者于产后3～4天因乳房血管、淋巴管极度充盈也可发热,体温达38.5℃,一般仅持续数小时,最多不超过12 h,体温即下降,不属病态。产后的脉搏略缓慢,每分钟60～70次,与子宫胎盘循环停止及卧床有关。

（2）恶露：产后随子宫蜕膜（特别是胎盘附着处蜕膜）的脱落，含有血液、坏死蜕膜等组织经阴道排出，称为恶露。恶露分为以下。①血性恶露：色鲜红，含大量血液得名。量多，有小血块、少量胎膜及坏死蜕膜组织。②浆液恶露：色淡红，似浆液得名。含少量血液，但有较多的坏死蜕膜组织、宫颈黏液、阴道排液，且有细菌。③白色恶露：黏稠，色泽较白得名。含大量白细胞、坏死蜕膜组织、表皮细胞及细菌等。

正常恶露有血腥味，但无臭味，持续 4～6 周，总量为 250～500 ml，个体差异较大。血性恶露约持续 3 天，逐渐转为浆液恶露，约 2 周后变为白色恶露，约持续 3 周干净。上述变化是子宫出血量逐渐减少的结果。若子宫复旧不全或宫腔内残留胎盘、多量胎膜或合并感染时恶露量增多，血性恶露持续时间延长并有臭味。

二、乳母营养对母体和泌乳的影响

乳母在哺乳期的营养状况非常重要。摄入体内的营养物质，一部分用于妊娠和分娩时所损耗的营养素储存，促进器官和各系统功能的恢复；另一部分作为乳汁的原料，为婴儿提供成长的食物来源。

产后如果乳母营养摄入不足，出现低蛋白血症、贫血等营养不良性疾病，会影响伤口修复和子宫复旧，增加产褥期感染、发热的可能。由于泌乳的需求增加，如摄入总能量不足，母体脂肪、蛋白质被动员进入血和乳汁，体重会较快速下降。蛋白质、钙等主要营养物质不足，就会动用母体成分，消耗母体来生产乳汁。母体易出现体重快速下降、低蛋白血症、骨质疏松、关节疼痛等状况。维生素的消耗，也会加快母体各类维生素缺乏症状的出现。

一般情况下，营养状况良好的乳母，其膳食状况并不会明显影响乳汁中重要的营养素含量，如乳汁中的蛋白质含量是相对稳定的，也不受膳食蛋白质偶尔减少的影响。因乳母体内分解代谢和合成代谢，会平衡乳汁的成分，以维持乳汁中蛋白质、钙等重要营养元素的相对平衡。但当蛋白质质量差且摄入量严重不足时，也将会影响乳汁中蛋白质的含量和组成，从而影响婴儿的健康发育。母乳中脂肪酸、磷脂和脂溶性维生素含量也受乳母膳食营养素摄入量的影响。乳汁中脂溶性和水溶性维生素的含量，均不同程度受乳母膳食中维生素摄入量的影响，特别是当母体这些维生素处于缺乏状况时将更为明显。

三、乳母的膳食指南

1. **增加鱼、禽、蛋、瘦肉及海产品摄入** 动物性食品，如鱼、禽、蛋、瘦肉等可提供丰富的优质蛋白质，乳母每天应增加总量 100～150 g 的鱼、禽、蛋、瘦肉，其提供的蛋白质应占总蛋白质的 1/3 以上。

2. **适当增饮奶类，多喝汤水** 奶类含钙量高，易于吸收利用，是钙的最好食物来源。乳母每天若能饮用牛奶 500 ml，则可从中得到约 600 mg 优质钙。必要时可在保健医生的指导下适当补充钙制剂。除了增加奶类等含钙丰富的食物摄入外，乳母还应多喝汤水和摄入充足的微量营养素以保证乳汁的营养素含量。

3. **产褥期食物多样，不过量** 产褥期的膳食同样应是多样化的平衡膳食，以满足营养需要为原则,无须特别禁忌,要注意保持产褥期食物多样充足而不过量。

4. **忌烟酒,避免喝浓茶和咖啡**

5. **科学活动和锻炼,保持健康体重** 哺乳期妇女除注意合理膳食外,还应适当运动及做产后健身操,这样可促使产妇机体复原,保持健康体重。哺乳期妇女进行一定强度的、规律性的身体活动和锻炼不会影响母乳喂养的效果。

(金 焱)

项目三 婴 儿

> **学习目标**
> 1. 熟悉并掌握婴儿期不同阶段的营养供给及喂养方法。
> 2. 熟悉婴儿配方奶粉的特点及喂养方法,掌握辅助食品的添加原则。
> 3. 熟悉早产儿的营养需要及喂养。
> 4. 了解婴儿的生理特点及营养需要。
> 5. 了解早产儿常见营养缺乏病的症状及防治措施。

婴儿是指从出生至满1周岁前。婴儿期是人类生命从母体内生活到母体外生活的过渡期,是从完全依赖母乳的营养到依赖母乳外食物的过渡时期,是人类生命生长发育速度仅次于胎儿期的一个高峰期。对婴儿而言,营养供给量的基本要求应满足生长发育、避免营养素缺乏。但婴儿期消化器官尚未发育成熟,消化功能亦不完善,机体与环境之间尚未很好地相互适应、相互平衡,故合理的营养与喂养至关重要。本章重点介绍婴儿的生理特点及营养需求,并对合理喂养和常见营养缺乏疾病给予建议指导。

一、婴儿的生理特点

1. **生长发育** 生长发育是机体各组织器官增长和功能成熟的过程。此过程由遗传因素和环境因素的共同作用决定,其中营养因素非常重要。婴儿期内身长平均增长25 cm,1周岁时将增加至75 cm。出生时头围平均为34 cm,1岁时增至46 cm。出生时胸围比头围小1~2 cm,到1岁时与头围基本相等,并开始超过头围。

2. **消化和吸收** 婴儿消化系统尚处于发育阶段,功能不够完善,对食物的消化、吸收和利用都受到一定的限制。

(1) 口腔:足月新生儿吸吮及吞咽动作较成熟,而早产儿则较差。出生时唾液腺发育不够完善,3~4个月后唾液分泌开始增加,婴儿常因来不及咽下而发生生理性流涎。

3个月以内婴儿唾液中淀粉酶低下,不宜喂淀粉类食物。

(2) 牙齿:多数婴儿4～10月龄左右开始萌出,婴儿咀嚼食物的能力较差。

(3) 食管和胃:新生儿食管长度为10～11 cm,1岁时为12 cm。胃多呈水平位,胃容积足月新生儿为30～35 ml,3个月时为100 ml,1岁时增大为250 ml左右。由于婴儿食管壁肌肉、弹力纤维和贲门括约肌发育尚未完善,而幽门括约肌发育较好,故易发生溢乳和呕吐。

(4) 肠道:肠道相对较长,约为身长6倍。有利于消化吸收,但肌层发育差,肠蠕动较成人差,使食物在肠腔内时间较长,一方面有利于食物的消化吸收,另一方面如果大肠蠕动功能不协调,可发生大便滞留或功能性肠梗阻。

(5) 胰腺:婴儿期胰腺发育尚不成熟,所分泌的胰淀粉酶少且活力低,故4个月以内婴儿不宜添加淀粉类食物。胰脂酶出生时含量较少,第一周增加5倍,1～9个月增加20倍。故小婴儿消化脂肪能力较弱。

(6) 肝脏:婴儿肝脏相对较大,新生儿肝重占体重的4%(成年人为2%),1岁左右肝脏在右肋下1～2 cm处触及。婴儿肝细胞分化不全,肝功能较差,胆汁分泌较少,对脂肪的消化和吸收功能较差。

3. **脑和神经系统发育**　婴儿出生时的脑重量约为370 g,占体重的1/8左右,6个月时脑重600～700 g。大脑的发育尤其是大脑皮质细胞的增殖、增大和分化主要是在孕后期和出生后的第一年内,尤其是在出生后头6个月内,是大脑和智力发育的关键时期。

二、婴儿的营养需要

1. **能量**　各类产能营养素按其在体内实际产生能量计算,1 g碳水化合物可产生能量16.7 kJ(4 kcal),1 g蛋白质可产生能量16.7 kJ(4 kcal),1 g脂肪可产生能量37.6 kJ(9 kcal)。基础代谢、生长发育、活动、对食物的特殊动力作用和排泄物中的损失都需要能量。

(1) 基础代谢:婴儿每天基础代谢平均需能量230.12 kJ/kg(55 kcal/kg)。各种器官能量的消耗与该器官大小及功能相关,在基础代谢中所占的比例也随年龄的不同有所不同。

(2) 生长发育:婴儿期处于快速生长发育阶段。机体每增加1 g体重约需能量20.9 kJ(5 kcal),每增加1 g蛋白质约需能量25.1 kJ(6 kcal),每增加1 g脂肪需能量50.2 kJ(12 kcal)。婴儿期平均每天需要126～167 kJ(30～40 kcal)/kg,1岁时约需62.8 kJ(15 kcal)/kg。

(3) 活动消耗:婴儿一般每天活动需62.8～83.7 kJ(15～20 kcal)/kg,但好哭、多动的婴儿可高出2～3倍。而安静、少哭婴儿可减少一半。

(4) 食物特殊动力作用:蛋白质的特殊动力作用最多,为自身产能的20%～30%;碳水化合物和脂肪则较低,为4%～6%。婴儿这方面消耗能量较大,占总能量的7%～8%。

(5) 排泄物中能量损失:这部分所丢失的能量一般不超过总摄入量的10%,婴儿每天为33.5～46.0 kJ(8～11 kcal)/kg。

以上5部分能量的总和就是婴儿能量的需要,且一般认为基础代谢占50%,排泄消耗占能量的10%,生长和运动所需能量占32%～35%,食物的特殊动力作用占7%～8%;1岁以内婴儿按每天460 kJ(110 kcal)/kg计算。

> **知识链接**
>
> 在计算婴儿需要的总能量时必须考虑个体差异,根据具体情况酌情加减。此外,安排膳食时应保证提供的3类产热性营养素比例适宜。过多依靠某种营养素产热或缺乏某些产热性营养素,都会造成营养素浪费或营养代谢失衡。一般而言,婴幼儿时期蛋白质、碳水化合物和脂肪产热占总能量的比例分别为9%～15%、45%～55%和35～45%。

2. 宏量营养素

(1) 蛋白质:婴儿生长发育迅速,所需蛋白质量也相对较多。蛋白质长期摄入不足会减少组织增长和修复,导致生长发育迟滞、组织功能异常,甚至威胁生命。婴儿除需要与成年人相同的8种必需氨基酸外,其特殊生长发育阶段还决定其必须获取足够的其他一些条件必需氨基酸以保证生长发育所需。如牛磺酸是婴儿期所需的条件性必需氨基酸。婴儿蛋白质需要量每天为1.5～3 g/kg,其中必需氨基酸应占43%。人乳蛋白质的生物价非常高,吸收率高达90%。因此,母乳喂养儿的蛋白质供应量每天只需1.5 g/kg;牛乳蛋白质的生物价略低,牛乳喂养儿需3 g/kg;植物蛋白质的利用率更低,完全用植物蛋白质喂养的婴儿每天需4.0 g/kg。

(2) 脂肪:婴儿胃容量小,因而需要高热量的营养素,脂质正符合此条件。脂肪除提供婴儿相当的热量外,还可促进脂溶性维生素的吸收,并可避免发生必需脂肪酸的缺乏。因此,婴儿饮食中的必需脂肪酸最好不应低于总热量的1%,最适宜量为4%～5%。人体脂肪的储存与食物供给有密切关系。婴儿每天每千克体重需要脂肪约4 g,年龄越小需要量越大,第1～2个月可高达6～7 g,6个月降至4 g。

(3) 碳水化合物:婴儿对碳水化合物的需要量比成年人相对较多,1岁以内婴儿每天约需12 g/kg。保证碳水化合物的充分摄入,以提供比例合适的能量来源是重要的,如碳水化合物产能>80%或<40%都不利于健康。

3. 微量营养素

(1) 矿物质:婴儿期由于消化功能发育不完善,消化吸收比较差,容易出现矿物质的缺乏,导致代谢失常和生长发育滞后。如低钙可导致婴儿手足抽搐症、佝偻病。

(2) 维生素:人体对维生素虽然需要量不多,但因体内不能合成或合成量不足,必须由食物供给。母乳中的维生素种类和含量都不能满足婴儿快速生长的需要。对婴儿来说,维生素A、维生素D、维生素C和维生素B_1是比较容易缺乏的维生素。

4. 其他膳食成分

（1）膳食纤维：膳食纤维在大肠被细菌分解产生短链脂肪酸，降解胆固醇，改善肝代谢，防止肠萎缩。婴儿可从谷类、新鲜蔬菜、水果中获得一定量的膳食纤维。婴儿6月龄后应逐渐增加食物纤维。

（2）水：婴儿体内含水量明显高于成年人。婴儿每天消耗水分占体重的10%～15%，约为150 ml/(kg·d)，而成年人仅为2%～4%。婴儿可从乳汁或其他食物中获取充足的水量，每天6～7次小便即提示水的摄入量基本足够。

三、合理喂养指南

1. 母乳喂养 WHO将纯母乳喂养定义为婴儿出生后的4～6个月以内，除添加水分和维生素D以外，不再添加其他任何食物。母乳不仅营养充分，含有不可替代的免疫成分，具有卫生、方便、经济等特点。

2. 人工喂养 4～6个月以内的婴儿由于各种原因不能对婴儿进行母乳喂养，婴儿只能采用其他动物乳汁或代乳品喂养，称为人工喂养。

3. 部分母乳喂养 由于母乳不足或母亲工作及其他原因不能按时给婴儿哺乳时，加喂乳制品、代乳品等其他食物作为母乳补充物或每天代替1～2次母乳喂养，称为部分母乳喂养。方法：①补授法，即每次哺乳后加喂一定量的配方乳粉，此法较好；②断奶代授法，即一天内有1～2次（或数次）完全以配方乳粉喂哺，此法可使母乳分泌量很快减少，甚至完全无乳。

4. 喂养指南

（1）0～3月龄：①乳类：纯人乳，或部分人乳，或配方奶；②<3月龄婴儿应按需哺乳，8～12次，乳量500～750 ml/d；③3月龄后逐渐定时，6～8次，乳量600～800 ml/d。

（2）4～6月龄：①乳类：部分人乳或配方奶；②定时（3～4 h）哺乳，每天5～6次，每次乳量增加，800～1 000 ml/d。逐渐停夜间哺乳；③强化铁的谷类：可用人乳或配方奶调配，由多到少，逐渐添加；④水果、蔬菜类：开始引入水果泥1～2勺，蔬菜泥1～2勺，每天2～3次。⑤进食能力训练：开始用勺。

> **知识链接**
>
> 第一阶段食物引入不应影响乳量；每种新的菜泥或水果泥引入需3～5天，应先观察婴儿是否耐受；菜泥中无盐、油；水果泥不加糖或水。

（3）6～7月龄：①乳类：部分人乳或配方奶；4～5次，每次乳量增加，900～1 000 ml/d。②强化铁的谷类：1/2餐；稠粥或面条：1餐。③蔬果类：每天水果1/2个、碎菜25～50 g。

④肉类可开始引入;少量蛋黄可开始引入。⑤进食能力训练:婴儿可坐在一高椅子上与成年人共进餐。

知识链接

可在进食稠粥或面条后饮奶;食物清淡;有充足乳类蛋白质,不需要增加过多其他动物蛋白。

(4) 8~12月龄:①乳类:约4次,乳量800~1 000 ml/d。②软食(软饭、面食):2餐(100~150 g)。③水果、蔬菜类:每天水果50 g,碎菜50~100 g。④肉类:25~50 g。⑤进食能力训练:学习自己用勺进食,用杯喝奶;与成年人同桌进餐1~2次。

知识链接

可让婴儿手拿"条状"或"指状"水果蔬菜,学习咀嚼;食入肉类量不影响乳量;1岁前不给蜂蜜或糖水。

四、婴儿辅助食品

随着婴儿月龄的增大,营养素和乳汁量需要增加,婴儿生长到4~6个月时,母乳只能满足其需要的80%左右。因此,4~6个月以内的婴儿需要添加辅助食品。辅助食品不仅可以补充母乳或牛乳营养素的不足,满足生长需要,还能帮助婴儿从流质过渡到糊状、半流质以及接近于成年人的固体食物。添加辅助食品遵循的原则:①由少到多,如蛋黄从1/4个渐增至1个;②由稀到稠,先加半流质食物,逐渐过渡到半固体、固体食物;③由细到粗,如从菜汤到菜泥、碎菜;④由一种到多种,逐个添加,当婴儿习惯了一种再加另一种。

五、婴儿配方奶粉

配方奶粉是指采用各种调制方法改变牛乳成分,使其尽可能接近母乳的营养成分,又称为母乳化奶粉。由于目前尚难于添加制备或保持与母乳相同的各种活性物质,配方奶粉仍然不能完全替代母乳。喂养注意事项:①冲调奶水浓度适合婴儿,若浓度太高会增加肾脏负担,引起脱水,浓度太低长期下来会导致营养不良。②奶水温度以接近正常体温为宜。③冲好的奶水冷藏于冰箱,若无冷藏设备则每次仅能冲泡一次用奶。④奶嘴的洞口以滴下来的速度每秒 1 次最佳。

六、早产儿的营养需要及喂养

1. 早产儿的营养需要 早产儿吮吸力差,吞咽反射弱,胃容量小,常出现哺乳困难或乳汁吸入引起吸入性肺炎。新生儿基础热量消耗为 209 kJ(50 kcal)/kg,每天总热量需 418~502 kJ(100~120 kcal)/kg。早产儿消化功能差,常需肠道外营养。早产儿对能量及各种营养素的需求大致如下。

(1) 液体量:使用专用配方粉或强化母乳喂养时,常规液体量 150~180 ml/(kg·d)。

(2) 能量:用宫内生长做参照标准时,不仅要考虑体重,而且要考虑体成分。小于胎龄儿比适于胎龄儿需要更多的能量。早产儿能量适宜推荐量是 460~564.9 kJ(110~135 kcal)/(kg·d)。

(3) 蛋白质:早产儿不仅需要蛋白质,而且需要某些特殊的氨基酸。经验数据表明,蛋白质入量在 3 g/(kg·d)时可达到宫内增重的速率。对体重<1 000 g 的早产儿蛋白质推荐量为 4.0~4.5 g/(kg·d),对体重在 1 000~1 800 g 之间的早产儿蛋白质推荐量为 3.5~4.0 g/(kg·d)。出院前,上述推荐量可以根据患儿的情况,逐步减少,分别为 3.5~4.5 g/(kg·d)和 3.2~4.1 g/(kg·d)。

(4) 脂肪:假设宫内脂肪积累为 3 g/(kg·d),考虑到因吸收不良丢失 10%~40%,不可避免的氧化丢失 15%,还有部分吸收的三酰甘油转化为储存在组织里的三酰甘油,故脂肪最小的供应量为 3.8~4.8 g/(kg·d)。

(5) 碳水化合物:早产儿配方奶粉碳水化合物(包括葡萄糖、双糖、寡糖和多糖)的最大含量为 12 g/418 kJ(100 kcal),最低含量为 10.5 g/418 kJ(100 kcal)。这个值的制定是参考以下能量需求计算出来的:脑和其他葡萄糖依赖器官所需能量,因糖原异生造成的不可避免的蛋白质和氮丢失及预防酮体产生。

(6) 矿物质、微量元素及维生素:需根据早产儿的具体生理状况而定。一般而言,推荐钙摄入量为 120~140 mg/(kg·d);铁摄入量为 2~3 mg/(kg·d)或 1.8~2.7 mg/418 kJ(100 kcal);推荐出生第二周后补充维生素 D 400 IU/d。

2. 早产儿喂养 早产儿也应酌情尽早母乳喂养。与足月人乳相比,早产儿的母乳含有更多的蛋白质、必需脂肪酸、能量、矿物质、微量元素和 IgA,可使早产儿在较短期恢复到出生体重。哺乳量应因人而异,原则上是胎龄越小,出生体重越低,每次哺乳量越少,喂奶间隔时间也越短。极低出生体重儿可试行微量肠道喂养,哺乳量不能满足所需热量者应辅以静脉营养。

七、常见营养缺乏病防治

1. 蛋白质-能量营养不良 简称营养不良,是因食物供应不足或某些疾病因素而引起的一种营养不良,以蛋白质和能量缺乏为主,常伴有其他营养素缺乏,多发生于 3 岁以下婴幼儿。防治措施包括:提供足够能量及蛋白质供应,积极治疗原发病,纠正水电解质平衡,补充维生素及支持疗法等。

2. **维生素 A 缺乏病** 其主要临床表现除皮肤黏膜改变（如毛囊角化、角膜软化等）和影响视网膜上视紫红质更新引起夜盲外，还能在此之前出现免疫功能损伤，导致易感性上升。我国儿童中维生素 A 缺乏病的发生率已明显下降，但在边远农村地区仍有群体流行，亚临床状态缺乏现象还相当普遍。防治措施包括：提供富含维生素 A 的奶制品及辅助食品，维生素 A 制剂治疗，眼局部治疗。

3. **锌缺乏病** 锌是人体内含量仅次于铁的微量元素。小儿缺锌常见的临床症状是嗜睡、食欲缺乏、味觉减退、消瘦、体格生长迟缓，年长儿可出现性发育延迟。查体可见毛发稀疏脱落、暗适应能力差、贫血、皮炎等表现。正常小儿血清锌浓度≥11.5 mmol/L。其防治措施主要包括：补充富含锌的动物性辅助食品，如猪肉、牛肉、羊肉等含锌 20～60 mg/kg，鱼类和其他海产品含锌>15 mg/kg；必要时给予锌制剂治疗，早产儿在体重≤3 kg 前，可按元素锌 0.3 g/(kg·d)补给，正常足月儿至 5 岁，按元素锌 0.1 g/(kg·d)补给。

4. **碘缺乏病** 不同年龄的儿童碘缺乏的表现不同，新生儿和婴幼儿多以体格生长和智力发育迟滞为主要表现。新生儿常见生理性黄疸期延长、体温低、对外界反应低下、嗜睡、食欲缺乏等症状；生后半年甲状腺功能低下的表现逐渐明显，临床可见头大、颈短、面部黏液性水肿、眼距宽、鼻梁低平、唇厚、舌大、腹部膨隆的特殊面容和体形。我国已经将促甲状腺激素（TSH）测定作为新生儿疾病筛查的内容之一。防治措施主要包括给婴儿提供富含碘的辅助性食品、补碘治疗及甲状腺素替代治疗。

5. **缺铁性贫血** 缺铁性贫血是指由于铁摄入量不足、吸收量减少、需要量增加、利用障碍或丢失过多等原因，引起人体储存铁缺乏导致血红蛋白合成量减少而发生的一种贫血。缺铁性贫血是儿童，特别是 6 个月以上婴幼儿最常见的一种疾病。患儿常有皮肤黏膜苍白、食欲缺乏、易疲乏、精神委靡、免疫力低下等表现。防治措施主要包括：加强母亲孕期营养保健，使婴儿体内有足够储存铁；合理喂养，如增加母亲哺乳期含铁食品的摄入，及时给婴儿添加富含铁的且吸收率高的辅助食品，推广和使用铁强化食品等；对早产儿、低出生体重儿应及早（约 2 个月）给予铁剂预防；铁剂治疗；必要时给予输血治疗。

6. **维生素 D 缺乏性佝偻病** 是指由于体内维生素 D 不足而引起全身性钙、磷代谢异常，产生以骨骼病变为特征的一种常见的慢性营养性疾病，多发生于婴幼儿。临床表现主要为骨骼改变、肌肉松弛和非特异性神经精神症状。主要防治措施包括如下。

(1) 开展健康教育：采取积极综合措施，大力宣传佝偻病的防治知识。

(2) 加强孕期和哺乳期保健：孕妇应经常户进行外活动，多晒太阳，强调平衡膳食，多摄入富含维生素 D，特别是含钙的食物；提倡母乳喂养。

(3) 增加日光照射。

(4) 补充维生素 D 和钙剂。

（彭咏梅）

项目四　幼　　儿

学习目标
1. 掌握幼儿常见的各种营养问题。
2. 熟悉并掌握幼儿的膳食原则。
3. 了解幼儿的生理特点及营养需要。

一、幼儿的生理特点

1～3 岁之前为幼儿期。幼儿期的生长发育速度虽然较婴儿期有所减慢,但与成人相比,也属于快速生长发育时期。此期儿童活动所消耗的能量较婴儿期明显增加。因此,需要摄入更多的能量和营养素。

1. 幼儿期体格发育特点　此期儿童体格生长仍然迅速,幼儿的体重在出生后第 2 年增加 2.5～3.5 kg,2 岁至青春期平均每年增加 2 kg;身高第二年增高 10～13 cm,2 岁以后为每年增高 6～7 cm;头围第 2 年增长 2 cm,2～15 岁仅增长 6～7 cm。

(1) 消化功能发育特点:幼儿口腔狭小,口腔黏膜柔嫩干燥且血管丰富,易受损伤、感染。在 1 周岁时已萌出 6～8 颗乳牙,2.5 岁乳牙出齐,共 20 颗,咀嚼功能较婴儿期有所增强。幼儿的胃容量虽然已增加到 300～500 ml,且消化功能正进一步完善,但胃肠道消化酶的分泌及胃肠道蠕动功能还远不如成人。幼儿肠道相对较长,肠壁黏膜细嫩,血管和淋巴结丰富,通透性强,有利于营养物质的吸收。肝脏体积相对较大,肝细胞分化不全,肝功能较差,胆汁分泌较少。因此,消化及排毒功能较弱,胰腺发育已达到成年人水平。

(2) 脑和神经系统发育特点:神经系统发育最早,在胎儿期就领先于其他各系统。新生儿期脑重为 370 g,幼儿期脑重为 900～1 000 g,达成年人脑重的 2/3,占体重的 1/10;大脑皮质细胞进一步的增殖、增大和分化,神经纤维的髓鞘化,到 3 岁,神经细胞分化基本完成。

二、幼儿营养需要

1. 能量与三大产能营养素　三大产能营养素是指碳水化合物、蛋白质和脂类。幼儿期儿童能独立行走,活动量较婴儿期明显增加,语言和智能发育加快,思维能力强,需要摄入相对更多的能量和营养素。幼儿必须每天从食物中摄取一定量的优质蛋白质,且需要量相对成人较多,以满足其生长发育所需。脂肪是人体内重要的供能物质,适量的脂肪摄取有利于脂溶性维生素的吸收,有利于大脑及神经免疫系统的发育。幼儿期的脂肪代谢十分不稳定,体脂易被消耗,若脂肪供应不足,易引起生长发育迟缓和各种脂溶性维生素缺乏症。2013年版《中国居民膳食营养素参考摄入量》中,幼儿的能量需要量(EER)、蛋白质的推荐摄入量(RNI)、总脂肪及总碳水化合物的宏量营养素可接受范围(AMDR)。

2. 矿物质

(1) 钙:钙是人体骨骼、牙齿的主要组成成分,是维持神经细胞、心肌细胞以及骨骼肌细胞正常生理功能所必需的物质,同时还参与凝血、维持细胞膜的通透性、保持细胞膜的正常功能。1~3岁,钙的RNI为600 mg/d。

(2) 铁:缺铁性贫血是儿童期最常见的营养素缺乏病之一。铁不仅参与血红蛋白与肌红蛋白的组成,还是细胞呼吸链和各种酶类的重要组成部分。此外,铁也参与维持正常智力活动。铁缺乏对儿童的生长发育、行为和智力发育产生影响。1~3岁,铁的RNI为9 mg/d。

(3) 碘:碘是合成甲状腺素的原料,通过甲状腺激素来调节能量代谢、促进儿童体格和智力发育,碘的缺乏或摄入过多都会对儿童产生严重的危害。为减少因碘缺乏导致的儿童生长发育障碍,幼儿期碘的RNI为90 μg/d。

(4) 锌:锌是多种核酸和蛋白质的代谢酶的辅酶或激活剂,对生物膜的结构、机体的免疫、视觉功能等都具有重要作用,儿童缺锌易导致生长迟缓。幼儿期锌的RNI为4.0 mg/d。

3. 维生素 幼儿期对各种维生素的需要量比婴儿期都有所增加。中国营养学会推荐幼儿期的维生素A的推荐摄入量(RNI)为310 μgRAE/d,可耐受最高摄入量(UL)为700 μgRAE/d。幼儿乳牙及骨骼的生长需要足够量的维生素D参与,维生素D的RNI为10 μg/d(400 IU/d),UL为20 μg/d(800 IU/d)。维化素B_1的RNI为0.6 mg/d。维生素B_2的RNI为0.6 mg/d。维生素C的RNI为40 mg/d,UL为400 mg/d。

三、幼儿膳食原则

(1) 继续给予母乳喂养或其他乳制品,逐步过渡到食物多样。
(2) 选择营养丰富、易消化的食物。
(3) 采用适宜的烹调方式,单独加工制作膳食。
(4) 在良好环境下规律进餐,重视良好饮食习惯的培养。
(5) 鼓励幼儿多做户外游戏与活动,合理安排零食,避免过瘦与肥胖。
(6) 每天足量饮水,少喝含糖高的饮料。
(7) 定期监测生长发育状况。
(8) 确保饮食卫生,严格餐具消毒。

四、常见的营养问题

1. 蛋白质与能量营养不良 蛋白质能量营养不良(PEM)是指由于缺乏能量和蛋白质所至的一种营养缺乏症,主要见于3岁以下的婴幼儿。临床特征为体重下降、体重不增、渐进性消瘦、皮下水肿、皮下脂肪减少或消失,常伴有各器官不同程度功能紊乱和性格、行为、心理的改变。摄入不足、各种疾病引起的消化吸收不良以及需要量增加是 PEM 的重要病因。为预防幼儿出现蛋白质、能量营养不良,应合理喂养,纠正偏食、挑食、吃零食的不良习惯,早餐应当吃饱,午餐应保证供给足够的能量和蛋白质。还应定期测量体重,制定生长发育监测图,若发现体重增长缓慢,应及时查明原因,给予纠正。

2. 维生素 D 缺乏性佝偻病　佝偻病是由于儿童维生素 D 缺乏,导致钙磷代谢紊乱和长骨干骺端和骨基质钙化不全,严重者可引起骨骼畸形。6 个月~2 岁发病率高,秋冬季多见。为预防佝偻病,应确保幼儿每天获得 10 μg/d(400 IU/d)的维生素 D。选择蛋黄、动物肝脏、小虾皮、大豆制品等含维生素 D 和钙丰富的食品合理喂养。坚持户外活动,可促进幼儿内源性维生素 D 的生成,每天照射的时间不少于 2 h。

3. 营养性贫血

(1) 缺铁性贫血:乳类是缺铁食品,婴儿出生后主要依靠胎儿体内储存铁满足需要。足月儿从母体中获得的铁一般只能满足前 4 个月的需要,4 个月后,母体获得的铁耗尽,而此期生长发育迅速,造血活跃,乳类中含铁量较低。因此,6 个月至 2 岁的小儿易患缺铁性贫血。为防止缺铁性贫血的发生,应从 4 个月起应补充含铁辅食,如精肉、蛋黄、鱼、肝泥,并注意膳食合理搭配,补充富含维生素 C 类食物以促进铁吸收。

(2) 巨幼红细胞性贫血:主要是由于单纯母乳喂养而未及时添加辅食,人工喂养不当、偏食挑食或胃肠道疾病的小儿缺乏维生素 B_{12} 和(或)叶酸所致的一种大细胞性贫血。多见于 6 个月至 2 岁小儿。主要治疗方法是补充维生素 B_{12} 和叶酸,有神经精神系统症状者,应以补充维生素 B_{12} 为主。为防止巨幼红细胞性贫血的发生应当合理喂养,及时添加辅食,改变偏食、挑食的不良饮食习惯,及时治疗胃肠道疾病。

(3) 其他营养性缺乏症:幼儿锌及维生素 A、维生素 C、维生素 K 等的缺乏多与幼儿不良的饮食习惯有关,坚持平衡膳食是预防缺锌的主要措施,应力戒偏食、挑食、吃零食的不良习惯。

(彭咏梅)

项目五　儿童、青少年

学习目标

1. 熟悉并掌握学龄儿童和青少年的膳食原则。
2. 了解儿童和青少年的生理特点及营养需要。

一、学龄前儿童的营养

3周岁至6~7周岁入小学前为学龄前期。此期儿童身高和体重发育速度变慢,但仍处于稳步增长状态,且各器官正在逐渐发育并趋向成熟,故此期儿童生长发育需要足够的营养。

1. *学龄前儿童的生理特点*

(1) 体格发育特点:身高与体重呈现稳步增长。与婴儿期相比,学龄前儿童体格发育速度相对减慢,但仍保持稳步增长。在此期体重平均每年增长约2 kg,身高平均每年增长5~7 cm。身高增长幅度大于体重,并且儿童活动量增加,体力消耗也增加。因此,较婴幼儿期显得消瘦。

(2) 神经系统发育特点:神经系统发育逐步完善。到6~7岁时脑重已达1 280 g,基本接近成年人。3岁时,神经细胞的分化已基本完成,但脑细胞体积的增大及神经纤维的髓鞘化仍继续进行。6岁时,神经髓鞘基本上发育完成,神经传导速度也明显加快,大脑各叶的分化也渐趋成熟。学龄前儿童的脑组织耗氧量较大,在基础代谢状态下,此期儿童脑组织的耗氧量为全身耗氧量的50%左右,成年人则为20%。故儿童脑组织对缺氧十分敏感,对缺氧的耐受力较成年人差。学前儿童脑组织对血糖的变化也十分敏感。血糖过低时,易导致脑功能紊乱。应给予此期儿童充足的氧和合理的膳食,以保证其脑组织充足的氧和血糖供应。此期儿童抑制性的神经活动过程尚未完善,兴奋性过程强于抑制性过程,且神经冲动易扩散、强度弱,表现为注意力不集中、自我控制力差、好动、易疲劳。

(3) 消化功能发育特点:咀嚼及消化能力仍有限。3岁儿童乳牙已出齐,但容易形成龋病。3~6岁的儿童正处于换牙期,在乳牙出齐后,恒牙就已开始在牙槽中生长发育,乳牙牙根逐渐被吸收,乳牙脱落后恒牙萌出,6岁时第一颗恒牙可能萌出。此期儿童咀嚼功能有限,对固体食物需要较长时间适应。不能过早进食成年人膳食,以免造成消化吸收功能紊乱。学前儿童的口腔容积小;舌短而宽,灵活性较差;食管和胃较成年人显著短且狭小,黏膜柔软较嫩,血管丰富,管壁肌肉组织、弹力纤维及神经组织发育较差,胃腺数目少,消化酶含量低,因而易受损、蠕动功能差、消化能力较弱;肠管的总长度相对较长,小肠黏膜发育较好,有丰富的毛细血管和淋巴管,吸收能力较强;肝脏相对体积仍较大,肝细胞再生能力强,但肝细胞分化不全,肝功能不完善,分泌胆汁较少,肝脏储存的肝糖原较少,肝脏解毒能力也较差,对感染的抵抗力较弱。胰腺与成年人基本相同。

(4) 心理发育特点:3~6岁的儿童生活基本能够自理,主动性、模仿力及独立性极强,但仅具备短暂地注意力、控制力,且注意力易分散,无法专心进食,对食物易产生反感和厌恶情绪,造成不良饮食行为和营养不良。因此,此期应重视儿童良好的饮食习惯的培养。

2. *学龄前儿童的营养需要* 足够的能量和营养素是生长发育的物质基础。学龄前儿童随着年龄增长,食物的需求量也逐渐增加,此期应逐步给予儿童粗粮类食物,培养儿童良好的饮食习惯。

(1) 能量与三大产能营养素：中国营养学会《中国居民膳食营养素参考摄入量》建议 3～6 岁学龄前儿童总能量的推荐摄入量见附录 2，其中男童稍高于女童。学龄前儿童同样每天必须从食物中摄取一定量的蛋白质，以提供其细胞、组织的增长，同时对蛋白质中必需氨基酸的种类和数量也有一定的要求。一般而言，儿童必需氨基酸需要量占总氨基酸需要量的 36%。脂肪主要作用是供给能量，必需脂肪酸（亚油酸、α-亚麻酸）对儿童免疫功能的维持以及大脑和神经髓鞘的发育和形成具有重要作用。必需脂肪酸也是构成细胞膜的成分之一，它对维持膜通透性、流动性和功能十分为重要。

(2) 矿物质：学龄前儿童各种矿物质的需要量较婴幼儿的需要量明显增加。中国营养学会推荐的学龄前儿童钙的推荐摄入量（RNI）为 800 mg/d，可耐受最高摄入量（UL）为 2 000 mg/d。铁的 RNI 为 10 mg/d，UL 为 30 mg/d。碘的 RNI 90 μg/d，UL 为 200 μg/d。锌的 RNI 为 5.5 mg/d，UL 为 12 mg/d。

(3) 维生素：中国营养学会推荐学龄前儿童的维生素 A 的推荐摄入量（RNI）为 360 μgRAE/d，最高耐受量为 900 μgRAE/d。学龄前儿童维生素 D 的 RNI 为 10 μg/d，UL 为 300 μg/d，维生素 D 促进钙的吸收，有利于此期儿童恒牙及骨骼的生长。维生素 B_1 的推荐摄入量为 0.8 mg/d。维生素 B_2 的推荐摄入量为 0.7 mg/d。维生素 C 的推荐摄入量为 50 mg/d，UL 为 600 mg/d。

3. **学龄前儿童的合理膳食原则** 中国营养学会膳食指南中针对学龄前儿童膳食强调以下原则。

(1) 食物多样，谷类为主。
(2) 多吃新鲜蔬菜和水果。
(3) 经常吃适量的鱼、禽、蛋、瘦肉。
(4) 每天饮奶，常吃大豆及其制品。
(5) 膳食清淡少盐，正确选择零食，少喝含糖高的饮料。
(6) 食量与体力活动要平衡，保证正常体重增长。
(7) 不挑食、不偏食，培养良好饮食习惯。
(8) 吃清洁卫生、未变质的食物。

二、学龄儿童的营养

1. **学龄儿童的生理特点** 学龄期是指 6～12 岁的儿童时期，是儿童体格和智力发育的关键时期，也是一个人行为和生活方式形成的重要时期。该期充足的营养摄入可以保证其体格和智力的正常发育，为成年人时期乃至一生的健康奠定良好基础。该期儿童的体格发育特点是：体格发育速度趋于平缓，体重每年可以增加 2～2.5 kg；身高每年可以增加 4～7.5 cm。消化吸收能力逐渐接近成年人，免疫能力逐渐成熟，个性明显发展。饮食行为对营养影响比较大。

2. **学龄儿童的营养需要** 学龄儿童由于处于长身体和高强度的学习阶段，体内合成代谢旺盛，以适应生长发育的需要，所需要的能量和各种营养素的量相对比成人高，尤其是能量、蛋白质、脂类、钙、锌和铁等营养素。同年龄男生和女生在该时期对营养素需要的差别很小,从青春期生长开始,男生和女生的营养素需要出现较大的差异。

3. 学龄儿童的合理膳食原则　学龄儿童应建立适应生理需要的合理饮食行为和餐次。一般为每天三餐,三餐比例要适宜,早餐提供的能量应占全天总能量的25%~30%,午餐占30%~40%,晚餐占30%~40%。膳食尽量多样化;注重早餐质量,提倡学校营养午餐;养成少吃零食、不偏食、不挑食的饮食习惯;饮料要清淡,少饮含糖软饮料。少吃糖果、甜食和巧克力等。养成良好的卫生习惯,注意饮食卫生。《中国食物与营养发展纲要(2014~2020年)》强调要力降低农村儿童青少年生长迟缓、缺铁性贫血的发生率,做好农村留守儿童营养保障工作。遏制城镇儿童青少年超重、肥胖增长态势。将食物与营养知识纳入中小学课程,加强对教师、家长的营养教育和对学生食堂及学生营养配餐单位的指导,引导学生养成科学的饮食习惯。强化营养干预,加大蛋奶供应,保障食物与营养需求。

三、青少年的营养

1. 青少年的生理特点　青春期是从少年到成年人的过渡时期,也就是从第二性征出现直到性成熟及体格发育完善的一段时期。青春期生理变化:生长迅速,体格发育明显加快,是生长发育的第二个高峰期,在生长突增的阶段体重每年增长4~5 kg,身高总的增长量,男性平均为28 cm左右,女性平均为25 cm左右。代谢旺盛,身体成分发生很大变化;生殖系统迅速发育,第二性征逐渐明显,性发育成熟。

2. 青少年的营养需要　青春期是人一生中长身体、长知识最关键的时期。学习任务繁重,压力大;能量和各种营养素的需要量比成年人高。体内消化吸收过程中的同化作用远远超过异化作用,必须增加蛋白质、钙、铁、锌、维生素A、B族维生素、维生素C、维生素D等营养素的供给量,以确保第二性征发育及正常的生长发育。个体差异较大,营养需求出现性别差异,男性的营养需求大多高于女性,但由于月经的来潮,青春期女性的铁需要量高于男性。

3. 青少年的合理膳食原则　三餐定时、定量,保证吃好早餐,避免盲目节食。吃富含铁和维生素的食物,每天进行充足的户外运动;不抽烟、不饮酒。每人每天应该吃300~500 g谷类食物、400~500 g蔬菜和水果100~200 g;鱼、禽、肉、蛋等动物性食物125~200 g(鱼虾类50 g,畜、禽肉50~100 g,蛋类25~50 g);100 g奶类和50 g豆类及豆制品;每天≤25 g的油脂类。

为了保持身体健康,必须保证每天三餐、按时进食;在每天摄入的总能量中,早、中、晚餐的能量应当分别占30%、40%和30%左右。谷类在每天食物摄入量中占33%左右,蔬菜、水果类在每天食物摄入量中占31%左右,蛋肉鱼类在每天食物摄入量中占20%左右,奶豆类在每天食物摄入量中占12%左右,油脂类在每天食物摄入量中占4%左右。

(彭咏梅)

项目六　老　年　人

学习目标

1. 掌握老年人的膳食指南和膳食宝塔。
2. 掌握成功老龄化的要点。
3. 熟悉老年人的生理特点及营养需要。

目前，我国已步入老龄化社会。截至 2012 年底，中国老年人口数量达到 1.94 亿，比上年增加 891 万，占总人口的 14.3%。其中有将近 4 000 万人是失能、半失能的老人。随着年龄的增加，老年人各种器官功能都会有不同程度的减退，容易发生代谢紊乱，导致营养缺乏病和慢性非传染性疾病的危险性增加。因此，加强老年保健，延缓衰老进程，防治各种老年常见病，帮助老年人实现成功老龄化已成为我们的首要任务。

一、老年人的生理代谢特点

老年人的生理变化主要是机体老化、功能障碍。随着年龄的增加，老年人身体组成逐渐改变，最明显的是基础代谢率降低、体脂增加、瘦体重减少。瘦体重反应肌肉蛋白质，老年人肌肉占体重的比重比壮年期减少 40% 以上。肌肉纤维萎缩的结果是出现肌力衰退、易疲劳和腰酸腿痛等现象。老年人骨密度降低，极易发生骨折；同时关节灵活性降低，脊柱弯曲驼背，皮肤胶原纤维变性使皮肤出现皱纹，色素减少致白发。且老年人的各个系统都有不同程度的功能下降，导致老年人的免疫力和抵抗力下降，对疾病的易感性增加。

二、老年人的营养需求

老年人由于身体器官功能、生理的改变及工作、家庭、经济及社会环境等问题的综合影响，可出现多种营养问题，常见的有营养不足或过剩、骨质疏松症。营养过剩造成肥胖，而肥胖会影响健康或加重原有的疾病。例如，心血管疾病、肾脏疾病及糖尿病等。营养不足也是一个必须重视的问题。老年人食物摄入量减少势必造成必需营养物质缺乏，机体抗病能力减弱，导致营养不良性疾病或加重原有的慢性疾病。骨质疏松患病率 40 岁以后随着年龄增加而增加，临床表现为疼痛、身高变矮、驼背等。

1. **能量**　老年人随着年龄的增加，机体结构成分改变，脂肪组织比例逐渐增加而去脂组织比例减少，其基础代谢下降。而且老年人职业性活动减少，机体功能减弱、运动量降低。所以老年人对能量的需要量减少。老年人应避免从膳食中摄取过多能量，因为剩余的能量会转变成脂肪储存于体内,导致肥胖,加重心脏负担,引发动脉粥样硬化、高血压、冠心病和糖尿病等多种疾病。

60 岁以后老年人的能量摄入量较青壮年减少 20%,70 岁以后减少 30%。一般而言,每天热量摄入 1 600~2 000 kcal 即可满足需要,体重 55 kg 者每天只需摄入热量 1 400~1 800 kcal。然而,老年人群个体间差异很大,生理年龄与时代年龄不同,而且退休后有更高的非职业性自主活动时间,导致个体间能量消耗量的差异比较大,应按个体情况予以确定。老年人能量需要量的多少主要以体重来衡量,保持适宜体重的能量摄入就是合适的。

老年男性理想体重(kg)=身高(cm)-105
老年女性理想体重(kg)=身高(cm)-100

在理想体重的±10%范围内均属正常,超出理想体重10%或20%以上为过重或肥胖,低于理想体重10%或20%以下为消瘦或严重消瘦。

2. **蛋白质** 一般来说,每天摄入量以达到 1~1.2 g/kg 为宜,在膳食总能量中应占 15%左右,不宜>20%。我国 60 岁以上人群的推荐量为 65~75 g/d。所摄入的蛋白质应是氨基酸齐全的高生物价的优质蛋白质,且优质蛋白质的摄入量应占总蛋白质量的 50%以上。但是我国大多数老年人的膳食中植物蛋白质仍占主要成分,而植物性蛋白质中除黄豆外,其他植物性蛋白质生物价较低。所以,每天应摄入一定量的蛋、乳、鱼、肉等动物性蛋白质,以提高摄入蛋白质的生物学价值。但动物性蛋白质不要摄入过多。因为,摄入动物蛋白过多的同时,会摄入过多的动物脂肪而起到负面作用。

3. **脂肪** 老年人胆汁酸减少,脂酶活性降低,对脂肪的消化功能下降,过多摄入脂肪会增加消化系统的负担;另一方面脂肪摄入过多,会促进动脉粥样硬化等许多老年性疾病的发生。一般以摄入的脂肪量占膳食总能量的 20%为宜。老年人除了应注意脂肪的摄入量,还应注意所摄入脂肪的种类。不饱和脂肪酸有软化血管、降低胆固醇、预防动脉粥样硬化的作用;而饱和脂肪酸的作用恰恰相反。故老年人日常脂肪的摄入应以含不饱和脂肪酸的植物油为主,而应少食富含饱和脂肪酸的猪油、乳油等动物性脂肪。一般认为,饱和脂肪酸、多不饱和脂肪酸、单不饱和脂肪酸之间的比例应为 0.8∶1∶1.2 为宜,ω-6 和 ω-3 脂肪酸的比例以4∶1 为宜。应少食用含胆固醇过多的食品,每天胆固醇以不超过300 mg 为宜。

4. **碳水化合物** 随着年龄的增长,人体的糖耐量降低,胰岛素分泌减少,对血糖的调节作用减弱,易发生高血糖。另外,过多的糖可在体内转变为脂肪,使血脂升高,易引发动脉粥样硬化等心脑血管疾病。尤其是单糖的摄入,如蔗糖、葡萄糖更易引起高脂血症。故每天碳水化合物供给以占总热量的 55%~60%为宜。

果糖容易吸收,能比较迅速地转化为氨基酸,且转化为脂肪的可能性比蔗糖、葡萄糖要低得多,故对于老年人来说果糖更为适宜。老人宜多吃水果、蜂蜜等含果糖的食品。另外,老年人还应增加富含膳食纤维食物的摄入。膳食纤维在肠道内能够吸收水分,增加粪便体积,不仅可以促进胃肠蠕动、防止便秘,而且有降糖、降血脂、预防动脉粥样硬化等诸多功能,因而对维护老年人的身体健康是十分有益的。老年人应多吃蔬菜、水果等富含膳食纤维的食物,保证每天膳食纤维的摄入量达到 10～20 g。

5. **矿物质**　矿物质是构成骨骼、牙齿的重要成分,还可调节体内酸碱平衡,维持组织细胞渗透压,维持神经和肌肉兴奋性,构成体内某些重要生理活性物质。

老年人对钙的吸收能力下降,吸收率一般＜20%。所以老年人应有足量的钙摄入,乳类是钙的最好来源,应积极提倡老年人多食用乳类和豆类食品。对乳糖不耐受的老年人,可以给予适量的钙补充剂。中国营养学会推荐 50 岁以上人群的钙摄入量为 1 000 mg/d,UL 为 2 000 mg/d。

老年人铁的摄入量应充足,尤其应多摄入吸收率较高的血红素铁。同时还需要注意铁的摄入不能过多,因为过量的铁会产生过多自由基。我国营养学会推荐老年人膳食铁的供给量为每天 12 mg。

锌和硒是与老年人免疫功能有关的微量营养素。故老年人饮食中应供给足量的锌,我国推荐的老年人锌供给量为 11.5 mg/d。硒在体内以含硒酶和硒蛋白的形式起抗氧化清除体内过多自由基的作用,还可以减缓白内障患者视力障碍的发展,故老年人每天膳食中硒需要有一定的供给量以满足机体需要。

高钠是高血压的危险因素。老年人由于味觉减退,易造成菜肴中盐含量比一般成年人高。所以,老年人应注意减少每天食盐的摄入量,一般应控制在＜6.0 g/d。

6. **维生素**　老年人由于食量减少,生理功能减退,易出现维生素 A 缺乏。因此,老年人每天应多吃富含维生素 A 的黄、绿色蔬菜。膳食中维生素 A 的推荐供给量为 800 μg/d。维生素 C 能抗氧化,防止老年血管硬化,可用于防治动脉粥样硬化等老年性疾病。老年人每天应多吃新鲜蔬菜和水果,以保持维生素 C 的供给。另外,可通过口服维生素 C 片来补充摄入的不足。但维生素 C 的摄入不宜过量,以免对机体产生不良反应,应＜1 000 mg/d。老年人因户外活动减少,肝肾功能减退,体内合成的维生素 D 量减少,易出现维生素 D 缺乏,从而影响钙、磷吸收及骨骼矿物化,导致钙缺乏,出现腰腿痛及骨质疏松。老人需要参加适量的户外活动,常吃奶制品等富含维生素 D 的食物,也可适量补充维生素 D 制剂。每天维生素 D 摄入量应达到 10 μg。维生素 E 对预防动脉粥样硬化等老年性疾病、抗癌、延缓机体衰老都有着非常重要的作用。老年人除应通过膳食摄入一定量的维生素 E 外,还可以通过口服维生素 E 制剂进行补充。老年人每天饮食中维生素 E 推荐供给量为 14 mg。虽然维生素 E 毒性较小,但每天摄入量以不超过 300 mg 为宜。

7. **水**　水对维持人体正常的生理活动有至关重要的作用,它可保障机体细胞代谢、维持体液的平衡与稳定、排泄毒物、防止便秘。如果不渴就不喝水会使血液黏稠度增加,容易形成血栓,诱发心脑血管病变,还可影响肾的排泄功能。老年人由于年龄的增长,身体含水量逐年递减,对渴的反应迟钝,但对脱水极为敏感,若不能及时补充水分容易引起脱水现象。因此,为了保证身体健康,老年人要重视饮水,每天至少喝水 1 000～1 500 ml。但需注意的是不要一次喝大量的水,以免血容量剧增,加重心肾负担。

(徐丹凤)

学习效果评价·思考题

1. 简述辅食添加的原因、原则及添加的正确顺序。
2. 婴幼儿常见的营养素缺乏有哪些？如何防治？
3. 学龄前儿童膳食需要注意哪些原则？

第四章 膳食营养调查与评价

本章重点

本章介绍营养调查的目的、定义及营养调查的内容膳食调查、人体营养水平的生化检验,人体测量资料分析和营养相关疾病的临床检查。阐述膳食调查的目的和意义,重点介绍常用膳食调查方法称重法、记账法、24 h 膳食回顾法、化学分析法和食物频数法。并对膳食调查过程中的注意事项和调查结果的评价进行了阐述。描述了体格检查,包括身体形态学检查和营养缺乏症体征检查的方法和各项指标,以及蛋白质、钙、维生素 A、维生素 D 和水溶性维生素的实验室检查方法。重点介绍几种临床常用的营养风险筛查的评估方法,包括主观全面评价法(SGA)、营养风险筛查(NRS-2002)和简易营养评估(MNA)。

项目一 概 述

学习目标

1. 掌握营养调查的定义和营养调查的内容。
2. 了解营养调查的目的和意义。

一、营养调查的定义

营养调查是公共营养的基本方法和内容,是全面了解人群营养状况的重要手段。营养调查是指运用各种手段准确地了解某人群或特定个体各种营养指标的水平,以判断其当前的营养与健康状况。营养调查的目的是了解不同地区、年龄和性别居民的膳食结构,能量和营养素摄入现况;开展营养与健康状况调查,分析营养相关疾病的病因,提出干预策略;预测膳食结构变迁及其发展趋势;提供权威性营养与健康状况,为研究和制定营养政策提供资料。我国在 1959 年、1982 年、1992 年和 2002 年分别进行了 4 次全国营养调查,其中 2002 年开展了"中国居民营养与健康调查"。2010 年起国家建立了营养监测制定对居民的膳食、营养及慢性病进行动态监测。

二、营养调查的内容

(1) 膳食调查。
(2) 人体营养水平的生化检验。
(3) 人体测量资料分析。
(4) 营养相关疾病的临床检查。

通过以上 4 部分内容的调查,可以综合性分析人群营养状况,探讨病因,提出针对性和有效的营养干预措施,提高人群健康水平。

(何更生)

项目二 膳 食 调 查

学习目标

1. 掌握各种膳食调查方法的定义、内容,及其优点和缺点。
2. 熟悉对膳食调查结果的评价。
3. 了解膳食调查的目的和调查中的注意事项。

一、膳食调查的一般要求

膳食调查是营养调查工作中一个基本组成部分。膳食调查的目的是了解一定时间内调查对象通过膳食所摄取的能量和各种营养素的数量和质量,以评价调查对象能量和营养需求获得满足的程度。膳食调查方法有称重法、记账法、膳食回顾法、化学分析法和食物频数法等。

二、膳食调查注意事项

膳食调查的关键是做好现场组织管理工作。管理是指组织者有计划地组织、实施、完成规划的任务,通过效果好并且效率高的方法达到预期目的和目标的过程。

1. 调查组织 项目主要负责人应有效做好现场组织和动员调查对象工作,可使被调查者明确膳食调查的目的和意义,积极配合;根据调查方案科学安排工作流程;指导完成调查内容及生物样品收集、分析;进行调查员培训;现场协调与质量控制等。在开展膳食调查时需要考虑人力资源、物资资源、财力资源以及时间。

2. 调查方法 每种调查方法都有其各自的优点和不足。进行膳食调查时,应根据调查目的、目标人群、对结果的精确性要求、经费预算,以及研究时间确定适当的调查方法。实际调查时可采用两种或多种方法相结合可提供更准确的结果。如:2002年全国第四次营养调查采用了家庭称重记账法(3天)、个体3天连续24 h回顾法和食物频率法。

3. 调查对象 调查对象的选择和样本量的大小应有足够的代表性。一定地区范围内全人群的抽样调查是指对全国、全省、全市、全县等一定地区范围内各年龄、性别及劳动状况人群的营养状况进行抽样调查。特定人群的抽样调查只对符合一定条件的亚人群,如儿童、中学生等抽样进行调查。

4. 调查时间 不同地区、不同季节的人群营养状况有显著差异。为了使调查结果具有良好的代表性和真实性,最好在不同季节分次调查,这样调查的结果准确性较高。一般每年应进行4次(每季1次),至少应在冬春和夏秋各进行1次。还需考虑影响每天营养素摄入量之间的差异,如工作日和周末的差异,节假日和特殊事件等。

5. 调查人员 调查员一定要经过认真培训,掌握一定的调查专业技巧,进行信息沟通,态度诚恳,不仅能获得较准确的食物消耗资料,也能大大减小不同调查员之间调查的偏倚。

6. 调查的方式

(1) 面对面调查:是最常用的入户询问方式,调查员与被调查者直接面对面开展调查,信息是通过调查员引导性提问获得。电话膳食调查方式:是国际上已广泛采用的调查手段,通过电话调查方法了解受访者膳食营养问题。

(2) 邮寄调查方式:如邮寄食物频率调查表进行调查,一定要附带填写说明书。

(3) 网络调查的方式:是一种较先进的调查手段,通过互联网络上开展膳食调查,调查的优点是所用时间短、费用低。缺点是覆盖人群低,可产生偏倚,如仅有能上网的人才能参与调查。

7. 调查与营养评价相关的因素 食物和营养素的摄入量调查不仅包括对个体的食物、饮料和营养补充剂摄入量的估计,还有非必需营养素(如膳食纤维)的摄入。影响食物选择和烹调的方式因素如被调查对象的家庭经济状况、厨房设备和使用情况等。

询问个体的生活方式:包括每天进餐次数、进餐地点,以及食物过敏、食物不耐受、食物禁忌、饮用茶、咖啡和酒等情况。

个人的健康状况:主要是影响营养素的摄入、消化和吸收的相关问题,如牙齿、口腔和胃肠道的健康问题(如便秘、腹泻、呕吐)等。

三、膳食调查结果的整理和评价

膳食评价是营养状况评价的重要组成部分。在准确收集膳食摄入资料基础上,正确描述摄入量资料和恰当选择参考值对评价有重要意义。一般的膳食评价包括膳食结构和营养素摄入量的评价。

(一) 膳食调查结果的整理

1. 每人每天各类食物摄入量

(1) 就餐人日数：人日数是代表被调查者用餐的天数。根据餐次比计算人日数，一个人 24 h 为一个人日。一个人吃早、中、晚 3 餐为 1 个人日。如在调查中，无法收集到调查期间被调查者的全部进餐次数，可根据餐次比(早、中、晚 3 餐所摄入的食物量和能量占全天摄入量的百分比)折算。一般假设餐次比是早餐占 20%，午餐、晚餐各占 40%。计算人日数的方法如下：

1) 家庭或单位食物称重记账法(在外就餐不计算在餐次总数内)

个人人日数＝早餐餐次总数×早餐餐次比＋中餐餐次总数×中餐餐次比＋晚餐餐次总数×晚餐餐次比

全家或单位内总人日数＝所有在家或在单位用餐个人的人日数之和

2) 24 h 膳食回顾法(在外就餐也要询问，计算在餐次总数内)

个人人日数＝早餐餐次总数×早餐餐次比＋中餐餐次总数×中餐餐次比＋晚餐餐次总数×晚餐餐次比

(2) 标准人日计算：标准人日＝标准人系数×人日数；总标准人日数＝全家或单位内每个人标准人日之和。

(3) 混合系数的计算：混合系数＝(成员 1 标准人系数×人日数＋成员 2 标准人系数×人日数＋……)/全家总人日数

(4) 平均每人每天食物摄入量的名称和数量：平均食物摄入量是将被调查对象在调查期间所消耗的各种食物量被人日数除。

24 h 膳食回顾法：平均每人每天各种食物摄入量＝全家各种食物实际消耗量(g)/全家进餐总人日数

称重记账法：每标准人每天各种食物摄入量＝平均每人每天各种食物摄入量/混合系数 每标准人每天各种食物摄入量＝全家各种食物实际消耗量(g)/全家总标准人日数

(5) 将食物进行分类，计算各类食物的进食量：在进行食物归类时应注意有些食物要进行折算才能相加。

1) 豆类及其制品摄入量：按照每 100 g 各种豆类中蛋白质的含量与 100 g 大豆中蛋白质的含量(35.0 g)比作为系数，折算成大豆的量。干豆和豆制品按蛋白质含量折算成大豆的量(摄入量×蛋白质含量/100 g)/35%。

2) 奶类食物摄入量：按照每 100 g 各种奶类中蛋白质的含量与每 100 g 鲜奶中蛋白质的含量(3.0 g)的比作为系数，折算成鲜奶的量(摄入量×蛋白质含量/100 g)/3.0%。

2. 平均每人每天营养素摄入量

平均每人每天营养素摄入量是根据食物成分表中各种食物的能量及营养素的含量来实现从食物量向营养素转化。注意调查的食物是净重还是市品(毛重)，如为市品先按食物成分表中各种食物的"可食部"换算成净重。明确所调查食物是生重还是熟重。

平均每人每天各种营养素供给量标准是根据"各种营养素供给量标准"表中查出各组人群的营养供给量标准，乘以该组的日平均总人日数，得出各组的营养素需要量总和。

将各组营养素需要量的总和相加,除以总人日数,得出被调查者的平均供给量标准。

(二) 膳食调查结果的评价

膳食调查结果评价的依据主要看其是否能满足被调查者的能量及各种营养素的需求。应注意膳食调查的测量误差,即过低报告或过高报告以及日变化问题。食物成分表中食物的营养素含量和实际调查的食品中所包含的营养素含量不一定相同,利用食物成分表时,应充分理解该误差的存在,以及该误差的存在并灵活处理,包括烹调及其他加工方法引起的影响。

膳食结果评价的步骤如下:膳食调查;计算食物消费量,分析每人每天的食物消费状况,将食物归类,计算各类食物摄入量(g);按照"食物成分表"计算每种食物所提供营养素的量,将所有食物中的各种营养素累计相加,计算每人每天各种营养素摄入量;将计算结果与"中国居民膳食中营养素参考摄入量(DRIs)"中同年龄、同性别、同劳动强度人群的参考值比较,评价营养素摄入水平。分析能量、蛋白质、脂肪的食物来源分布,计算三餐提供能量的比例,形成膳食评估报告。

1. 食物结构和膳食模式分析 依据《中国居民膳食指南》,将被调查的每人每天平均摄入的食物种类和数量,与"不同能量水平建议的食物摄入量"的各类食物及其摄入量相比较,评价被调查对象的膳食组成是否平衡和合理。

2. 应用膳食营养素参考摄入量评价膳食

(1)《中国居民膳食营养素参考摄入量》(DRIs)可用来评价健康个体或群体膳食摄入状况。

1) 评价个体膳食摄入:比较日常营养素摄入量与需要量来评估摄入不足。当评价一个个体的摄入是否充足时,往往关注是否达到个体的需要量。个体需要量的最好估计值是EAR,可用于评价个体的摄入水平是否不足。

2) 评价群体膳食摄入:可用于评估人群摄入不足或摄入过多的概率,以及亚人群间摄入量的差别。一个人群的营养素摄入量和需要量都处于一种分布状态,可通过进行合理的比较得到摄入不足或摄入过多的概率。对于有EAR的营养素,摄入量低于EAR者在群体中所占的百分数即为摄入不足的比例数;RNI不用于评价群体的摄入量;对于有AI的营养素只能比较群体平均摄入量或中位摄入量和AI的关系,平均摄入量达到或超过AI表明该人群摄入不足的概率很低。但当群体平均摄入量低于AI时,不能判断摄入不足比例。日常摄入量超过UL者所占的百分数是人群中有过量摄入风险的比例。

(2) 能量的评价:评价能量需要量时,要根据其体力活动、年龄等于相应的标准进行对比。

1) 总能量评价:尽管根据年龄、性别、身高、体重可以用公式计算平均能量需要量(EER),但是预测男女EER的标准差分别是200 kcal/d和160 kcal/d。2倍标准差则为400 kcal/d和320 kcal/d。如果摄入量$<$EER$-$2SD或$>$EER$+$2SD,提示摄入量不足或过多,在EER$\pm$2SD范围内,最好用体质指数或体重增减评价。体重以及体质指数是最重要的指标。体重变化与体质指数(BMI)变化相比,其数值变化大,体重常是较敏感的指标。

2) 能量来源的评价:按食物类别,分别计算每天从谷类、豆类、薯类等食物能量占总能量的百分比。并计算被调查者膳食中碳水化合物、脂肪和蛋白质提供的能量比例。膳食中合理的能量来源比例是:总能量摄入量中碳水化合物占55%～65%,脂肪占20%～30%,蛋白质占10%～15%。与合理的能量来源进行比较。

3) 三餐供能比计算和评价:分别将早、中、晚餐摄入的食物所提供的能量除以1天总摄入的能量乘以100%,三餐提供能量的比例。评价依据是一般能量的适宜分配比例为:早餐占25%～30%,午餐占30%～40%,晚餐占30%～40%。

(3) 评价蛋白质和脂肪来源:不仅评价其摄入总量是否满足,还要评价质量。

1) 蛋白质的食物来源:分别计算每天从粮食类、豆类、动物类食物中所摄入蛋白质分别占该日蛋白质总量的百分比。优质蛋白包括动物性蛋白质和大豆及其制品中的蛋白质营养价值比较高,两者应占总蛋白质摄入量的1/3。

2) 脂肪的食物评价膳食脂肪包括动物脂肪和植物油。每天摄入的动物性脂肪与植物性脂肪分别占该日脂肪总量的百分比。

(三) 综合评价

在任何情况下,一个人的真正需要量和日常摄入量只能是一个估算值,对个体膳食适宜性的评价结果常常是不够精确的。因此,对膳食调查结果解释时,应结合体格测量、营养缺乏病的临床检查、营养状况实验室检验的结果进行综合评价,以确定某些营养素的摄入量是否足够。为了了解个体或人群的全面营养状况,需要对其膳食组成、营养素摄入量、体内营养水平和健康状况进行调查,再综合分析调查结果做出判断称为营养状况评价。

在能量和营养素摄入不足或吸收不良时,首先出现储备量减少,然后组织内出现功能性营养素水平下降,引起体内代表机体生理功能的生化指标改变,甚至出现营养素缺乏的体征及临床症状。膳食中营养素的供给改善后,生化指标和临床体征需要一段时间才能恢复。故当营养评价4个方面资料的评价结果不一致时,应当结合病史等资料作全面的分析和评价。

膳食调查中某营养素供给充裕,但生化检测和体格检查均提示该营养素缺乏。可能原因是:①消化道疾病造成营养素吸收障碍或肾脏疾病使其排出过多;②长期营养素缺乏,调查时膳食供给已得到改善;③烹调方式不恰当造成营养素损失。膳食调查提示营养素供给不足,但生化检测指标正常,无临床缺乏症状,可能是近期营养素摄入不足,尚未出现亚临床和临床的异常表现,应及时纠正,改善膳食。

(何更生)

项目三 体格检查

学习目标

1. 掌握人体测量学资料的常用评价指标的定义、内容和营养学意义，如 BMI。
2. 掌握常见的营养缺乏病，包括能量—蛋白质营养不良、维生素 A 缺乏、佝偻病、脚气病、癞皮病和坏血病等的临床体征。
3. 熟悉常用人体测量学资料指标身高、体重、腰围和皮褶厚度检测方法。

人体测量学资料主要包括身高、体重、皮褶厚度和腰围等项指标，有助于评估机体骨骼、肌肉和脂肪含量，可用于评价儿童青少年的生长发育水平和成年人体重的增减。营养不良时这些指标将发生一定程度改变。

一、身高和体重

身高和生长速度是反映营养状况的灵敏指标，特别是学龄前儿童。体重是营养评价中最简单、直接和可靠的指标。体重是脂肪组织、去脂组织重量之和，体重改变与机体的能量和蛋白质平衡变化保持一致。所以，体重可以从总体水平上反映人体营养状况。

1. 身高　身高测量使用身高坐高计。被测者应当脱鞋、上肢自然下垂、足跟并拢、足尖分开成 60°角，足跟、骶骨部及两肩间区与立柱相接触，躯干自然挺直，耳屏上缘与眼眶下缘呈水平位。测试人员站在被测者右侧，将水平压板轻轻沿立柱下滑，轻压于被测者头顶。测试人员读数时双眼应与压板平面等高进行读数，以 cm 为单位，精确到小数点后一位(0.1 cm)。身高坐高计在使用前应校对 0 点。

2. 体重　体重测量使用杠杆式体重计。测试时杠杆秤应放在平坦地面上，调整 0 点至刻度尺呈水平位。被测者空腹，排空大小便，身着短裤短袖衫，站立秤台中央。读数以 kg 为单位，精确到小数点后一位。测量误差不超过 0.1 kg。杠杆秤使用前应进行校正。而评价体重的指标如下。

(1) 标准体重计算公式

身高 1.65 cm 以上者：标准体重(kg) = 身高 − 100

身高 1.65 cm 以下者：标准体重(kg) = 身高 − 105

按上式计算，标准体重在 ±10% 以内为正常；±20% 以内为过重或消瘦，超过 ±30% 为肥胖或营养不良。

(2) 实际体重占理想体重的百分比

$$实际体重占理想体重的百分比(\%) = 实际体重 \div 理想体重 \times 100\%$$

短期内出现的体重变化,可受水、钠潴留或脱水的影响。通常,根据实际体重占理想体重的百分比或过去 6 个月内的体重变化进行判断。评价标准:实际体重占理想体重的百分比≥90% 为营养正常;80%～90% 为轻度营养不良;60%～80% 为中度营养不良;<60% 为严重营养不良。

(3) 体质指数(body mass index,BMI)

$$BMI = 体重(kg)/[身高(m)]^2$$

国际生命科学学会中国肥胖问题工作组推荐的适合我国成人体质指数的分类标准:BMI < 18.5 为体重过低,在 18.5～23.9 为体重正常,在 24.0～27.9 为超重,BMI ≥ 28 为肥胖。

在判断肥胖程度时,使用体质指数指标目的在于消除不同身高对体重指数的影响,以便于人群或个体间进行比较。BMI 与身体脂肪的百分含量有明显的相关性,能较好地反映机体的肥胖程度。BMI 值越高提示有较多的脂肪蓄积,越低则提示较低的脂肪蓄积。因此,BMI 值可作为肥胖和蛋白质能量营养不良的判断工具。研究表明,当 BMI < 18.5 时患者住院时间延长、并发症增多、术后恢复经口进食的时间延长;当 BMI < 15 时术后并发症的发病率显著增高。

在具体应用时还应考虑 BMI 局限性,需要了解个体的年龄、性别、种族、身体结实程度、疾病和水肿状态。这些因素都会对 BMI 产生显著影响。如对肌肉发达的运动员或有水肿的患者,BMI 值可能过高估计其肥胖程度。需要测定体脂百分含量帮助肥胖程度的判断。

二、皮褶厚度

皮褶厚度是指皮肤及皮下脂肪厚度的测量值之和,是反映体脂含量的指标。皮下脂肪厚度的测量值可受年龄、性别、脂肪堆积量以及测量技术的影响。成年人皮下脂肪占全身脂肪 1/3,在新生儿则占 70%～80%。皮褶厚度变化是一个缓慢过程,在短期内变化不明显,仅作为营养评价的参考指标,多数与 BMI 或身高标准体重结合判断。测定部位有上臂肱三头肌部、肩胛下角部、腹部、髂嵴上部等,其中前 3 个部位最重要,可分别代表个体肢体、躯干、腰腹等部位的皮下脂肪堆积情况,对判断肥胖和营养不良有重要价值。

皮褶厚度可用校准的皮褶厚度计(固定压力 10 g/mm^2)进行测量。测量者右手持皮褶厚度计,张开臂钳,用左手拇指、示指将测试部位皮肤和皮下组织捏紧提起(拇指、示指间约保持 3 cm 距离),用皮褶计测量拇指下方约 1 cm 处的皮褶厚度,把右拇指松开皮褶计卡钳钳柄,使钳尖部充分夹住皮褶,在皮褶计指针快速回落后立即读数。要求一个部位连续测量 3 次,取平均值,读数精确到小数点后 1 位(0.1 mm),单位用 mm 表示。在下列测量部位中,肱三头肌和肩胛下两处组织较均衡、松弛,皮下组织和肌肉能较容易分开,皮肤厚度个体差异小,测点易掌握,测量方便,结果可重复性大,是常用的测量部位。

1. 肱三头肌皮褶厚度(TSF)　被测者上臂自然下垂,取左上臂背侧中点,即肩峰与尺骨鹰嘴(肘部骨性突起)连线中点上方约 2 cm 处,肱三头肌的肌腹上。测量时注意皮褶计与上臂围垂直。TSF 是用于评价体内脂肪储备情况的指标。正常参考值：男性 12.5 cm，女性 16.5 cm。评价标准：实测值相当于正常参考值的 90% 以上为正常；80%～90% 为轻度营养不良；60%～80% 为中度营养不良；＜60% 为重度营养不良。

2. 肩胛下皮褶厚度（SSF） 左肩胛下方约 2 cm 处，皮褶方向与脊柱成 45°角，将皮褶提起测量其厚度。

3. 肱二头肌皮褶厚度（BSF） 上臂放松自然下垂，测试人员取肱二头肌肌腹中点处（基本与乳头水平），为肩峰与肘鹰嘴连线中点上 1 cm 处，顺自然皮褶方向将被测部位皮肤和皮下组织夹提起来测量其厚度。

三、腰围和臀围

1. 腰围（WC） 腰围测量方法：被测者直立，两脚分开 30～40 cm，用一根没有弹性、最小刻度为 1 mm 的软尺放在右侧腋中线胯骨上缘与第 12 肋骨下缘连线的中点（通常是腰部的天然最窄部位），沿水平方向围绕腹部一周，紧贴而不压迫皮肤，在正常呼气末测量腰围的长度，读数准确至 1 mm。

2002 年颁布实施的《中国成年人超重和肥胖症预防控制指南》中指出以男性腰围≥85 cm、女性腰围≥80 cm 作为判断成人中心性肥胖的标准。腹部脂肪过多（中心性肥胖）是许多慢性疾病的独立危险因素。腹部脂肪过多比周围脂肪（如臀部和四肢脂肪）过多对健康具有更大的危害。腰围是临床上估计患者腹部脂肪过多的最简单和实用的指标，不仅可用于对肥胖者的最初评价，在治疗过程中也是判断减重效果的良好指标。

2. 臀围（HC） 臀围是测量臀部的最大周径。

3. 腰臀比（WHR） WHR ＝ 腰围／臀围。腰围与臀围的比值也可以指示脂肪的区域性分布，但腰围与臀围的比值对腹部脂肪累积程度和对某些疾病危险度的估计并不比单独测量腰围更灵敏。一般来说，理想的腰臀围比值是男性≤0.9，女性≤0.85。

4. 其他（上臂围、小腿围、头围等）

（1）上臂围（AC）：上臂围实际上是上臂肌、肱骨和皮下脂肪所形成的周长。测量方法：被测者上臂自然下垂，用卷尺测定上臂中点处的周长。

（2）上臂肌围（AMC）：上臂肌围（cm）＝ 上臂围（cm）－ 3.14 × 三头肌皮褶厚度（cm）。上臂肌围可间接反映体内蛋白质的储备情况，与血浆白蛋白水平相关。用其指标不能评价营养治疗的短期效果。成年人的正常参考值：男性 25.3 cm，女性 23.2 cm。评价标准为：实测值相当于正常参考值的 90% 以上为正常；80%～90% 为轻度营养不良；60%～80% 为中度营养不良；＜60% 为重度营养不良。

（3）小腿围（CC）：又称小腿最大围，是小腿腓肠肌最膨隆部位的小腿水平围度。表示小腿部肌肉（包括胫前肌、胫后肌、腓肠肌、腓骨肌）的发育状况。测量仪器用每米误差不超过 0.2 cm 的卷尺。测量方法：被测者两脚分开同肩宽，自然站立，测试者将卷尺绕腓肠肌最粗处进行测量。注意卷尺应与小腿中轴相垂直。

（徐丹凤）

项目四 实验室检查

> **学习目标**
> 1. 掌握评价营养状况的实验室检查的定义和意义。
> 2. 熟悉临床常见的蛋白质营养状况、维生素D和钙营养状况检测。
> 3. 了解维生素A营养状况、维生素B_1、维生素B_2、维生素C和烟酸营养状况的检验。

营养状况的实验室检查指的是借助生化、生理实验手段,发现人体临床营养不良症、营养储备水平低下或营养过剩状态,以便及时掌握营养失调征兆和变化动态,采取必要的预防措施。评价营养状况的实验室测定方法基本上可分为:①测定血液中的营养成分或其标记物水平;②测定尿中营养成分排出或其代谢产物;③测定与营养素有关的血液成分或酶活性的改变;④测定血、尿中因营养素不足而出现的异常代谢产物;⑤进行负荷、饱和及同位素实验。目前营养状况的实验室检查常测定的样本为血、尿等。

一、蛋白质营养状况的评估

(一) 血液指标

1. **白蛋白** 在血液中含量较高,半衰期为18~20天,正常参考值35~55 g/L。白蛋白是评价营养状况的常用指标,蛋白质缺乏时含量明显降低。白蛋白浓度明显降低常常导致感染发生率和死亡率增高。

2. **前白蛋白** 半衰期为2~3天,正常参考值200~500 mg/L。对营养状况变化敏感,是判别蛋白质营养不良的良好指标。

3. **运铁蛋白** 在血液中含量较少,半衰期为8~9天,正常参考值为2~4 g/L,是较血清白蛋白更敏感的指标。

4. **血红蛋白** 血红蛋白是诊断缺铁性贫血的常规检查项目。健康成年男性的血红蛋白正常参考值≥130 g/L,女性≥120 g/L,6岁以下儿童≥110 g/L,6~14岁儿童青少年≥120 g/L。

5. **纤维连接蛋白** 半衰期为0.5~1.0天,正常参考值为200~280 mg/L。纤维连接蛋白在饥饿状态下迅速降低,给予营养补充后很快恢复正常,因此也可以作为营养评价的指标。

6. **视黄醇结合蛋白** 血液中含量极微,半衰期0.5天,正常范围40~70 μg/L。

7. **血液氨基酸含量** 血清中一些氨基酸含量及其比例在蛋白质缺乏时会发生变

化,表现为丝氨酸、酪氨酸和天门冬氨酸的含量增高,而异亮氨酸、亮氨酸和缬氨酸的含量降低,两类氨基酸的比值增大。

(二) 尿液指标

1. 尿肌酐　尿液中肌酐是肌肉中肌酸的代谢产物。尿肌酐的数量反映肌肉的数量和活动,间接反映体内肌肉中蛋白质的含量。当蛋白质缺乏时,尿肌酐含量降低。肌酐身高指数(CHI)常用于估计肌肉蛋白质储备。先测受试者 24 h 尿中肌酐排出量,再根据与身高相应的理想体重及肌酐系数(男 23 mg/kg,女 18 mg/kg 理想体重)计算理想排泄量。肌酐身高指数(%) = 实际排泄量 / 理想排泄量 × 100。CHI 在 90%～110% 为正常,90%～80% 为轻度蛋白质缺乏,60%～80% 为中度蛋白质缺乏,<60% 为重度蛋白质缺乏。

2. 尿三甲基组氨酸　尿中三甲基组氨酸测定结果也可以反映肌肉蛋白储备和运转情况。但它和肌酐清除率都存在一定问题,如难以准确收集 24 h 尿量,受饮食和肾功能影响很大,尚不推荐常规应用。

3. 尿羟脯氨酸　羟脯氨酸是存在于胶原蛋白的特异氨基酸。对儿童来说,尿羟脯氨酸反映体内胶原蛋白的合成及代谢情况。

二、维生素 D 和钙营养状况的评估

1. 钙营养状况的评估　测定人体血清钙、磷的含量和碱性磷酸酶活力。总的认为钙的生化指标不是反应机体营养状况的合适指标。由于血钙浓度受严格控制而相对稳定,故一般不以血钙浓度来评定钙的营养状况。有些正常值范围可供参考。血清总钙浓度 2.25～2.75 mmol/L(90～110 mg/L),低于下限为缺乏。血清离子钙浓度 1.10～1.37 mmol/L(45～55 mg/L),低于下限为缺乏。血清 $[Ca] \times [P] > 30$,低于下限为缺乏。血清碱性磷酸酶活性,成年人 1.5～4.0 布氏单位,儿童 5～15 布氏单位。检测值增高提示钙缺乏。

2. 维生素 D 营养状况的评估　$25-(OH)D_3$ 是血浆中维生素 D 的主要存在形式,可特异性地反映出机体维生素 D_3 的储存量情况,血浆 $25-(OH)D_3$ 浓度是测定个体维生素 D 营养状况最有价值的指标。$25-(OH)D_3$ 半衰期近似 3 周,在血液中浓度稳定,是几周甚至几个月来自膳食和通过紫外线照射产生的总和,正常值范围是 20～150 nmol/L。浓度 <25 nmol/L 提示维生素 D 缺乏。目前,多用高效液相色谱法测定血浆中 $25-(OH)D_3$ 水平,结果准确可靠。

(徐丹凤)

项目五　营养状况综合评估

学习目标

1. 掌握营养风险的定义、营养不良风险筛查的目的和意义。
2. 掌握营养风险筛查指南的建议。
3. 掌握主观全面评价法(SGA)、营养风险筛查(NRS-2002)、传统微型营养评价法(MNA)法的内容、指标及评定标准。
4. 熟悉主观全面评价法(SGA)、营养风险筛查(NRS-2002)、传统微型营养评价法(MNA)法优点和缺点。
5. 了解主观全面评价法(SGA)、营养风险筛查(NRS-2002)、传统微型营养评价法(MNA)法量表的内容。

营养缺乏和营养不良是临床实践中一个重要的问题。医院大约有30％患者处于营养不良状态。其中大部分患者在入院时就存在营养不良,并且营养状况在住院期间会进一步恶化。关注这些患者,并及时给予营养管理,将会预防营养不良的发生。然而,现阶段缺乏有效且被广泛接受的筛查工具,已成为限制改善患者营养状况的主要因素。

营养风险是指现存或潜在与营养因素相关的、导致患者出现不利临床结局的风险。有营养风险的患者由于营养因素导致不良临床结局的风险高于无营养风险的患者;同时,有营养风险患者接受合理的营养支持有更多机会从中受益。营养不良风险筛查目的是预测营养因素导致个体结局出现好或坏的可能性,预测营养支持是否改善个体治疗结局。

欧洲肠外肠内营养学会(ESPEN)《营养风险筛查指南》建议如下4个步骤:①所有患者在入院时接受筛查;②如果患者具有风险,制定出营养计划;③必须实施监测并观测后效;④评价和营养支持计划应该与其他医疗专业人员进行交流。

确定营养状况开始于营养风险筛查过程,随后是详细的营养评价。营养风险筛查工具必须有高度的内容效度,即需要包含所有与待解决问题相关的成分,这通常在设计筛查工具时即可实现。筛查工具必须具有高度的可靠性,即在不同被筛查者间的差异很小。筛查工具还需具有可操作性,方便筛查者快速、简单、直观并且目的明确地使用该工具。它不应该包含冗余信息。例如,调查膳食摄入情况时,没必要包含关于呕吐或吞咽困难的信息。最后,营养筛查工具应与特定的治疗方案相关联。例如,通过筛查患者的营养风险,可以帮助专家制定更详细的评估及护理计划。目前有多种营养风险筛查工具,如主观全面评估(SGA)、营养风险筛查(NRS-2002)、简易营养评估(MNA)等。

一、主观全面评价法

主观全面评价法(SGA)因其有较好的特异性和敏感性已被广泛应用于临床,是《美国营养指南》(ASPEN)推荐的临床营养状况评估工具。SGA 由德国人 Detsky 于 1987 年首先提出,是根据病史和体格检查的一种主观评估方法,特点是以详细的病史与临床检查为基础,省略人体测量和生化检查。其理论基础是:身体组成改变与进食量、消化吸收功能、肌肉消耗、身体功能及活动能力等变化相关联。该工具既可用于有营养风险的患者,也可用于已经发生营养不良的住院患者。此方法简便易行,适于在基层医院推广(表 4-1)。

表 4-1 SGA 法指标及评定标准

指标	A 级	B 级	C 级
1. 近期(2 周体重变化)	无/升高	减少<5%	减少>5%
2. 减少饮食改变	无	减少	不进食/低热量饮食
3. 胃肠道症状(持续 2 周)	无/食欲缺乏	轻微恶心,呕吐	严重恶心,呕吐
4. 活动能力改变	无/减退	能下床走动	卧床
5. 应激反应	无/低度	中度	高度
6. 肌肉消耗	无	轻度	重度
7. 肱三头肌皮褶厚度	无	轻度减少	重度减少
8. 踝部水肿	无	轻度	重度

二、NRS-2002

2002 年 6 月,欧洲肠外肠内营养学会(ESPEN)在随机对照研究(RCT)证据的基础上制定了适用于住院患者的营养风险筛查方法 NRS-2002,目的是筛查住院患者是否存在营养不良及监测营养不良发展的风险。

中华医学会肠外肠内营养学分会根据:①以住院患者为对象;②具有循证基础;③相对简单易用的原则,选择和推荐使用营养风险筛查(NRS-2002)作为判断患者是否需要营养支持的筛查工具。NRS-2002 在国内应用有很好的适应性(表 4-2、表 4-3)。

表 4-2 NRS-2002 第一步 初筛表

问题	是	否
1 体质指数(BMI)<20.5?		
2 最近 3 个月内患者的体重有丢失吗?		
3 最近 1 周内患者的膳食摄入有减少吗?		
4 患者的病情严重吗?(如,在重症监护中)		

注:1. 如果任何一个问题的答案为"是",则按表 4-3 进行最终筛查。
2. 如果所有问题的答案为"否",每隔 1 周要重新进行筛查。如果患者被安排有大手术,则要考虑预防性的营养治疗计划以避免大手术所伴随的风险。

表4-3 NRS-2002 第二步 最终筛查表

营养状况受损程度		疾病严重程度(≈营养需求的增加)	
未受损0分	正常营养状态	无0分	正常营养需求
轻度1分	3个月内体重丢失＞5%；或前1周的食物摄入量低于正常需要量的50%～75%	轻度1分	髋骨骨折*、慢性疾病有急性并发症：肝硬化*、慢性阻塞性肺疾病*、长期血液透析、糖尿病、恶性肿瘤
中度2分	2个月内体重丢失＞5%；或者体质指数(BMI)在18.5～20.5之间，且基本营养状况较差；或前1周的食物摄入量为正常需要量的25%～60%	中度2分	腹部大手术*、脑卒中*、重症肺炎、血液系统恶化肿瘤
严重3分	1个月内体重丢失＞5%(3个月内体重丢失＞15%)；或者体质指数＜18.5加受损的基本营养状况；或前1周的食物摄入量为正常需要量的0%～25%	严重3分	颅脑损伤*、骨髓移植*、重症监护患者(APACHE＞10)
得分：	＋ 得分：	＝总分	
年龄	如果年龄≥70岁,总分再加1分		

分数≥3分：患者存在营养不良风险,需要进行营养支持
分数＜3分：患者需要每周进行1次上述营养筛查。如果患者安排有重大手术,要考虑进行预防性营养支持计划,以减少营养不良的风险

三、微型营养评定

微型营养评定(MNA)由Guigoz等于1994年提出,是一种简单、快速且易操作的营养评价方法。其内容包括营养筛查和营养评估两部分,既可用于有营养风险的患者,也可用于已经发生营养不良的住院患者,适用于65岁以上老年患者及社区人群。从MNA被推荐使用至今20年里,仍然是评价老年人营养不良的"金标准",使用MNA评价营养不良发生率比使用SGA和NRS-2002高(表4-4)。

表4-4 简易营养状态评估表 MNA®-SF

选项
A 过去3个月内有没有因为食欲缺乏、消化不良、咀嚼或吞咽困难而减少食量 0 = 食量严重减少 1 = 食量中度减少 2 = 食量没有减少　　□
B 过去3个月内体重下降的情况 0 = 体重下降＞3 kg(6.6磅) 1 = 不知道 2 = 体重下降1～3 kg(2.2～6.6磅) 3 = 体重没有下降　　□

(续表)

选项
C 活动能力 　0 = 需要长期卧床或坐轮椅 　1 = 可以下床或离开轮椅，但不能外出 　2 = 可以外出　　　　　　　　　　　　　□
D 过去 3 个月内有没有受到心理创伤或患上急性疾病 　0 = 有　　2 = 没有　　　　　　　　　　　□
E 精神心理问题 　0 = 严重痴呆或抑郁 　1 = 轻度痴呆 　2 = 没有精神心理问题　　　　　　　　　　□
F1 体质指数（BMI） 　0 = BMI＜19 　1 = BMI 19～21 　2 = BMI 21～23 　3 = BMI≥23　　　　　　　　　　　　□
如不能取得体质指数（BMI），轻以问题 F2 代替 F1 如已完成问题 F1，请不要回答问题 F2
F2 小腿围（CC）（cm） 　0 = CC＜31 　1 = CC≥31　　　　　　　　　　　　　□
选项分数（最高 14 分）　　　　　　　　　　□□ 12～14 分　正常营养状况 8～11 分　有营养不良的风险 0～7 分　营养不良

（徐丹凤）

学习效果评价·思考题

1. 膳食调查的方法有哪些？
2. NRS2002 内容是什么，它的结果有什么意义？

第五章　合理营养

> **本章重点**
>
> 营养是指人体不断从外界摄取食物,经体内消化、吸收和代谢来满足人体生理需要、维持身体生长发育和各种生理功能的全过程。合理营养是健康的物质基础,而平衡膳食又是合理营养的根本途径。本章主要介绍膳食营养素参考摄入量标准以及我国膳食营养宏观调控政策和措施。对目前世界膳食结构模式以及《中国居民膳食指南》和平衡膳食宝塔也做了详细介绍。最后,把平衡膳食的知识应用到实际生活中,学习食谱的编制。

项目一　膳食营养素参考摄入量

> **学习目标**
>
> 1. 熟悉营养素参考摄入量的用途。
> 2. 熟悉制作食谱时,如何正确使用营养素参考摄入量。
> 3. 了解和掌握营养素需要量的定义和概念。

为了帮助个体和人群安全地摄入各种营养素,保证合理营养、平衡膳食,避免可能产生的营养缺乏或营养过剩的危害,营养学家提出了适用于各类人群的膳食营养素参考摄入量(DRIs)。膳食营养素参考摄入量既是衡量所摄入的营养素是否适宜的尺度,又是帮助个体和人群制定膳食计划的工具。膳食营养素参考摄入量不是一成不变的,随着社会经济的发展和营养学知识的积累不断丰富和更新。早期常用的概念是"推荐的膳食营养素供给量"(RDAs),DRIs 是在 RDA 的基础上发展起来的一组每天平均膳食营养素摄入量的参考值。

一、营养素摄入不足或摄入过多的危险性

人体每天都需要从膳食中获得一定量的各种必需营养成分。如果人体长期摄入某种营养素不足就有发生该营养素缺乏症的危险,而当通过膳食或其他途径长期大量摄入某种营养素时又有可能发生一定的毒副作用。用毒理学的概念来说,营养素和其他化合物一样,具有剂量-反应关系。也就是说,吃的数量不同,它所产生的生理效果是不一样的。营养素摄入过少会引起缺乏症,而摄入过多则可能会引起毒副作用。只有在数量适当的范围内,才能维持并促进人体健康。

当然,机体摄入的食物和营养素量每天都不尽相同,这里使用的"摄入量"是指在一段时间,譬如几周或几个月的期间内的平均摄入水平。作为常规,需要量用一种摄入率单位表示,如:mg/d 或 mg/(kg·d),但这并不表示每天都必须摄入每天的需要量。

> **知识链接**
>
> ### 如何知道个体的营养素平衡状态发生了变化
>
> 1. 可以通过膳食调查发现营养素摄入量的变化。比如,对饮食习惯进行访谈和问卷调查,对一段时间内的食物摄入情况进行回顾,或者对家庭食物消费进行细致的称重调查等。
> 2. 可以通过实验室生化检查对体内营养素储备量和排泄量的变化进行测定。如,测定营养素的储藏形式,测定组织和血液中的营养素浓度,或者测定某些相关酶的活性等。如果是长期的营养状况变化,往往可以通过体格检查和临床检查来评价。一些消化系统疾病往往提示人们营养素的吸收利用率可能偏低,面色黯淡、肌肉消耗、体重变化等,提示营养问题已经达到一定程度。
> 3. 可以通过临床检查发现营养素缺乏现象。营养素的缺乏持续一段时间之后,某些身体组织合成障碍,出现特征的营养缺乏之症状。此时,及时补充所缺乏的营养素,便可以使症状减轻或恢复。如果继续缺乏,则可能导致严重疾病,甚至死亡。

二、营养素需要量的定义和概念

1. **定义** 个体对某种营养素的需要量是指机体为了维持适宜的营养状况,在一段时间内平均每天必须"获得的"该营养素的最低量。群体的需要量是通过个体的需要量研究得到的,在任何一个人群内个体需要量都是处于一种统计分布状态(如正态分布)。营养素需要量受年龄、性别、生理特点、劳动状况等多种因素的影响,即使在一个个体特征很一致的人群内,由于个体生理的差异,需要量也各不相同。

2. **不同水平的营养素需要量** 机体如果由膳食中摄入某种营养素不足时,首先动

用组织中储存的该营养素,维持其相关的生理功能。当组织中储存的营养素已经耗空而仍得不到外界的补充,机体可能出现临床上可以觉察的功能损害。例如,血液生化方面的改变。缺乏再进一步发展,就会出现明显的与该营养素有关的症状、体征,也就是发生了营养缺乏病。由此可见,维持"良好的健康状态"可以有不同的标准,因而机体维持健康对某种营养素的需要量也可以有不同的水平。

(1) 基础需要量:为预防临床可觉察的功能损害所需要的营养素量,满足了这种需要,机体能够正常生长和繁育,但他们的组织内很少或没有此种营养素储存所有短期的膳食供给不足就可能造成缺乏。

(2) 储备需要量:维持组织中储存一定水平该营养素的需要量,这种储存可以在必要时用于满足机体的基础需要以免造成可觉察的功能损害。虽然一般认为保持适当的储存可以满足身体在某些特殊情况下的需要,但个体究竟应当储备多少营养素为宜还是个未解决的问题。

(3) 预防出现临床缺乏症的需要:如预防贫血对铁的需要。但这是一个比基础需要量更低水平的需要。

3. 安全摄入量与安全摄入范围　安全摄入量与推荐摄入量为同义语。它表述一个营养素摄入水平,维持这种摄入水平将使几乎所有的个体得以保持健康和维持组织中适当的营养素储存,也就是说安全摄入量会满足机体的储备需要量。当机体的摄入量达到或超过"安全摄入量"时,表明发生营养素缺乏的危险性很小或者说发生营养不足的概率很低。

当膳食中某种营养素的日常摄入量高于"安全摄入量"时并不表明应当降低下来。但是营养素的日常摄入量也不可无限增大。每种营养素都应当有一个日常摄入量的上限,摄入量超过这一界限则确有潜在的或现实的毒副作用风险。如果摄入量处于推荐摄入量和这个上限之间,则摄入不足和摄入过量的风险都极少,FAO/WHO 专家委员会把这个区间称为"安全摄入范围"。

4. 能量推荐摄入量的特点　能量不同于蛋白质和其他营养素,没有一个安全摄入量,也没有一个安全摄入范围。某人群的能量推荐摄入量等于该人群的能量平均需要量,而不是像其他营养素那样等于平均需要量加 2 个标准差。因为个体间需要量的差异相当大,推荐的摄入量只能建立在某种概率的基础上。

由此可见,制定一个国家或地区的营养素参考摄入量时,不仅要保证人体不发生营养素缺乏症,还要保证人体处于良好的健康状态。由于人们不可能每天按照最佳摄入量进食,体内还要有一定数量的营养素储备,以便应对偶尔摄入不足的情况。近年来,人们更加关注营养与衰老之间的关系,因此制定营养素摄入量标准时,又纳入了预防慢性疾病的考虑。此外,营养素的参考摄入量还要考虑营养素在食物的储藏、烹调、加工当中的损失率,以及人体的消化吸收率等因素。所以,制定营养素摄入的推荐数量,需要大量调查和实验数据的支撑。

三、膳食营养素参考摄入量(DRIs)

1952 年,中央卫生研究院营养学系出版《食物成分表》中附录有"营养素需要量表

(每天膳食中营养素供给量标准)"。中国医学科学院营养学系1955年修改为"每天膳食中营养素供给量(RDA)",作为营养素摄入的参考和依据。期间曾对一些营养素的推荐量进行过修订、丰富和完善,但直至1988年中国营养学会最后一次修订,定名为"推荐的每天膳食中营养素供给量",作为由权威部门发布的对社会各人群一日膳食中应含有的热能和各种营养素的种类、数量的建议。RDA对制定食物发展计划和指导我国居民膳食发挥了积极作用。而随着经济发展、膳食结构和生活方式的改变,与营养有关的慢性疾病的发病率逐年上升,营养素和膳食结构对某些慢性病的发生、发展的重要影响认识加深了,传统的RDA已不能满足防治慢性病的需要,中国营养学会于1998年成立了"制定中国居民DRIs专家委员会",着手制定"中国居民膳食营养素参考摄入量",并于2000年10月出版《中国居民膳食营养素参考摄入量》。经过进一步的完善,目前实施的是2013年发布的摄入量标准,即《中国居民膳食营养素参考摄入量(DRIs)2013版》。

膳食营养素参考摄入量(DRIs)是为了保证人体合理摄入营养素而设定的每天平均膳食营养素摄入量的一组参考值。随着营养学研究的深入发展,DRIs的内容逐渐增加。初期主要包括4个指标:平均需要量(EAR)、推荐摄入量(RNI)、适宜摄入量(AI)和可耐受最高摄入量(UL)。《中国居民膳食营养素参考摄入量(2013版)》增加了与非传染性慢性疾病有关的3个指标:宏量营养素可接受范围(AMDR)、预防非传染性慢性病的建议摄入量(PI-NCD)和特定建议值(SPL)。

1. **平均需要量(EAR)** EAR是群体中各个体需要量的平均值,是根据个体需要量的研究资料计算得到的。EAR是依据某些指标进行判断,可以满足某一特定性别、年龄及生理状况群体中半数个体的需要量的摄入水平。这一摄入水平能够满足该群体中50%的成员的需要,不能满足另外50%的个体对该营养素的需要。EAR是制定RNI的基础。

2. **推荐摄入量(RNI)** RNI相当于传统使用的推荐的每天供给量(RDA),是在平均需要量的基础上制定的,是可以满足某一特定性别、年龄及生理状况群体中绝大多数(97%~98%)个体需要量的摄入水平。长期摄入RNI水平,可以满足身体对该营养素的需要,保持健康和维持组织中有适当的储备。RNI的主要用途是作为个体每天摄入该营养素的目标值,能满足此人群中绝大多数健康人的营养素需求。

3. **适宜摄入量(AI)** 当某种营养素的个体需要量研究资料不足,没有办法计算出EAR,因而不能求得RNI时,可设定适宜摄入量来代替RNI。AI是通过观察或实验获得的健康人群某种营养素的摄入量。例如,纯母乳喂养的足月产健康婴儿,从出生到4~6个月,他们的营养素全部来自母乳。母乳中供给的各种营养素量就是他们的AI值。AI的主要用途是作为个体营养素摄入量的目标。

AI与RNI相似之处是两者都用作个体摄入量的目标,能够满足目标人群中几乎所有个体的需要。AI和RNI的区别在于AI的准确性远不如RNI。因此,使用AI时要比使用RNI更加小心。目前,有很多维生素和矿物质的参考摄入数量只有AI数值,而没有RNI数值,例如维生素B_6、维生素B_{12}、锌、硒等。

4. **可耐受最高摄入量(UL)** 通常情况人们最关心的是营养素摄入不足,但是,摄入过量的风险也不得不考虑。UL 是平均每天可以摄入该营养素的最高量。"可耐受最高摄入量"指的是这一摄入水平在生物学上一般是可以耐受的，对一般人群中几乎所有个体似乎都不至于损害健康，但并不表示达到这一水平可能是有益的。当摄入量超过 UL 进一步增加时，损害健康的危险性随之增大。对大多数营养素而言，健康个体摄入量超过 RNI 或 AI 水平不会有更多的益处。UL 并不是一个建议的摄入水平。鉴于我国近年来营养素强化食品和膳食补充剂的日渐发展，有必要制定营养素的 UL 来指导安全消费。对许多营养素来说，当前还没有足够的资料来制定它们的 UL，所以没有 UL 值并不意味着过多摄入这些营养素没有潜在的风险。

5. **宏量营养素可接受范围（AMDR）** AMDR 是指脂肪、蛋白质和碳水化合物理想的摄入量范围。该范围可以提供人体对这些必需营养素的需要，并且有利于降低慢性病的发生危险，常用占能量摄入量的百分比表示。

蛋白质、脂肪和碳水化合物都属于在体内代谢过程中能够产生能量的营养素，因此称为产能营养素。它们属于人体的必需营养素，而且它们三者的摄入比例还影响微量营养素的摄入状况。另一方面，当产能营养素摄入过量时又可能导致机体能量储存过多，增加非传染性慢性病（NCD）的发生风险。因此，有必要提出 AMDR，以预防营养素缺乏，同时减少摄入过量而导致慢性病的风险。AMDR 显著的特点之一是具有上限和下限。如果一个个体的摄入量高于或低于推荐摄入量的范围，可能引起罹患慢性病的风险增加，或导致必需营养素缺乏的可能性增加。

6. **预防非传染性慢性病的建议摄入量（PI-NCD，PI）** 膳食营养素摄入量过高或过低导致的慢性病一般涉及肥胖、糖尿病、高血压、血脂异常、脑卒中（中风）、心肌梗死以及某些癌症。PI-NCD 是以非传染性慢性病（NCD）的一级预防为目标提出的必需营养素的每天摄入量。当 NCD 易感人群某些营养素的摄入量接近或达到 PI 时，可以降低他们发生非传染性慢性病的风险。

7. **特定建议值（SPL）** 近几十年的研究证明了营养素以外的某些膳食成分，其中多数属于植物化合物，具有改善人体生理功能、预防慢性疾病的生物学作用。《中国居民 DRIs》提出的特定建议值（SPL），是指某些疾病易感人群膳食中这些成分的摄入量达到或接近这个建议水平时，有利于维护人体健康。这些营养素主要包括大豆异黄酮、叶黄素、番茄红素、植物甾醇、氨基葡萄糖和花色苷等。

四、营养素参考摄入量的应用

DRIs 的主要用途是供营养专业人员对不同人群或个体进行膳食评价和膳食计划，也可以应用于营养政策和标准的制定，以及营养食品、营养强化食品、特殊医学用途配方食品的研发等领域。

1. **在评价和计划膳食中的应用** 营养素的参考摄入量使用起来非常简便。只需要先了解群体或个体的性别、年龄、生理状况、体力活动强度。确定使用者属于哪一个人群类别，就可以查出某种营养素的推荐摄入量（DRIs）或适宜摄入量（AI）。这些数值可以作为个人或群体的膳食营养素摄入目标，帮助设计膳食食谱，或者用来评价一日营养素摄入的充足程度,也可以用来评价某种食谱对于满足人体一日营养素供应的价值。在膳食评价工作中,用 DRIs 作为一个尺度,来衡量人们实际摄入营养素的量是否适宜;在膳食计划工作中,用 DRIs 作为适宜的营养状况目标,建议人们合理摄取食物来达到这个目标。

(1) 平均需要量(EAR):EAR 可用于评价或计划群体的膳食摄入量,或判断个体某营养素摄入量不足的可能性。针对群体,EAR 可用于评估群体中摄入不足的发生率;针对个体,可检查其摄入不足的可能性。EAR 不是计划个体膳食的目标和推荐量,当用 EAR 评价个体摄入量时,如某个体的摄入量远高于 EAR,则此个体的摄入量有可能是充足的;如某个体的摄入量远低于 EAR,则此个体的摄入量很可能为不足。

(2) 推荐摄入量(RNI):RNI 是个体适宜营养素摄入水平的参考值,是健康个体膳食摄入营养素的目标。RNI 在评价个体营养素摄入量方面的用处有限。如果某个体的平均摄入量达到或超过 RNI,可以认为该个体没有摄入不足的风险。但是当某个体的营养素摄入量低于其 RNI 时,并不一定表明该个体未达到适宜营养状态,只是提示有摄入不足的风险。摄入量经常低于 RNI 可能提示需要进一步用生化试验或临床检查来评价其营养状况。

(3) 适宜摄入量(AI):AI 是指某个健康人群能够维持良好营养状态的平均营养素摄入量。它是通过对群体而不是个体的观察或实验研究得到的数据。AI 与真正的平均需要量之间的关系不能肯定,只能为营养素摄入量的评价提供一种不精确的参考值。AI 的主要用途是作为个体营养素摄入量的目标。当健康个体摄入量达到 AI 时,出现营养缺乏的风险性很小。AI 和 RNI 的相似之处是两者都可以作为群体中个体营养素摄入量的目标,可以满足该群体中几乎所有个体的需要。值得注意的是,AI 的准确性远不如 RNI,且可能高于 RNI。因此,使用 AI 作为推荐标准时要比使用 RNI 更加小心。

(4) 宏量营养素可接受范围(AMDR):AMDR 是指脂肪、蛋白质和碳水化合物理想的摄入量范围,一般常以某种营养素摄入量占摄入总量的比例来表示。摄入量达到 AMDR 的下限可以保证人体对营养素和能量的生理需要,而低于其上限则有利于降低慢性病的发生风险。

(5) 建议摄入量(PI)和特定建议值(SPL):PI 的主要用途是 NCD 的一级预防,对于 NCD 危险人群而言,某些营养素的摄入量应该超过身体的基本需要量,即 PI 高于 RNI 或 AI。例如,维生素 C、钾等;而另一些营养素则需要限制其摄入量,使其低于目前居民的平均摄入水平,例如钠。SPL 的提出主要考虑植物化学物的健康作用,当 NCD 易感人群通过膳食途径摄入的植物化合物接近或达到 SPL 时,有利于维护健康、降低某些 NCD 的发生概率。需要指出的是,将 DRIs 实际应用到 NCD 预防时,应当把计划当作是几年或更长时间实施的工作。而且,不应该局限于以一种营养素或膳食成分的计划实现慢性病的预防,而要充分考虑与此慢性病相关联的其他危险因素,从综合角度制定预防措施。

(6) 可耐受最高摄入量(UL):UL 的主要用途是检查个体摄入量过高的可能,避免发生中毒。在大多数情况下,UL 包括膳食、强化剂和添加剂等各种来源的营养素之和。

当摄入量低于 UL 时,可以肯定不会产生毒副作用;当摄入量超过 UL 时,发生毒副作用的危险性增加。但达到 UL 水平对健康人群中最敏感的成员也不至于造成危险,所以应慎重使用 UL 评估人群发生毒副作用的危险性。在制定个体和群体膳食计划时,应使营养素摄入量低于 UL,以免营养素摄入过量造成的危害。

2. **在其他领域的应用** DRIs 不仅对于专业人员评价和计划个体及群体的膳食营养起着重要作用,而且在社会生产和生活的许多领域可以得到应用。

(1) 在制定营养政策中的应用:制定营养政策的目的是为了保证居民的营养需求,使各类人群尽可能达到营养素参考摄入量,保持人体健康状态。因此,制定营养政策时都会直接或间接地应用《中国居民 DRIs》。

(2) 在制定《中国居民膳食指南》中的应用:《中国居民膳食指南》是以食物为基础制定的文件,其中包括了具有中国特色的"平衡膳食宝塔"。该宝塔将 5 类食物分别置于其中的 5 层内,而且为每类食物列出了推荐的摄入量。这些食物的摄入量,是根据 DRIs 推荐的营养素摄入量推算而来。因此可以说《中国居民膳食指南》和"平衡膳食宝塔"就是《中国居民 DRIs》在食物消费领域的体现。

(3) 在制定《食品营养标准》中的应用:许多国家食品标准涉及人体每天需要摄入的营养素。例如,GB10765-2010《食品安全国家标准 婴儿配方食品》、GB14880-2012《食品安全国家标准 食品营养强化剂使用标准》、GB29922-2013《食品安全国家标准 特殊医学用途配方食品通则》等。这些标准要求各种营养素的含量既要满足人体的营养需求,又不能超过可耐受最高摄入量,在制定中均以《中国居民 DRIs》作为科学依据。

(4) 在临床营养中的应用:DRIs 的适用对象主要是健康的个体及以健康人为主构成的人群。另外,也适用于那些患有轻度高血压、脂质异常、糖尿病等疾病,但还能正常生活,没有必要实施特定的膳食限制或膳食治疗的患者。其中 AMDR、PI 和 SPL 对于某些疾病危险人群的膳食指导尤为重要。

知识链接

如何准确理解营养素参考摄入量

(1) 营养素参考摄入量是为一般健康人群制定的,它们并不适合于患者或某些生理上非常特殊的人群。如果使用者是营养不良者、肥胖者,或患有慢性疾病者,也需要在参考摄入量标准的基础上进行调整。

(2) 推荐摄入量并不是人体营养素需要的最低限度,甚至不一定是个体的最佳营养素摄入量,适宜量更是如此。制定摄入量标准时要照顾到大多数人的需要,而不可能考虑到每一个人的个体特异性。所以,营养素参考摄入量是一个群体的指标,却不是为个体量身定做的指标。

(3) 营养素参考摄入量并不要求每天准确摄取的营养素数量,而只是鼓励在一段时间内平均摄入的数量。短时间内摄入量偏多或偏少并不会带来营养素缺乏症,因为人体内存有营养素储备,而且人体能够在一定限度内对营养素的吸收率和排出量进行调整。

(4) 人们达到营养素参考摄入量的理想方式是摄入多样、新鲜的天然食物,而不是用营养素补充剂来满足需求。

(5) DRIs 中的每个概念可以有不同的用途。例如,EAR 可以用于评价一个组成相仿的群体的营养素摄入状况,而 RNI 适用于为个体或群体设定膳食目标。UL 可以帮助评价营养增补剂和营养强化食品对营养素过剩可能带来的影响。

(6) 如果经过调查发现,某个群体的营养素需求数量明显与 DRIs 的数值有差异,那么应当按照调查数据重新估计这个群体的营养素合理供应数值,保证其中 95% 的个体营养素摄入都能得到满足。

项目二　合理膳食结构和膳食指南

学习目标

1. 熟悉平衡膳食宝塔中各层食物种类、数量以及应用。
2. 熟悉我国当前膳食结构特点。
3. 熟悉中国居民《膳食指南》的内容。
4. 了解《膳食指南》对食谱制作的作用。
5. 了解不同国家膳食结构类型和特点。

合理营养是健康的物质基础,平衡膳食是合理营养的根本途径。膳食结构是指膳食中各类食物的数量及其在膳食中所占的比重。膳食结构不仅反映人们的饮食习惯和生活水平高低,同时也反映一个民族的传统文化,一个国家的经济发展和一个地区的环境和资源等多方面的情况。可以根据膳食中动物性食物及植物性食物所占的比重,以及能量、蛋白质、脂肪和碳水化合物的摄入量作为划分膳食结构的标准。合理的膳食结构,对个人和家庭来说关系到防病、促进健康和安排生活的问题;对国家和地区则是牵涉农牧渔业和食品工业等发展的战略问题。《膳食指南》(DG)是指根据营养学原则,结合国情、教育人群采取平衡膳食,达到合理营养促进健康目的的指导性意见。它是由早期的食物目标,历经膳食供给量、膳食阶段目标演变而来的,作为卫生政策的一部分已有百年以上的历史。

一、膳食结构

膳食结构,又称膳食模式、饮食模式或者食物模式,是指膳食中食物的种类及其在膳食中所占的比重。人们的膳食结构主要取决于人体对营养素的生理需求和生产供应条件决定的提供食物资源的可能,并受人们的饮食习惯、营养健康意识、社会、经济、文化和科学技术发展水平等因素的影响。由于各地区、各民族的经济文化发展水平不同,环境资源特点不同,饮食文化和历史也不同,不同国家和地区的膳食结构各有特点。总体而言,世界上的膳食结构大致分为几个代表类型,包括以动物性食品为主的膳食结构,以植物性食品为主的膳食结构,以及食物多样化、动植物食品比例较为协调的膳食结构,其中又包括日本型膳食结构和地中海型膳食结构。

1. *以动物性食物为主的膳食结构* 这是多数欧美发达国家,如美国、西欧、北欧诸国的典型膳食结构,属于营养过剩型的膳食,有能力生产大量畜产品,其膳食构成以动物性食物为主。这种膳食结构的食物消费有以下几个特点:①谷物消费量小,年人均直接消费谷物仅 60~90 kg,而大部分粮食是用来作为动物饲料,用来生产肉、蛋、奶。②动物性食品消费量大,人均每年消费动物性食品达 250 kg 左右,肉类 100 kg 左右,原奶 200 kg 以上,蛋类 15 kg。也就是说,肉、奶、蛋等食品成为一日膳食中的重要部分。③食糖和油脂消费量大,年人均消费食糖和油脂 30~50 kg。④食物的加工程度很高,人们直接食用新鲜天然形态食物的比例偏低,购买包装食品的比例很高。每人每天平均获得能量高达 3 300~3 500 kcal。

以动物性食物为主的膳食结构以提供高热量、高脂肪、高蛋白、低纤维为主要特点。主要优点在于营养素供应充分,特别是优质蛋白质,各种维生素和钙、铁、锌等矿物质来源充足。主要弊端是膳食纤维供应不足,钾、镁等矿物质比例偏低,磷、硫等矿物质比例过高,蛋白质和脂肪过量,脂肪中饱和脂肪的比例偏大,精制糖过多,抗氧化物质较少,造成的后果是升高肥胖症、高血压、冠心病、糖尿病等慢性疾病的风险。因此,这些国家的政府和营养机构提出调整膳食结构的要求:增加谷类食物摄入量;大力倡导降低动物性食物、精制糖和油脂的消费量,增加蔬菜、水果、全谷类食品的摄入。

2. *以植物性食物为主的膳食结构* 大多数发展中国家属于此类型,即以植物性食品为主、动物性食品为辅的膳食类型。以大部分东南亚国家和南亚国家为代表,这种膳食结构特点如下。①能量基本可以满足需求,但食物质量不高,品种也不够丰富。②动物性食品不足,蛋白质和脂肪摄入量偏低;其每天膳食能量供给中植物性食物提供的能量占总能量 80% 以上,谷类食物的人均年消费量约为 200 kg,动物性食物为 10~20 kg;总蛋白质当中,来自动物蛋白质的比例在 20% 以下,低者不足 10%;脂肪每天仅 30~40 g。③食物主要以新鲜天然形态食用,豆类和奶类摄入量较为丰富。

该类型的膳食能量基本可满足人体需要,但蛋白质、脂肪摄入量均低,来自于动物性食物的营养素,如铁、钙、维生素 A 摄入也不足。这类膳食的结果是容易出现蛋白质、热能营养不良,以致体质低下、健康状况不良、劳动能力降低等。另外,以植物性食物为主的膳食结构,膳食纤维充足、动物性脂肪较低,有利于冠心病和高脂血症的预防。随着经济的发展,这种膳食结构逐渐改善,其中脂肪和蛋白质摄入量逐步提高。

3. 动、植物食物平衡的膳食结构 该类型膳食结构包括以日本为代表的东方型,以及以希腊、意大利等国家为代表的地中海型。其膳食构成是植物和动物食品并重,属于比较理想的膳食结构;同时有各自特点如下。

(1) 日本的膳食结构特点:①保持以谷类为主的饮食习惯;②主食多样化,薯类、豆类、粗粮的消费量保持较高水平;③水果、蔬菜供应较为丰富,蔬菜品种丰富,含有较多藻类和菌类;④动物食品较为丰富但并不过量,动物蛋白质来源广,水产品占 1/2 左右;⑤精制糖和油脂的消费不高。日本型膳食构成的营养供应全面而平衡,膳食纤维丰富,乳类和肉类供应量适中。该类型的膳食能量既能够满足人体需要,又不至于过剩;蛋白质、脂肪和碳水化合物的供能比例合理;来自于植物性食物的膳食纤维和来自于动物性食物的营养素如铁、钙等均比较充足,同时动物脂肪又不高,有利于避免营养缺乏病和营养过剩性疾病,促进健康。此类膳食结构已经成为世界各国调整膳食结构的参考。

(2) 地中海膳食结构的特点:①主食摄入量较高,且品种多样。②膳食富含植物性食物,包括水果、蔬菜、谷类、豆类、果仁等,食物的加工程度低,新鲜度较高。该地区居民以食用当季、当地产的食物为主。③动物性食品数量合理,种类多样,包括少量红肉和鱼、禽、蛋类。④橄榄油是主要的食用油;脂肪提供能量占膳食总能量的 25%～35%,饱和脂肪酸所占比例较低。⑤每天食用适量奶酪和酸奶。⑥大部分成年人有饮用葡萄酒的习惯。此膳食结构的突出特点是饱和脂肪酸摄入量低,膳食含大量复合碳水化合物,蔬果摄入量较高。

4. 当前主要的有利于预防和控制慢性病的膳食模式

(1) 地中海饮食:流行病学研究显示,地中海盆地各国居民普遍长寿,心脑血管疾病发生率很低,其与地中海饮食对心血管疾病的保护效应密不可分。近期发表于《美国医学会杂志·内科学》的一项基于 14 分筛查量表的研究显示,地中海饮食评分与心血管疾病风险呈反相关,这一关联独立于生活方式和经典的危险因素。此种膳食结构容易为西方国家所接受,因此受到各发达国家的高度重视,他们纷纷参照这种膳食模式改进自己国家的膳食结构。

(2) 素食模式:包含全素饮食(不食用肉类和动物性产品)和蛋奶素饮食(不食用肉类食物但食用蛋类和(或)乳制品。素食饮食模式摄入较少饱和脂肪酸和胆固醇,摄入较多水果、蔬菜、谷类、坚果、大豆产品、膳食纤维和植物化学物质,有助降低慢性病发病风险。

(3) 低脂饮食:强调多摄食蔬菜、水果、淀粉类(如面包、饼干、面食、全谷类、含淀粉的蔬菜)、瘦肉和低脂乳制品。限制各种类型脂肪的摄入量,每天总脂肪摄入量占总能量的 30%以下,饱和脂肪的摄入量<总能量的 10%。低脂饮食通常用于控制体重或用于治疗高血压、高血脂、冠心病、糖尿病等慢性病的饮食方案。

(4) 低碳水化合物饮食:主要吃高蛋白(肉类、家禽、鱼类、贝类、蛋类、奶酪、坚果和种子类)、高脂肪(油脂、黄油、橄榄油、鳄梨)的食物,以及碳水化合物含量较少的蔬菜(绿叶蔬菜、黄瓜、花椰菜、西葫芦)。摄入的碳水化合物主要来自水果(如浆果)和含碳水化合物的蔬菜。通常不允许使用含糖食物和谷类食品(如面食、米饭、面包)。"低"碳水化合物的具体摄入量标准并没有一致的定义,极低碳水化合物饮食通常指每天碳水化合物摄入量为 20~70 g,中等低碳水化合物饮食通常指每天碳水化合物的供能比在 30%~40%。低碳水化合物饮食是一系列通常用于控制体重或用于治疗糖尿病的限制碳水化合物摄入量的饮食方案。

(5) 终止高血压饮食(DASH 饮食):强调多食蔬菜、水果和低脂奶制品、谷类、家禽、鱼和坚果;减少饱和脂肪酸、肉食(红肉)、甜食和含糖饮料;富含钾、镁、钙和膳食纤维;总脂肪和饱和脂肪酸以及胆固醇含量低,少量增加蛋白含量,尽量减少钠摄入。美国国立卫生研究院(NIH)的国立心肺血液研究所主持的两个大型多中心试验表明,DASH 饮食可明显降低血压。

二、中国居民传统的膳食结构特点

1. **中国居民传统膳食结构特点**　中国居民的传统膳食以植物性食物为主,有鲜明的主食副食区分。主要特点如下。①谷类、豆类和薯类为主食;②蔬菜的摄入量较高,种类多,特别是绿叶蔬菜品种多;③肉类的摄入量比较低;④奶类消费在大多数地区不多,豆制品总量不高且随地区而不同;⑤食物加工程度较低;⑥以植物油为主要烹调油;总体特点是:高碳水化合物、高膳食纤维、低动物脂肪。中国居民的传统膳食是一种东方膳食模式,容易出现营养不良,但有利于血脂异常和冠心病等慢性病的预防。但随着社会经济发展,我国居民膳食结构有向西方膳食结构转变的趋势。

2. **中国居民的膳食结构现状及主要问题**　近 20 年来,我国城市和经济发达地区的居民膳食结构已经向"富裕型"膳食结构的方向转变,膳食结构不尽合理,肉、禽、蛋等动物性食物及油脂消费增加,而谷类食物消费偏低。另外,贫困地区营养不良的矛盾现象也显现出来,且营养缺乏很普遍和严重。因此,我国居民面临着由于膳食结构不合理带来的营养健康状况的双重挑战。

目前,中国居民膳食结构存在的主要问题如下。

(1) 总体膳食结构依然不尽合理:我国城市居民动物性食物消费总量基本充足,但结构不合理,猪肉摄入过多,禽肉和鱼虾类摄入偏低。近 10 年间,居民人均猪肉的摄入量从 60 g 增加至 69 g,而禽肉类的摄入量从 23 g 减少至 17 g,鱼虾类摄入量从 45 g 减少至 33 g。奶类、豆类和水果的摄入量一直不足,人均奶类摄入量仅为 38 g,大豆及其制品摄入量为 12 g,水果摄入量为 49 g,远低于《中国居民膳食指南》推荐的 300 g、40 g 和 200~400 g 的水平。

(2) 油脂摄入过多:2002 年,城市居民每人每天油脂消费量由 1992 年的 37 g 增加到 44 g。2010 年,中国居民营养与健康状况监测报告数据显示,城市居民人均食用油摄入量为 43 g,与 2002 年的 44 g 相比基本持平,但大城市居民食用油摄入量减少了 5 g。城市居民碳水化合物的供能比仅为 46.3%,与 2002 年比进一步下降,低于《中国居民膳食指南》推荐的 55%~65% 的适宜范围。脂肪提供的能量比例达到 35.5%,其中大城市为 36.9%,中小城市为 35.3%。与 2002 年相比,大城市略微降低,中小城市却有所增高,两者均超过《中国居民膳食指南》推荐的30%的上限。

（3）食盐摄入量仍偏高：2011年的调查显示，我国居民盐摄入量人均每天11 g，比2002年减少了不到1 g。其中，城市居民盐的摄入量为10 g，比2002年下降了1 g。盐的摄入量虽有所下降，但仍然偏高，58.2%的居民摄入盐超过《中国居民膳食指南》中推荐的6 g的水平。

（4）营养不良和营养缺乏依然存在：城市居民维生素A、维生素B_1、维生素B_2、钙、锌等微量营养素摄入不足。人均每天视黄醇当量的摄入量为514.1 μg，人群中约有71%存在摄入不足的风险，85%存在维生素B_1和维生素B_2摄入不足的风险。钙的平均摄入量为412.8 mg，仅达到推荐摄入量的52%。锌的平均摄入量为10.6 mg，低于推荐摄入量。孕妇、学龄前儿童贫血患病率依然较高。数据显示，育龄妇女、孕妇的贫血患病率分别为15.0%、16.9%。而贫困地区的营养不良和营养缺乏的情况更为普遍。

（5）不健康生活方式较为普遍：成年居民饮酒率较2002年增高，达到35.1%，饮酒者人均消费酒精量为22.4 g/d，男性高于《中国居民膳食指南》建议量。成年居民中过量饮酒率由2002年的4.7%上升到10.3%。城市居民饮料消费迅速增加，每周消费1次以上者所占比例从2002年的24.7%上升到65.1%，人均每天消费量达97 ml，其中12~17岁儿童少年最高，达到每天203 ml。

三、中国居民膳食指南

膳食指南（DG）是指根据营养学原则，结合国情，倡导人民群众采用平衡膳食，以达到合理营养促进健康目的的指导性意见。《膳食指南》作为卫生政策的一部分，随经济社会的发展，根据出现的人群营养的新问题和新趋势，每5~10年修订一次，且不同人群有不同的膳食指南。

中国营养学会于1989年制定了我国第一个膳食指南，针对我国经济发展和居民膳食结构的不断变化，1997年修订了一次《中国居民膳食指南》，包括以下8条内容：①食物多样，谷类为主；②多吃蔬菜、水果和薯类；③常吃奶类、豆类或其制品；④经常吃适量的鱼、禽、蛋、瘦肉，少吃肥肉和荤油；⑤食量与体力活动要平衡，保持适宜体重；⑥吃清淡少盐的膳食；⑦如饮酒应限量；⑧吃清洁卫生、不变质的食物。《中国居民膳食指南》的核心是提倡平衡膳食与合理营养以达到促进健康的目的，即更重视日常的健康习惯，特别是饮食习惯。

近年来，我国城乡居民的膳食状况明显改善。一方面，营养不良现象减少；另一方面，部分人群膳食结构不合理及身体活动减少致慢性病的患病率增加，成为威胁国民健康的突出问题。为此，中国营养学会组织专家，对《中国居民膳食指南（1997版）》进行修订，制定了《中国居民膳食指南（2007版）》。2007版膳食指南由原来8条增加为10条，增加了水、身体活动，在膳食宝塔第五层增加了盐的内容。《中国居民膳食指南》（2007）由一般人群膳食指南、特定人群膳食指南和平衡膳食宝塔3部分组成。2015年中国营养学会将修改更新膳食指南。

项目三 食谱编制

学习目标

1. 熟悉食谱的概念和编制的基本原则。
2. 了解食谱设计基本步骤和食谱多样化细则。
3. 了解食谱设计的营养素计算和评价。

食谱编制是根据膳食营养素参考摄入量,结合个人生理状况与饮食习惯、经济状况、季节及食物供应等情况,将一日三餐具体化。食谱编制可更有计划地调配饮食,保证食物的多样化,建立合理的饮食制度。编制食谱通常以中国营养学会推荐的《中国居民膳合营养素参考摄入量 DRIs》及《食物成分表》为依据,按照平衡膳食对食品的要求进行。

一、食谱的概念

"食谱"通常有两种含义:一种泛指食物调配与烹饪方法的汇总,如有关书籍中介绍的食物调配与烹饪方法、餐馆的常用菜单等都可称为食谱;另一种则专指膳食调配计划,即每天每餐主食和菜肴的名称与数量。营养素长期供给不均衡就可能危害健康,故必须科学地安排每天膳食,以提供数量及质量适宜的各种营养素。将每天各餐主副食的品种、数量、烹调方法、用餐时间排列成表,称为营养食谱。

二、食谱编制的目的

目前,随着人民生活水平的不断提高,人们越来越注重自身的生活质量和健康状况,讲究合理营养和平衡膳食。编制营养食谱是公共营养师进行营养指导工作的重要工作内容。目的主要是为了更合理地调配膳食,保证食物多样化与营养合理化,促进健康。兼顾成本核算和监督管理;同时,可根据食谱计算用餐者每天能量与各种营养素摄入情况。为了保持健康,人们必须从膳食中获取各种各样的营养物质。膳食既要满足就餐者的营养需要,又要注意色香味俱佳。

三、食谱编制的原则

满足平衡膳食及合理营养的要求,并同时满足膳食多样化的原则和尽可能适合进餐者的饮食习惯和经济能力。

1. 保证平衡膳食合理营养
(1) 根据《中国居民膳食指南》的要求:根据年龄、性别、劳动强度等方面膳食应满足个体需要的能量、蛋白质、脂肪以及各种矿物质和维生素。所选食物的种类、数量满足平衡膳食的基本要求,选择的食物要尽量做到多样化,数量充足又要防止过量。

(2) 各种营养素之间的比例适宜:要保证优质蛋白质的摄入占适宜的比例。以植物油作为油脂的主要来源,保证碳水化合物的摄入,各种维生素和矿物质间的比例要适当,从而达到增进健康的目的。

(3) 食物之间的搭配要合理:主副食搭配、粗细搭配、荤素搭配。

(4) 合理的膳食制度:膳食中能量来源及其在个餐中的分配比例要合理。定时定量,成年人一日三餐,间隔 4~6 h,比较合理。能量的分配一般为:早餐占 30%,午餐占 40%,晚餐占 30%。特殊人群如需额外加餐,可以考虑在上午 10:00、下午 4:00、晚上 9:00 左右加餐。但一定要注意,一日总能量不能改变,只是把三餐的能量转移一部分到加餐当中。加餐的能量可以考虑为正餐的 1/3 左右。

2. **注意饮食习惯和合适的烹调方法**　在不违反营养学原则的前提下,尽量照顾就餐人员的饮食习惯。如果就餐人员对营养配餐的食谱不满意或不配合,再好的食谱也无法发挥作用。合理的烹调方法可以使食物具有良好的感官性状以及能够最大限度地减少食物营养素的损失。

3. **结合季节及市场供应**　植物性食物的供应受季节等因素的影响较大,动物性食物则受养殖、运输等的影响。编制食谱时应熟悉市场可供选择的原料,选择方便购买、价格适宜的食品。

4. **兼顾经济条件**　不同的食物有不同的价格,不同的个人或家庭有不同的经济承受能力。食谱编制必须考虑食谱使用对象的经济承受能力。做到既符合营养要求又使进餐者在经济上能承受。

四、食谱编制的步骤

(一) 手工计算法

计算法是依据用餐对象的劳动强度、年龄、性别确定其平均每天能量供给量,根据膳食组成,计算蛋白质、脂肪和碳水化合物的供给量,查阅食物营养成分表,选定食物种类和数量的方法。在食谱制定的计算过程中,一般不考虑微量营养素。

1. **食谱编制理论依据**

(1) 中国居民膳食营养素参考摄入量(DRIs):DRIs 是营养配餐中能量和主要营养素需要量的确定依据。一般以能量需要量为基础,制定食谱后,还需要以各营养素的(中国居民膳食营养素推荐摄入量)(RNI)为参考,评价食谱的制定是否合理。

(2) 中国居民《膳食指南》和平衡膳食宝塔:营养食谱的制定需要根据《膳食指南》和平衡膳食宝塔考虑食物种类、数量的合理搭配。平衡膳食宝塔是根据中国居民《膳食指南》和中国居民的膳食结构特点设计的,宝塔建议的每人每天食物适宜摄入量范围适用于一般健康成年人。同时在特定人群《膳食指南》中,提出了对特殊人群的膳食要求。根据平衡膳食的食物构成可进行膳食营养的宏观控制,结合市场供应情况及经济条件挑选食物品种,按照同类互换、多样化的原则,注意优质蛋白质所占的比例,蔬菜的搭配,合理分配一日三餐及加餐的食物量,制定食谱。

(3) 食物成分表:通过食物成分表,我们在编制食谱时才能将营养素的需要量转换为食物的需要量,从而确定食物的品种和数量。

2. 用计算法编制食谱的步骤

(1) 确定用餐对象全日能量供给量:根据用餐对象的劳动强度、年龄、性别等,参照 DRIs 标准,确定一日所需的总热量和各种营养素;群体若就餐人员基本情况相同,供给量就可直接以 DRIs 作为标准。

(2) 计算全日应提供的能量:根据确定的总能量供给量,按照平衡膳食要求中确定的三大营养素分配比例(即蛋白质 10%～15%、脂肪 20%～30%、碳水化合物 55%～65%),蛋白质、脂肪、碳水化合物产生的能量分别为 16.7 kJ(4 kcal)/g、37.6 kJ(9 kcal)/g、16.7 kJ(4 kcal)/g。

(3) 三餐的能量分配比例:三餐能量的适宜分配比例如下。早餐提供的能量应占全天总能量的 25%～30%,午餐应占 30%～40%,晚餐应占 30%～40%。

(4) 主食品种、数量的确定:以米、面为主,适当配以杂粮和粗粮;主食量的确定以碳水化合物的需要量为依据。

(5) 副食品种、数量的确定:计算主食中含有的蛋白质重量,用应摄入的蛋白质重量减去主食中蛋白质重量,然后设定副食。尽量选择含优质蛋白质的动物性食物及大豆类,保证至少占 1/3 以上,查表并计算各类动物性食物及豆制品的供给量。

(6) 选择蔬菜的品种和数量:蔬菜的品种和数量根据平衡膳食宝塔的要求,结合由市场的供应情况及传统配菜的需要等确定,以保证维生素、矿物质和膳食纤维的需要量。

(7) 确定纯能量食物的量:脂肪需要量由日常食品和烹调用油两部分提供,为使脂肪酸构成更加合理,提倡使用植物油进行烹调。烹调用油数量由食物成分表可知每天摄入各类食物提供的脂肪含量,将需要的脂肪总含量减去食物提供的量即为每天植物油供应量。在实际工作中,成年人的烹调用油数量一般可以按照平衡膳食宝塔的要求定为 25～30 g/d。

(8) 合计食谱能量和各营养素的供能量:将初步选定的食物中能量和营养素的供给量与标准进行比较,对相差比较大的营养素摄入量进行调整。

(9) 将所选食物合理分配至各餐中形成食谱:必要时需在食谱中注明各食物数量、烹调方法、所含营养素和能量的数量。

(二) 食物交换份法

食物交换份法起初是为给糖尿病患者提供丰富而多样化的膳食,由美国糖尿病协会(ADA)和美国公共卫生协会提出的一项膳食计划,它不仅给糖尿病患者,还给低血糖患者和希望减轻体重者提供了一种理想的饮食控制模式,通过对食物交换份的内容进行修改,这一模式还可用于需要控制钠、钾或其他营养素的患者。

用食物交换份法制定食谱较使用食物成分表简单、方便、快速。制定食物交换份时,需要先将日常食物按营养特点分类。在每一类食品中选择一种食用最为广泛的食物,按该食物的习惯用量设定为 1 份,并粗略计算 1 份该食物所含能量及蛋白质、脂肪、碳水化合物的含量。然后以此含量作为参照,计算出这类食品中每种其他常用食物能够提供此含量能量/产能营养素时的摄入量水平(根据食物成分表计算),即等值营养成分的使用量。将所有数据归类列表后,即可在制定食谱时方便地选择。

食物交换份法关注的焦点是能量及供能营养素的含量。同类食物在一定重量内所含的蛋白质、脂肪、碳水化合物和能量相近,不同类食物间所提供的能量也是相近的。所有食物均指可食部分,即去除皮、籽、核、骨头等后的净重。一般来说,食物交换份将食物分成六大类:主食类(或称谷类、米面类)、蔬菜类、水果类、鱼肉蛋类、乳类(或豆类)和油脂类。每个食物交换份可产生 335～376 kJ(80～90 kcal)能量,依照患者一日所需总能量将各类食品所需份数确定下来,在每一类食物中可用不同种的食品依一定数量互相代换。列出各类食物的单位数,可以随意组成食谱。

(三) 计算机软件编制法

营养配餐软件方便、快捷,避免了手工计算的繁琐。学习使用这些软件,极大地提高营养配餐工作的效率。但利用软件来配餐,存在一定的机械性和局限性,不能完全代替人工配餐,其结果需进一步校正。故掌握食谱编制的理论依据和手工计算的方法仍然很重要。

五、食谱的计算与评价

(一) 食谱的计算

1. 手工计算法食谱编制实例　某女性,22 岁,轻体力活动,正常体重,身体健康,为此人编制一日食谱。

(1) 确定用餐对象全日能量供给量:根据用餐对象年龄、性别、劳动强度,通过"中国居民膳食营养素参考摄入量(Chinese DRIs)表"查表确定用餐对象全日能量供给量。查表可知该女性每天所需总能量为 8786.40 kJ(2 100 kcal)。

(2) 计算定量营养素全日应提供的能量:若 3 种产能营养素占总能量的比例取中等值分别为,蛋白质占 15%、脂肪占 25%、碳水化占 60%,则 3 种能量营养素应提供的能量如下。

蛋白质提供的能量 2 100 kcal × 15% = 315 kcal(1 kcal = 4.18 kJ)

脂肪提供的能量 2 100 kcal × 25% = 525 kcal

碳水化合物提供的能量 2 100 kcal × 60% = 1 260 kcal

(3) 计算 3 种能量营养素每天需要数量:根据上一步的计算结果,可算出 3 种能量营养素需要量,具体如下。

蛋白质 315 kcal ÷ 4 kcal/g = 79 g

脂肪 525 kcal ÷ 9 kcal/g = 58 g

碳水化合物 1 260 kcal ÷ 4 kcal/g = 315 g

(4) 主食品种、数量的确定：根据上一步的计算，已知3种能量营养素的需要量，据个人喜好和习惯，如果主食品种选择米、面两种，根据食物成分表，就可确定全天主食的数量。查食物成分表得知，每 100 g 大米（标一）含碳水化合物 76.8 g，每 100 g 小麦粉（特二粉）含碳水化合物 74.3 g，大米和小麦粉在主食中的比重分别为 20% 和 80%，则：

$$所需大米数量 = 315 \times 20\% \div 76.8\% = 82(g)$$

$$所需小麦粉数量 = 315 \times 80\% \div 74.3\% = 340(g)$$

(5) 确定全天副食品种、数量的确定：副食品种类和数量的确定在已确定主食用量的基础上，依据副食品提供的蛋白质质量来确定。用全天应摄入的蛋白质重量减去主食中蛋白质重量，就可以确定全天副食蛋白质的需要量。副食品中蛋白质通过动物性食物及豆制品供给优质蛋白质，据此查表可求出各自的蛋白质供给量。如提供蛋白质的副食包括瘦肉、鸡蛋、牛奶、豆腐等，具体计算步骤如下：由食物成分表得知，100 g 小麦粉含蛋白质 10.4 g，100 g 大米含蛋白质 7.7 g，则：

$$主食中蛋白质含量 = 82 \times (7.7 \div 100) + 340 \times (10.4 \div 100) = 6.3 + 35.36 = 42(g)$$
$$副食中蛋白质含量 = 79 - 42 = 37(g)$$

设定副食中蛋白质的 3/4 应由动物性食物供给，1/4 应由豆制品供给。因此：

$$动物性食物应含蛋白质重量 = 37 \times 75\% = 28 \text{ g}$$
$$豆制品应含蛋白质重量 = 37 \times 25\% = 9 \text{ g}$$

选择的动物性食物和豆制品分别为猪肉（里脊）、鸡蛋（60 g）、牛奶（250 ml）和豆腐（北），由食物成分表可知，每 100 g 猪肉中蛋白质含量为 20.2 g，每 100 g 鸡蛋为 12.8 g，每 100 ml 牛奶为 3.0 g，每 100 g 豆腐中蛋白质含量为 12.2 g。其中牛奶 250 ml，鸡蛋 60 g，则：

$$猪肉（脊背）= (28 - 60 \text{ g 鸡蛋蛋白质含量} - 250 \text{ ml 牛奶的蛋白质含量}) \div (20.2/100)$$
$$= 63 \text{ g}$$
$$豆腐（北）= 9 \div (12.2 \div 100) = 74 \text{ g}$$

(6) 选择蔬菜的品种和数量：在保证蛋白质的摄入后，就可以选择蔬菜的品种和数量。蔬菜的品种和数量可根据不同季节、市场的供应情况，以及与动物性食品和豆制品的配餐需要来确定。总体把握根据膳食平衡的要求，注意叶菜类应占一半以上。

(7) 确定纯能量食物的量：烹调用油多数以植物油为主，由食物成分表可知每天摄入各类食物提供的脂肪含量，将每天需要的脂肪总含量减去食物提供的脂肪含量，就可以得到每天植物油供应量。查食物成分表得知每 100 g 猪肉（里脊）含脂肪 7.9 g，每 100 g 鸡蛋 11.1 g，每 100 ml 牛奶 3.2 g，每 100 g 豆腐（北）4.8 g，每 100 g 大米 0.6 g，每 100 g 小麦粉 1.1 g。植物油 = 每天需要总脂肪 58 g - 63 g 猪肉脂肪含量 - 60 g 鸡蛋脂肪含量 - 250 ml 牛奶脂肪含量 - 74 g 豆腐脂肪含量 - 82 g 大米脂肪含量 - 340 g 小麦

粉脂肪含量 = 31(g)

（8）如根据以上的计算结果，选择不同的食物组成一日食谱，并按照比例分配到三餐中，即完成一日食谱的编制。

（二）食物交换份法食谱编制实例

某男性，36 岁，轻体力劳动，查营养素参考摄入量，该男性的每天能量需要量 2 400 kcal。计算食品交换份份数：2 400÷90 kcal/份 = 27 份；其中谷薯类 19 份，肉蛋奶 3 份，蔬果类 2 份，油脂类 3 份。油脂类食物 3.5 份。具体到食物的种类和数量上则可选用：谷薯类中小麦粉 10 份，稻米 8 份，小米 1 份，肉蛋奶：鸡蛋 1 份，瘦猪肉 1 份，牛乳 1.5 份，蔬果类：大白菜 0.6 份，绿豆芽 0.4 份；油脂类：色拉油 3 份。分配到一日三餐中可这样安排：

早餐	牛奶 250 g	1.5 份
	面包（面粉 150 g）	6 份
	鸡蛋（60 克）	1 份
午餐	米饭（200 g）	8 份
	白菜炒肉（瘦肉 50 g，	0.6 份
	大白菜 300 g，植物油	
	15 g，酱油味精盐适量）	1.5 份
晚餐	花卷（面粉 100 g）	4 份
	小米粥（小米 50 g）	2 份
	炒绿豆芽（绿豆芽 200 g，	0.4 份
	植物油 10 g，味精盐适量）	
	苹果（200 g）	1 份

利用这种方法，编制各种营养食谱，体现了食物多样化原则，提供营养合理的配餐。

（三）食谱的评价

食谱编制完成后，还需从以下几个方面对食谱进行营养分析与评价，确定编制的食谱是否科学合理。应参照食物成分表初步核算该食谱提供的能量和各种营养素的含量，与 DRIs 进行比较，相差在 10% 上下，可以认为合乎要求，否则要增减或更换食品的种类或数量。一般情况下，每天摄入的能量、蛋白质、脂肪和碳水化合物的量出入不应该很大，其他营养素 1 周为单位进行计算、评价即可。

1. **食谱的食物组成** 分析食谱的食物组成，考察其食物种类是否齐全，即是否包含平衡膳食要求的五大类食物。

2. **食谱提供的能量和各种营养素占供给量标准的百分比** 计算食谱的总能量和各种营养素含量，并将它们与供给量标准进行比较，用它们占供给量标准的百分比表明食谱能量和营养素的供应情况。

3. **三大产能营养素的供能比例** 考查它们是否在平衡膳食所要求的供能比范围之内，即碳水化合物占 55%～65%，脂肪占 20%～30%，蛋白质占 10%～15%。

4. 优质蛋白质占总蛋白质的比例 计算食谱中优质蛋白质占总蛋白质的比例,这个比例应至少在 1/3 以上,儿童、青少年、老年人等的膳食中优质蛋白质占总蛋白质的比例应更高,达 40%～50%。

5. 各餐能量分配比 计算各餐提供的能量占一日总能量的百分比,早餐应占 25%～30%、中餐占 40% 左右、晚餐占 30%～35%,加餐一般占 5%～10%。

6. 对烹饪方法的评价 对食物进行烹调加工,使之具有令人愉快的感官性状。同时合理的烹饪方法可以最大限度地减少营养素的损失,调整油、盐等调味品的用量,以达到合理营养、增进健康的目的。

对食谱进行评价后,针对不足之处可能仍需做进一步的微调,之后即可交付使用。一份营养配餐的一日食谱应包括就餐时间、餐次、食物名称、原料名称、原料用量、能量与宏量营养素供给量及比例、特定微量营养素供给量等基本内容。

(高　键　纪春艳)

学习效果评价·思考题

1. 推荐摄入量(RNI)和适宜摄入量(AI)的相同之处和不同之处是什么?
2. 中国居民膳食平衡宝塔(2007)和美国居民膳食指南(2010)中的"我的餐盘"有何相同和不同之处?请以这两个膳食模式评价自己一天的膳食。

第六章　蛋白质-能量营养不良的营养治疗

本章重点

蛋白质—能量营养不良（PEM）其主要原因是由于饮食不当、摄入不足和疾病的继发性因素引起，严重者可危及生命，所以PEM是临床营养学上的重要问题。由于机体长期营养缺乏，胃肠道和其他器官的功能处在下降的状态，不能适应一时的超负荷。查明病因后，有必要针对患者营养不良程度、消化道能力的强弱及对食物的耐受情况制定个体化的营养治疗方案，遵守循序渐进的原则进行治疗。营养素缺乏病的治疗首先应充分利用食物，配制适合于疾病特点的治疗膳食，当患者进食困难、神志不清时再考虑管饲肠内营养。如果肠内营养仍不能满足需要，才考虑肠外营养支持。患者病情好转后，尽可能早地恢复到正常饮食。PEM的治疗短期见效缓慢，一般须坚持一段时间。效果应以患者营养状况的全面恢复、临床与亚临床症状消失、抵抗力增强等客观指标为依据。

学习目标

1. 掌握膳食营养治疗原则和目标。
2. 了解蛋白质-能量营养不良的定义、病因、临床分型与表现。
3. 了解食物的选择。
4. 了解必要的预防措施。

项目一　疾 病 概 述

一、定义

蛋白质-能量营养不良（protein-energy malnutrition，PEM）一般由两种原因造成：①由于食物中蛋白质或能量供给摄入不足；②由于某些疾病等因素引起的摄入不足或消耗性营养不良。这两种在世界各地均有发生。主要表现为渐进性消瘦、皮下脂肪减少、水肿及各器官功能紊乱。严重的 PEM 可直接造成死亡。轻型慢性的 PEM 常被人们忽视，但对儿童的生长发育和疾病康复有很大影响。所以，PEM 是临床营养学上的重要问题。

二、病因

根据引起蛋白质-能量缺乏的发病原因分为原发性和继发性两种。

1. **原发性蛋白质-能量营养不良** 原发性蛋白质-能量营养不良是因食物中蛋白质或能量的摄入量不能满足身体的生理需要而发生的。其主要原因为饮食不当和摄入不足，如婴儿期母乳不足，而未及时和正确地采用混合喂养；骤然断奶，婴儿不能适应或拒绝新的食品。较大小儿常见不良的饮食习惯，偏食或素食，多食糖果，厌食奶类、肉类、蛋类，长期单纯使用淀粉样食品（如奶糕、粥），饮食中长期食物成分搭配不当，能量不够或蛋白质太少。以上原因均可造成摄入不够而导致蛋白质-能量摄入不足。

2. **继发性蛋白质-能量营养不良** 继发性蛋白质-能量营养不良多与疾病有关。主要由于食欲缺乏、吸收不良、分解代谢亢进、消耗增加、合成代谢障碍所致。多见于消化道感染（如迁延性腹泻、慢性痢疾、严重寄生虫感染等），肠吸收不良综合征，消化道先天性畸形（如唇裂、腭裂、先天性肥厚性幽门狭窄和断肠综合征等），慢性消耗性疾病（如结核、肝炎、长期发热、恶性肿瘤等）等。

三、分类与临床表现

临床上，根据体重、皮下脂肪减少的程度和全身症状的轻重将营养不良分为轻度、中度、重度。在临床表现的特征上营养不良又可分为消瘦型、水肿型、消瘦-水肿型、营养性侏儒和体重低下等类型。

1. **消瘦型** 是指以消瘦为主要特征，体重明显下降，骨瘦如柴，儿童生长发育迟缓，皮下脂肪减少，皮肤干燥松弛，多皱纹，失去弹性和光泽，头发松稀，失去固有光泽，面若猴腮，体弱无力，缓脉，低血压，低体温，易哭闹。

2. **水肿型** 是指以全身水肿为主要特征，轻者鉴于下肢、足背；重者见于腰背部，外生殖器及面部也见水肿。儿童身高可正常，体内脂肪也未见减少，但肌肉松弛，似满月脸，眼睑水肿，易剥落的漆皮状皮肤病，指甲脆弱有横沟，表情淡漠，易激惹和任性，常伴发脂肪肝。

3. **消瘦-水肿型** 临床表现介于两者之间，患者体重低于标准体重的 60%，并伴有水肿。这种情况常呈区域性出现，与膳食缺乏的程度有关，还与社会因素有关。

4. **营养性侏儒** 体重低于标准体重的 60%，主要是由于长期蛋白质和能量缺乏，其结果表现为生长迟缓。因身高和体重比例落后，故表面上看似正常。生长期小儿常骨龄滞后。

5. **体重低下型** 轻到中度的亚临床蛋白质—能量营养不良，患者体重在其标准体重的 60%～80%，血浆白蛋白减少，其他与蛋白质缺乏相关的指标也可能改变。单纯性蛋白质或能量营养不良较少见,多数病例为蛋白质和能量同时缺乏,表现为混合型蛋白质-能量营养不良。

项目二 膳食营养治疗与预防

一、膳食营养目标

1. **针对病因** 继发性营养素缺乏应考虑主要病因的治疗,原发性缺乏也考虑解除影响摄入不足的因素,为补充食物或营养素创造条件。营养治疗要成为整体治疗的组成部分,与其他治疗措施相辅相成、相互促进和补充。

2. **所采用的补充剂量要适宜** 不必使用过高的治疗量或维持量。尤其是对于有毒副作用的营养素更应注意。对于不同年龄、不同情况的患者,要区分对待。最好根据临床症状和生化检查结果决定。

3. **全面考虑治疗方案** 不能只考虑主要缺乏的营养素,而应全面从营养素间的相互关系来考虑治疗方案,以期达到患者恢复到具有合理营养状况的健康水平。例如,对蛋白质营养不良的治疗同时,除补充蛋白质外,还应相互补充能量和维生素。

4. **循序渐进** 如不宜突然用高热量、高蛋白质膳食治疗重度蛋白质-能量营养不良,因机体长期缺乏后胃肠道和其他器官的功能处在萎缩和减低的状态,不能适应一时的超负荷。

5. **充分利用食物,配制适合于疾病特点的治疗膳食** 当患者进食困难或神志不清,可考虑管饲肠内营养;当肠内营养仍不能满足时,才考虑静脉营养支持。在患者病情好转以后,尽早恢复正常的膳食治疗。

6. **须坚持一段时间,短期见效缓慢** 效果应以患者营养状况的全面恢复、临床与亚临床症状消失、抵抗力增强等客观指标为依据。

二、膳食治疗原则

蛋白质和热量摄入量应高于正常。补液在伴有发热、脱水时尤为重要。矿物质应为低钠、足量钾和镁,以及适量铁。增加维生素的量。饮食供给从少量开始,随着生理功能适应和恢复,逐渐增加,以少量多餐为宜。根据患者年龄和病情,可用流质、半流质或软食等方式,最好经肠供给,也可用肠外营养治疗。

1. **热量和蛋白质** 儿童初期每天蛋白质可按 1.0 g/kg,热量按 100 kJ(23.9 kcal)/kg,之后蛋白质可逐渐增加。为减少食物体积,20%～40%热量中含多不饱和脂肪酸的植物油。水肿型多给予蛋白质,而消瘦型多摄入热量有利于恢复。成年人蛋白开始时按 0.6 g/kg,后渐增加到 3～4 g/kg,热量可由 210 kJ(50.2 kcal)增加到 336～420 kJ(80.3～100.4 kcal)/kg。选择食物以牛奶、酪蛋白、蛋类、鱼类为宜。较大儿童和成年人根据病情可适量增加大豆蛋白;必要时要素饮食或肠外氨基酸液补充营养。

2. **维生素**　补充维生素 A、维生素 D、维生素 B_1、维生素 B_2、维生素 C、维生素 E、维生素 B_{12} 和烟酸（尼克酸）等，以补充体内的维生素不足；如维生素缺乏症应给予较大剂量进行治疗。

3. **水和矿物质**　液体可经饮食补给，可按每 564.9 kJ（135 kcal）含水在 100 ml 内补给，必要时可输入血浆或其他液体。每天补钾按 15.6～19.5 mg/kg，钠少量供给，按 80.45 mg/kg，以防治心力衰竭。镁和铁分别按常规量每天 4.86～7.29 mg/kg 和 16～32 mg/kg 补充。

4. **对症处理**　合并低血糖静脉注射高渗葡萄糖，也可早期即给含葡萄糖饮食，以少量多餐为好。有贫血的患者应口服铁剂和维生素 C，严重者可以输血。治疗后大多能恢复功能，全身状况好转，食欲恢复，体重增加，水肿消退，肝脏缩小等。一般经 6～8 周治疗，体重/身高比值可接近理想标准。出院后定期随访，指导饮食，继续观察机体恢复的情况。

三、食物选择

1. **宜食食物**

主食类：大米、小麦、高粱、小米、玉米、荞麦、燕麦、薏苡仁。

豆类及制品：黄豆、豆腐皮、豆浆、豆腐、豆腐干、黑豆、绿豆、豌豆、赤豆。

坚果类：核桃仁、花生、开心果、榛子、葵花籽。

肉禽蛋类：瘦猪肉、牛肉、羊肉、鸡、鸭、鸽子、鸡蛋、鸭蛋。

鱼虾类：青鱼、黑鱼、鳊鱼、河鲫鱼、鲤鱼、带鱼、鲳鱼、河虾、海虾。

菌菇类：蘑菇、香菇、杏鲍菇、猴头菇、银耳、黑木耳、银耳。

水果类：猕猴桃、苹果、生梨、桃子、香蕉、草莓、西瓜、葡萄、柑橘、柚子、柠檬。

蔬菜类：青菜、鸡毛菜、花菜、番茄、黄瓜、芹菜、胡萝卜、白萝卜、山药、竹笋。

油脂类：茶籽油、橄榄油、豆油、葵花籽油、玉米油、米糠油、芝麻油。

2. **忌食食物**　腌制品、霉变食物、变质食物。

四、预防措施

营养不良的预防至关重要，预防工作的重点应该是加强营养保健的宣传，进行合理的营养指导，注意卫生，预防疾病，具体实施可参照《中国居民膳食指南》、平衡膳食宝塔，以及《特定人群膳食指南》，在日常饮食中应强调食物成分的正确搭配，不偏食、挑食。

（1）营养供给合理，保证身体需要是预防各种类型 PEM 的关键。

（2）宣传营养知识，提倡全民合理营养、合理烹调、采用科学烹调方法。

（3）孕妇、乳母、婴儿及特殊体力劳动者应按生理需要量给予足够的营养。鼓励母乳喂养，发展婴儿断奶食品。

（4）研究住院患者的营养素需要量，治疗时应注意供给足够的能量和蛋白质，必要时用胃肠外营养（PN）以补充营养需要。

（5）急性和慢性传染病、胃肠疾病及外科术后患者，应及早注意膳食营养治疗。

学习效果评价·思考题

1. 蛋白质-营养不良的定义是什么？
2. 食谱制定应遵循哪些原则？

第七章 营养性贫血营养治疗

本章重点

贫血是指外周血中单位容积内血红蛋白（Hb）的浓度成年男性<120 g/L，成年女性<110 g/L。营养性贫血是指体内铁和蛋白质缺乏致血红蛋白合成减少产生的贫血，属小细胞低色素性贫血。膳食营养管理目标，提供足够的铁供给红细胞的合成，并提供足量的维生素 C 来促进非血红素铁的吸收利用。提高血红蛋白含量纠正贫血。营养要求，能量和三大营养素按照正常人要求供给，选择含铁丰富的食物，如，肝脏、瘦肉、鱼类、禽类等。有些蔬菜中含铁量相对丰富，但吸收差，需要同时提供含丰富的维生素 C 的食品来促进铁的吸收，如橘子、猕猴桃、鲜枣等。因此，应该首选动物性食品。

学习目标

1. 掌握疾病的膳食营养治疗与预防。
2. 熟悉疾病膳食营养与疾病的相互影响因素。
3. 了解营养性贫血概念。

项目一 疾 病 概 述

贫血是常见的临床症状，既可是原发于造血器官疾病，又可是某些系统疾病的临床症状。在出现贫血之前的阶段称为缺铁。铁也是人体必需的微量元素，除参加血红蛋白的合成外，还参与体内的一些生物化学过程。老年人贫血的发病率并不低，可达 17%～26%。老年贫血有各种不同病因，如慢性病及系统疾病性贫血、缺铁性贫血、巨幼细胞性贫血、再生障碍性贫血和溶血性贫血。老年贫血多数继发于其他疾病，对健康影响较大，特别要注意有无恶性肿瘤、慢性感染等隐匿性因素存在。

第七章 营养性贫血营养治疗

一、定义

贫血是指外周血中单位容积内血红蛋白(Hb)的浓度、红细胞(RBC)计数及血细胞比容(Ht)低于同年龄、同性别、同地区的正常标准。它的诊断标准为成年男性<120 g/L,成年女性<110 g/L。而缺铁性贫血是指由于储存铁(包括骨髓、肝、脾及其他组织内)已被用尽,不能满足正常红细胞生成的需要而发生的贫血,属小细胞低色素性贫血。而营养性贫血多指缺铁性贫血。

二、病因

贫血常是一个症状,而不是一个独立的疾病,各系统疾病均可引起。而营养性贫血具体病因如下。①膳食铁摄入不足;②营养不良;③机体对铁的需要量增加且未及时补充;④先天储备不足或丢失增加,如大出血、月经过多或钩虫感染等;⑤其他疾病造成铁吸收减少而引起的铁营养不良,如萎缩性胃炎胃酸缺乏或服用过多抗酸药、腹泻、寄生虫病及某些药物。

其中营养不良原因主要是食物中相关营养素的缺乏;膳食结构不合理或偏食、挑食造成的营养素摄入不足或吸收利用障碍,以及胃肠道功能差或器质性胃肠道疾病、药物因素都可能影响营养素的吸收利用。幼儿、育龄期妇女和老年人是缺铁性贫血的高发人群。

三、分类

贫血分为大细胞性贫血、正细胞性贫血、小细胞低色素性贫血。大细胞性贫血为平均红细胞体积(MCV)>100 fl,平均血红蛋白浓度(MCHC)32%~35%,常见疾病为巨幼细胞性贫血、骨髓增生异常综合征。正细胞性贫血为 MCV 80~100 fl,MCHC 32%~35%,常见疾病为再生障碍性贫血、溶血性贫血、急性失血性贫血、骨髓病性贫血。小细胞低色素性贫血为 MCV<80 fl,MCHC<32%,常见疾病为缺铁性贫血、海洋性贫血(地中海贫血)、铁粒幼细胞性贫血(图7-1~图7-3)。

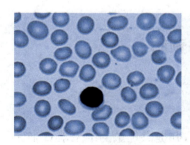
图7-1 正常红细胞

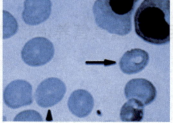
图7-2 大细胞高色素性红细胞

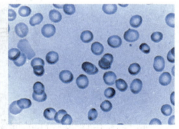
图7-3 小细胞低色素性红细胞

四、临床表现

一般表现为疲乏无力、精神委靡和皮肤黏膜苍白;心血管症状表现为活动后心悸、气短,严重者可以引起贫血性心脏病;神经系统症状表现为头痛、头晕、耳鸣及注意力不集中;消化系统症状表现为食欲缺乏、恶心;泌尿生殖系统症状表现为多尿、尿比重降低。其他常见症状为毛发干枯易脱,指甲变薄有条纹,严重者产生反甲。老年人表现为生理功能变化,如体力下降;精力不足;记忆力减退;消化功能减退影响营养素吸收。所以,老年贫血多见的缺铁性贫血、继发性贫血。缺铁性贫血,主要是因为消化系统功能的改变及膳食习惯不当而影响铁的摄入和吸收。继发性贫血,主要是因为其他疾病所致,如消化系统的疾患、肿瘤及某些感染性疾病等引发。贫血对老年人健康的影响,可使免疫力低下,容易发生感染;可使神经系统和肌肉缺氧,容易出现疲倦乏力、记忆力减退和认知功能受损;对心脏产生不良影响,使心脏负荷加重;由于血红蛋白量减少,运氧能力减弱,出现气急、面色苍白、出冷汗等症状;消化功能和消化酶分泌减少,导致食欲缺乏、恶心呕吐等;导致血管收缩和肾脏缺氧,使肾功能受损。

项目二 膳食营养影响因素

一、有利于铁吸收的保护因素

(1) 鱼肉禽类蛋白质和肉因子。
(2) 氨基酸、乳糖。
(3) 维生素 A、维生素 C、维生素 B_2、胡萝卜素。

二、不利于铁吸收的危险因素

(1) 过多或过少的脂肪。
(2) 植物中的草酸和植酸。
(3) 大量的钙、锌、膳食纤维。
(4) 卵黄高磷蛋白、多酚类化合物。

项目三 膳食营养治疗与预防

一、膳食营养目标

膳食营养管理目标是提供足够的铁供给红细胞的合成,并提供足量的维生素 C 来促进非血红素铁的吸收利用,提高血红蛋白含量纠正贫血。营养要求,能量和三大营养素按照正常人要求供给,选择含铁丰富的食物如肝脏、瘦肉、鱼类和禽类等。有些蔬菜中含铁量相对丰富,但吸收差,需要同时提供含丰富的维生素 C 的食品来促进铁的吸收,如橘子、猕猴桃、鲜枣等。故应该首选动物性食品。

二、膳食治疗原则

（1）增加铁、蛋白质、维生素 C 的供给量。

（2）减少抑制铁吸收的因素。

（3）合理安排饮食内容和餐次。

具体参照居民《膳食指南 2007 版》，食物多样化、谷类为主、粗细搭配；多蔬果和薯类；每天吃奶类、豆类或制品；常吃鱼、禽、蛋、瘦肉；减少烹调油，清淡少盐膳食；食不过量，天天运动，保持健康体重；三餐分配合理，零食要适当；每天足量饮水，合理选饮料；饮酒应限量；吃新鲜卫生的食物；粗细搭配、松软、易消化吸收；合理安排饮食，提高生活质量；重视预防营养不良和贫血；多做户外活动，健康体重。任何与红细胞生成有关的营养素缺乏，都可能引起贫血。这些营养素包括叶酸、蛋白质、铜、铁、维生素 C、维生素 B_{12} 等。最常见易于缺乏的是叶酸、铁和维生素 B_{12}。①叶酸缺乏与贫血，机体在各种生理或病理状态下，叶酸需要量增加，而摄入量不能满足需要时，则可导致叶酸缺乏。长期饮酒者，其叶酸需要量明显增加，是因为酒精会影响叶酸在肠内吸收；②维生素 B_{12} 缺乏与贫血，多数人肝脏内储存维生素 B_{12} 可满足 3～5 年需要，故因维生素 B_{12} 缺乏引起贫血要相当长时间才出现缺乏症状。通常，老年人容易出现维生素 B_{12} 缺乏，因为老年人易发生内因子缺乏，而内因子是将维生素 B_{12} 转运通过肠壁的必备物质。胃肠切除患者出现维生素 B_{12} 缺乏，因胃切除后内因子不能生成；而小肠切除后，影响到维生素 B_{12} 吸收。绝对素食者，因不进食动物性食品，使机体长期处于缺乏维生素 B_{12} 状态。

三、食物选择

1. 宜食食物 应选用含铁高的高蛋白食物。生物价值高的蛋白质食物有牛奶、鱼类、蛋类、豆类，常食用对治疗贫血效果好。通常铁含量较多、吸收利用较好的食物有蛋黄、畜肉、禽肉、鱼肉、动物肝脏等。含铁量较高的植物性食物，如菠菜、草头、芹菜、苋菜、番茄、荠菜、大豆、豌豆、扁豆、桃、李子、菠萝、杨梅、橙子、橘子、柚子、无花果、葡萄、苹果等，缺铁性贫血患者可多选用。绿叶蔬菜、酵母、菌类、动物内脏含叶酸丰富，维生素 B_{12} 存在于动物性食品中，主要为肉类与动物内脏，常食用对治疗巨幼红细胞性贫血有效。

2. 忌食食物 植物性食物铁含量低，吸收利用也较差。贫血患者忌饮烈性酒类和油腻食物。

四、预防措施

预防的重点干预人群有小儿、经期女性、老年人等。老年人营养不良贫血发生率并不低，防治老年人贫血，需要①增加食物摄入量，保证能量、蛋白质、铁（适宜摄入量，男 15 mg，女 20 mg）、维生素 B_{12}（来源动物性食品）和叶酸（来源动、植物性食品）的供给，它们是造血必需原料。②调整饮食结构，贫血老人应注意适量增加瘦肉、禽、鱼、动物血和肝的摄入，因动物性食品是膳食中铁的良好来源，吸收利用率高，维生素 B_{12} 含量丰富。③摄入新鲜的水果和蔬菜，可提供丰富维生素 C 和叶酸，促进铁吸收和红细胞合成。

④吃饭前后不宜饮用浓茶,以减少其中鞣酸等物质对铁吸收的干扰。⑤选用含铁的强化食物,如强化铁的酱油、强化铁的面粉和制品等。有报道,食物强化是改善人群铁缺乏和缺铁性贫血最经济、最有效的方法。⑥适当使用营养素补充剂,当无法从膳食中获得充足的营养素时,可以有选择性地使用营养素补充剂,如铁、B族维生素、维生素C等。⑦积极治疗基础病,通过去病因治疗;合理饮食调理、铁剂强化食品;药物治疗:铁剂等;病情需要时可输血治疗。其中铁剂的补充治疗以口服为宜,每天服元素铁150~200 mg即可,常用的是亚铁制剂,于进餐时或餐后服用,以减少药物对胃肠道的刺激。铁剂忌与茶同服,否则易与茶叶中的鞣酸结合成不溶解的沉淀,不易被吸收。其他药物中的钙盐及镁盐亦可抑制铁的吸收,应避免同时服用。

(杨 青)

学习效果评价·思考题

营养性贫血的预防措施有哪些?

第八章 肥胖营养治疗

本章重点

肥胖定义为由于遗传、环境和行为因素共同作用引起的，特别是摄食营养物质过剩导致能量失衡、体重超常所致的一种常见的内分泌代谢疾病。诊断靠测定体脂含量等。主要受遗传因素和生活方式（如行为、社会文化、膳食和心理因素等）的影响。轻度肥胖无临床症状，中度及以上肥胖则出现与之相关并发症的临床表现。膳食营养治疗为限制总能量、合理分配营养素比例、高纤维膳，以及调整烹调方法和进餐次等等。

学习目标

1. 掌握肥胖诊断标准。
2. 掌握膳食营养中对肥胖的保护因素和危险因素。
3. 掌握肥胖的膳食原则和对减肥有益的食物。
4. 熟悉肥胖的预防措施。
5. 了解肥胖定义、病因、分类及临床表现。

项目一 疾病概述

肥胖是指人体脂肪过量贮存、脂肪细胞数量增多和（或）细胞体积增大，即全身脂肪组织块增大，与其他组织失去正常比例的状态。1997 年，世界卫生组织（WHO）明确宣布肥胖是一种疾病。随着社会经济的发展、饮食结构变化、生活和劳技、交通状况改善，肥胖病患病率与日俱增，已经成为现代社会的流行病。

一、定义

肥胖是指由于遗传、环境和行为因素共同作用引起的，特别是摄食营养物质过剩导致能量失衡,体内脂肪积聚过多,体重超常所致的一种常见的内分泌代谢疾病。但需要排除机体肌肉组织和骨骼特别发达,或者水肿造成的体重增加超出标准体重者。

肥胖的诊断核心是测定体脂含量,正常人体脂肪含量因年龄和性别不同而不同。新生儿体脂占体重约10%;青少年男性体脂占体重为10%,女性为15%;成年人男性体脂占体重为15%,女性为22%。当成年男性体脂超过体重的25%,成年女性的体脂超过体重的30%,被判断为肥胖。目前判断肥胖常用的方法有人体测量法、物理测量法和化学测量法。

二、诊断

1. **理想体重与肥胖度** 按照年龄或身高计算出标准体重,然后计算肥胖度。计算公式如下(不同年龄的公式不同):

$$1 \sim 6 \text{个月体重(kg)} = \text{出生体重(kg)} + \text{月龄} \times 0.7(\text{kg})$$

$$7 \sim 12 \text{个月体重(kg)} = \text{出生体重(kg)} + 4.2(\text{kg}) + (\text{月龄} - 6) \times 0.4(\text{kg})$$

$$2 \sim 12 \text{岁体重(kg)} = \text{年龄} \times 2(\text{kg}) + 8(\text{kg})$$

我国对成人标准体重通常采用Broca改良公式,即:标准体重(kg) = 身高(cm) − 105。或公式:理想体重(IBW)(kg) = [身高(cm) − 100] × 0.9(男性) 或 × 0.85(女性)

肥胖度是指实际体重超过理想体重的百分数:

$$\text{肥胖度} = [(\text{实际体重} - \text{标准体重}) / \text{标准体重}] \times 100\%$$

肥胖度正常值为±10%;10%~20%为超重;≥20%而无原因,即为肥胖。其中,20%~30%为轻度肥胖;30%~50%为中度肥胖;>50%为重度肥胖。

2. **腰臀比** 又称WHR,是区分脂肪分布类型的指标,WHR偏高为向心性肥胖,偏低则为周围性肥胖。

WHO建议男性WHR>0.9,女性WHR>0.85为向心性肥胖。按腰围男性≥94 cm,女性≥80 cm定为向心性肥胖(欧洲人群)。目前我国人群以男性腰围85 cm,女性腰围80 cm作为标准。

3. **体质指数(BMI)** 是近年来国际流行的一种标准体重测量法,是WHO推荐的国际统一使用肥胖分型参数。计算公式:BMI = 体重(kg)/身高(m^2);男性脂肪百分量 = $1.215 \times BMI - 10.31$;女性脂肪百分量 = $1.48 \times BMI - 7.0$。1998年WHO公布的标准:以BMI介于18.5~24.9为正常范围;25.0~29.9为超重;≥30为肥胖。由于不同地区或国家的BMI可有差异,2000年WHO提出了亚洲人群正常BMI为18.5~22.9;≥23为超重;≥25为肥胖。25.0~29.9为Ⅰ度(中度)肥胖;≥30为Ⅱ度(重度)肥胖。我国肥胖工作组根据我国人群调查数据的BMI值、腰围与心血管疾病发病率和病死率的关系,制定了适合中国成年人的超重、肥胖BMI筛查分类标准(表8-1)。

表 8-1　中国成人超重和肥胖的 BMI 和腰围界限值与相关疾病* 危险的关系

分类	体质指数(BMI)	腰围(cm)		
		男:＜85 女:＜80	男:85~95 女:80~90	男:≥95 女:≥90
体重过低**	＜18.5	…	…	…
正常体重	18.5~23.9	…	增加	高
超重	24.0~27.9	增加	高	极高
肥胖	≥28	高	极高	极高

*：相关疾病指高血压、糖尿病、血脂异常和危险因素聚集；
**：体重过低可能预示有其他健康问题。

三、病因

目前肥胖的病因和发病机制尚不完全清楚。一般认为，肥胖是遗传和环境因素共同作用的结果。大量研究表明，不同个体对能量摄入和体重调节反应等的不同，受遗传因素和生活方式(如行为、社会文化、膳食和心理因素等)影响。即内因和外因的影响，因此，肥胖是一种多因素引起的机制较为复杂疾病。长期能量摄入超过能量消耗就会引起肥胖。随着我国经济的发展和食物供应的丰富，膳食模式发生了很大变化，高蛋白、高脂肪的食物摄入量增加，高能量的快餐食物摄入机会增多，而膳食纤维、维生素和矿物质却可能摄入不足或严重缺乏。随着现代化交通工具的日渐增多、职业性体力劳动和家务劳动量减轻，人们静态生活的时间增加，能量消耗逐渐减少，此时不注意增加运动量，发生肥胖的概率大大增加。

四、临床表现

轻度肥胖患者一般没有明显的临床症状；中度及以上肥胖者出现与之相关并发症的临床表现，一旦肥胖程度减轻，其临床症状随之好转。

1. **呼吸系统**　患者常出现头晕、头痛、心悸、倦怠和嗜睡等通气不良综合征。主要因纵隔、胸壁和心脏周围大量脂肪堆积，影响心肺功能，呼吸运动和血液循环障碍，易导致 CO_2 潴留，甚至发生睡眠时窒息。长期会引起多汗、无力、腹胀、下肢水肿等慢性肺心病和心力衰竭表现。

2. **心血管系统**　特别是重度以上肥胖者，心肌内外脂肪沉积过多，影响血液有效循环，易导致心肌劳损，最终因心脏长期负荷过重，引发高搏出性心力衰竭。

3. **内分泌系统**　肥胖者胰岛素浓度是正常人的 2~3 倍。胰岛素代谢的异常导致糖耐量降低，血糖增高。血脂、血清胆固醇及三酰甘油和游离脂肪酸增高，是诱发糖尿病、动脉粥样硬化、冠心病、胆石症等并发症的原因。肥胖者性激素发生改变。男性雄激素减少雌激素增加，面部皮肤变得细腻，性欲减退或阳痿。重度肥胖的女性，雄性激素是正常人的 2 倍。持续的雌激素增高，可导致青春前期女孩月经初潮提前，成年女性卵巢功能异常,绝经后女性可因刺激乳腺和子宫异常增生,其乳腺癌和子宫内膜癌的发病率达正常人的3～4倍。

4. **消化系统**　肥胖者常有食欲亢进、多食善饥、便秘、腹胀等症状,以及不同程度的脂肪肝,影响胰岛素摄取和利用。少数人群还有夜食综合征、夜间食欲旺盛、失眠、白天食欲缺乏等。

据WHO的报道,肥胖可增加许多疾病发生的危险性,肥胖症性疾病的危害度见表8-2。

表8-2　肥胖者发生肥胖相关疾病或症状的相对危险度*（WHO,1998）

高度增加（$RR \geqslant 3$）	中度增加（$RR:2～3$）	轻度增加（$RR:1～2$）
2型糖尿病	冠心病	癌症（子宫内膜癌、大肠癌、绝经
胆囊疾病	高血压病	后妇女乳腺癌、男性前列腺癌）
血脂异常	骨关节炎（膝关节、髋关节）	性激素分泌异常
代谢综合征	高尿酸血症和痛风	多发性卵巢囊肿综合征
呼吸困难		生育功能受损
睡眠呼吸暂停综合征		腰背痛
		增加麻醉危险性
		母亲肥胖引起胎儿缺陷

＊:RR为相对危险度,指肥胖者相关疾病的患病率是正常体重者患该病患病率的倍数。

项目二　膳食营养影响因素

人体需要多种营养素来维持正常的生理功能,健康身体的基础是平衡的膳食营养。它包括各种营养素品种齐全,数量充足,营养素之间符合生理要求,各餐分配合理。当长期能量摄入量超过消耗量,加上某些营养素摄入不足或缺乏等失衡状态,就可能出现肥胖。

一、能量与肥胖

人体每天通过食物摄入能量同时,又通过基础代谢(即维持心搏、循环、体温、呼吸等基本生命活动所消耗的能量)和体力活动(运动、劳动等消耗的能量)等途径消耗能量。正常情况下能量摄入和能量消耗维持着一种平衡状态。如果由于某种原因,每天摄入的能量少而消耗的能量多,身体将动用体内储存的脂肪来补充减少的能量,脂肪就会被逐渐消耗,人的体重就会下降。反之,出现能量过剩,体重就会增加。因此,膳食能量摄入量的确定与肥胖密切相关。能量的需要量与人的身高、标准体重、每天的活动量有关(表8-3)。

计算公式：能量需要量 = 基础代谢率(BMR) × 活动强度(PAL)

或者，能量需要量 = 标准体重(kg) × 推荐能量需要量[kcal/(kg·d)]

表 8-3　建议我国成人活动水平分级

活动水平	职业工作时间分配	工作内容举例	PAL 男	PAL 女
轻	75% 时间坐或站立 25% 时间站着活动	办公室工作、修理电器钟表、售货员、酒店服务员、化学实验操作、讲课等	1.55	1.56
中	25% 时间坐或站立 75% 时间特殊职业活动	学生日常活动、机动车驾驶、电工安装、车床操作、金工切割等	1.78	1.64
重	40% 时间坐或站立 60% 时间特殊职业活动	非机械化农业劳动、炼钢、舞蹈、体育运动、装卸、采矿等	2.1	1.82

（摘自：《中国居民膳食营养素参考摄入量》表 2-5）。

二、碳水化合物与肥胖

1. 血糖指数(GI)　高 GI 食物进入胃肠道后消化快、吸收率高，葡萄糖入血快、引起的血糖峰值高；而低 GI 食物则相反。过多的碳水化合物或过高的 GI 食物的摄入能快速刺激胰岛素的分泌，增强脂肪合成，抑制脂肪分解，进而促进体内脂肪的产生和储存。

2. 膳食纤维　膳食纤维进入消化道内，在胃中吸水膨胀，可使人产生饱腹感，减少进食量，从而减少能量摄入，达到控制体重和减肥的目的。另外，膳食纤维在胃中吸水膨胀后可增加胃的蠕动，延缓胃中内容物进入小肠的速度，降低了小肠对营养素的吸收速度。食物的膳食纤维含量会降低生糖指数，可能有助于控制食物摄入。研究发现，每天摄入 10 g 纤维素，就可以减少 15% 的能量吸收，减少能量囤积。

三、脂肪与肥胖

脂肪是能量密度最大的营养素，是所有生物体过剩能量储存的形式。在脂肪总量控制的前提下，脂肪的类型比数量更重要。含有 EPA、DHA 丰富的多不饱和脂肪酸能增加人类瘦素水平，能抑制食欲、促进代谢，使肥胖者减轻体重。共轭亚油酸能够减少身体脂肪积累和增加蛋白质含量，引起脂质代谢基因表达，增加能量消耗，减少能量摄入和脂肪生成，增强的解脂作用，减少脂肪细胞的增殖和分化。

四、蛋白质与肥胖

蛋白质是维持生命必不可少的物质，是构成和修复机体组织的重要成分。在各类营养素中消耗蛋白质所需要的时间及能量是最长、最多的。分解及吸收蛋白质需要 3 h 以上，吸收蛋白质能量消耗是 30%，脂肪是 12%，碳水化合物是 7%。人体需要蛋白质来维持肌肉，提高代谢水平，膳食中富含蛋白质容易引起饱腹感，抑制食欲。另外，充足蛋白质能增加体内白蛋白和球蛋白，提高血浆渗透压，有利于脱去多余水分，达到脱水利尿效果。

五、维生素与肥胖

维生素 D 与肥胖密切相关,血清 $25-(OH)D_2$ 与 $1,25-(OH)_2D_3$ 的浓度都与体质指数(BMI)呈负相关。维生素 D 是血清 PTH 水平的重要决定因素,其缺乏可导致 PTH 含量增加。PTH 刺激钙内流入脂肪细胞,钙刺激脂肪形成,从而导致体重增加。维生素 B_1、维生素 B_2、维生素 B_6、维生素 B_{12},泛酸、烟酰胺、生物素在糖、蛋白质、脂肪代谢及能量代谢过程中起着非常重要的作用。

六、矿物质与肥胖

矿物质在超重和肥胖发生、发展中的可能机制为:细胞内钙离子能刺激脂肪合成,抑制脂肪分解,在脂肪细胞代谢中的作用十分关键。钙摄入量低及血钙浓度低,引起甲状旁腺激素分泌增加,细胞内钙离子积聚,体脂增加;高钙摄入则可以反馈抑制甲状旁腺激素分泌,预防肥胖发生。

锌通过调节瘦素分泌,促进游离脂肪酸释放和葡萄糖摄取,对脂肪组织代谢具有非常重要的作用。锌还可以增加胰岛素合成,增强胰岛素活性,促进糖代谢。镁缺乏是代谢综合征的危险因子,可能机制为饮食镁摄入量低,增加尿中血栓素浓度和血管紧张素介导的醛固酮合成,降低胰岛素活性。

七、水与肥胖

水是人体的基本组成成分,且含量最多。身体的所有化学反应包括新陈代谢,都依赖水。水分摄取的减少将减缓能量代谢并将增加脂肪的堆积。另外,水还能阻止体液潴留,足够的水分使机体及时更换储存的体液。

项目三　膳食营养治疗与预防

肥胖是一种慢性代谢性疾病,它的治疗必须坚持足够时间,持之以恒地改变原有的生活、饮食习惯,彻底纠正能量代谢入超,合理的膳食营养治疗是关键。

一、膳食营养目标

1. *管理目标*　控制能量和增加消耗,保持能量摄入小于能量支出,逐渐降低体重至适宜范围。适宜减重速度为每月 0.5~1.0 kg。

2. *营养需求*　膳食中除能量外的营养素必须满足机体的基本需要,且膳食能使患者易接受。

二、膳食治疗原则

1. *限制总能量*　根据现有体重限制总能量的摄入量,降低的能量幅度应呈阶梯式。

长时间坚持时,应注意最低安全水平;每人每天的能量供给是 1 000 kcal。成年轻度肥胖者,比平日减少能量摄入 125～250 kcal;中度肥胖者,减少 500～1 000 kcal。儿童、青少年的总能量限制应充分考虑其生长发育的需要:<5 岁 600～800 kcal/d,5～10 岁 800～1 000 kcal/d,10～14 岁 1 000～1 200 kcal/d。

2. 供能营养素分配比例合理

(1) 蛋白质要充足或适当提高:轻度肥胖者以每天 1.0～1.2 k/kg 为宜,中度及以上肥胖者,应提高到总能量的 20%～30%,如肝肾功能受损或高尿酸血症或伴有痛风,则应适当减少蛋白质总量,并选用高生物价蛋白。

(2) 限制脂肪的摄入:特别是动物类脂肪,以占总能量 20%～25% 为宜,重度肥胖者则应在 20% 以下。胆固醇控制在≤300 mg/d,可多选择含 ω-3 脂肪酸含量丰富的食物。每天的烹调用油控制在 10～20 g 以内。

(3) 宜高膳食纤维,减少碳水化合物的摄入:轻度肥胖者摄入量在总能量的 50%～55%,中度及以上肥胖者控制在 40%～50% 为宜。限制单糖摄入,以多糖为主,保证有足够的膳食纤维 20～30 g/d(相当于 500～750 g 绿叶蔬菜和 100 g 粗杂粮中含的膳食纤维)。

(4) 限盐戒酒:每天盐的摄入量应在 3～6 g,防止刺激食欲,中度及以上肥胖者最好在 3 g/d 以下,同时应严格注意隐性盐或隐性钠(食物本身含盐或钠)的摄入。1 ml 酒精提供能量 7 kcal,肥胖者均应戒酒。

(5) 保证维生素和矿物质的供给:多补充肥胖者容易缺乏的维生素,如维生素 D、维生素 B_1、维生素 B_2 和烟酸等;容易缺乏的矿物质,如钙、铁等。

(6) 保证充足的水分:充足的水分有利于能量代谢并抑制食欲,每天水分供给应保证在 25～30 ml/kg,禁食含糖饮料。另外可以选用含水分丰富的食物。

(7) 调整烹调方法和进餐次数:烹调方法应选用少用烹调油的蒸、煮、炖、烩、卤等方法,忌用油煎、炸的方法。少选用刺激食欲的辛香、辣、鲜等调味品。进餐次数以少食多餐为宜,每天在 5～6 餐最佳。

三、食物选择

1. 宜食食物

(1) 低脂肪、低胆固醇、高生物价蛋白质食物:如脱脂牛奶、鸡蛋白、鱼、虾、去脂禽类、兔肉、低脂畜肉、大豆及其制品。

(2) 高膳食纤维、维生素和矿物质食物:如粗杂粮(燕麦、小米、玉米、糙米)、魔芋制品、果胶、海藻、薯类、新鲜蔬菜、水果等。

(3) 无糖饮料:如矿泉水、白开水、绿茶、乌龙茶、黑咖啡等。

2. 忌食食物

(1) 高碳水化合物、低膳食纤维食物:如蔗糖、麦芽糖、果糖、蜜饯、糖果和甜点心等。

(2) 高脂肪、高胆固醇食物:如肥肉、蛋黄、虾子、鱼卵、动物内脏、动物油(猪油、牛油等)、大量坚果(花生、核桃)、油炸食品、油酥糕点等。

(3) 酒和甜饮品:包括各类酒;含高糖饮品,如可乐、雪碧、各种碳酸饮料、奶茶等。

四、预防措施

1. **增强肥胖对健康的危害意识**　临床研究表明,动脉粥样硬化、高血压病、冠心病、糖尿病等都是在肥胖的基础上发生的。因此,充分认识肥胖对人体的危害对预防肥胖十分重要。从妊娠中期胎儿至幼儿期 5 岁以前,是人的一生中生长最旺盛的时期,这一时期的能量摄入超标,将会促使全身各种组织细胞,包括脂肪细胞的增生肥大。因此,预防肥胖从婴幼儿开始。

2. **养成良好的饮食、生活习惯**

(1) 均衡营养,实现能量平衡:预防肥胖的关键在于保证摄入的能量与消耗的能量要平衡,防止剩余能量转化为脂肪储存。在控制合适能量的基础上,三大产能营养素比例合理(蛋白质 10%～15%,脂肪 25%,碳水化合物 50%～60%),食物尽量多样化,保证各种营养素的供给,并达到营养均衡。

(2) 饮食生活健康、规律:进食定时定量,合理分配每餐的进食量(早餐∶午餐∶晚餐以 3∶4∶3 为宜),不暴饮暴食,尽可能放慢进餐速度,使有时间形成饱足信号,消除饥饿感。保证良好、充足睡眠时间,避免睡前 2～3 h 的进餐行为。多饮水,拒绝饮料。

(3) 保持良好情绪:良好的情绪能使体内各系统的生理功能保持正常运行,对预防肥胖起到一定作用,避免不良情绪引发的过量进食行为。

3. **重视体重监测**　定期进行体重的自我监测,了解不同的年龄、性别、生理状况时期的理想体重范围,及时发现超重现象,达到早期干预,调整能量摄入,增加消耗,防止肥胖产生的目的。

4. **加强体力活动**　体力活动在预防体重增加和肥胖方面也起着关键的作用。目前体力活动指南对预防体重增加的推荐量是每天进行中高强度的体力活动 60 min。这个剂量比维持一般健康状况和心血管功能的剂量要高。适宜的体力活动可以根据自身的身体条件选择(有无明确的脏器疾病),根据肥胖的程度选择,根据自己的爱好选择,也可以根据周围环境和条件选择。只有找到适合个体,并愿意和能够坚持的体力活动,对预防肥胖的意义更大。

(韩维嘉)

学习效果评价·思考题

1. 简述肥胖病的诊断标准。它会对人体产生哪些危害?
2. 怎样对肥胖病者进行膳食治疗及预防?

第九章　骨质疏松症营养治疗

本章重点

骨质疏松症是一种严重危害老年人身体健康、降低生活质量的慢性疾病,和高血压病、高血脂、糖尿病等慢性疾病一样,是全球所关注的重要健康问题。富含钙及维生素D、适量蛋白质和低盐的均衡膳食对骨质疏松症的防治至关重要。不同年龄段钙元素的RNI不同,骨质疏松症的好发人群绝经后妇女以及老年人群钙元素的RNI是1 000 mg。老年人维生素D的需求量为400~800 IU/d,骨质疏松症患者为800~1 200 IU/d。富含钙的食物包括乳制品、豆制品、海产品和坚果。肉类、咖啡、碳酸饮料和盐对骨骼健康产生负性作用,应尽可能避免或少食用。

学习目标

1. 掌握膳食营养中对骨骼的保护因素和危险因素。
2. 掌握成年人、绝经后妇女、老年人和骨质疏松症患者钙和维生素D的需求量。
3. 掌握膳食原则和对骨骼有益的食物。
4. 熟悉骨质疏松症的基本定义、病因、分类、危险因素、临床表现及诊断方法。

项目一　疾病概述

知识链接

冰山一角的骨质疏松性椎体骨折

椎体是骨质疏松性骨折最常见的部位,但椎体骨折的漏诊率十分高。根据我国最新研究数据显示,社区50岁以上人群中椎体骨折的发现率仅21%。究其原因,许多骨质疏松症患者在日常活动中,如剧烈咳嗽、弯腰搬重物后出现突发腰背酸痛,卧床休息数周后疼痛有所缓解,所以未至医院就诊、拍摄 X 线片。但此时患者可能已出现椎体压缩性骨折。因此对于中老人特别是有骨质疏松病史的患者,出现突发腰背酸痛应该及时就医进行相关检查,明确有无椎体压缩性骨折,以免延误病情。

人口老龄化已成为一个全球性现象,随着人口的老龄化,老年人的相关问题正日渐突出。而骨质疏松症作为一种退化性老年疾病,影响着老年人晚年的生活质量,其严重后果是骨折以及骨折后并发症所致的残疾和死亡。据统计,60～70 岁以上老人中约 1/3 患有骨质疏松症,80 岁以上老年人中有半数以上患有骨质疏松症。因此,骨质疏松症作为严重威胁老年人健康的疾病不容忽视。

一、定义与诊断

1. 定义　目前,WHO 对骨质疏松症的定义是指一种以骨量低下、骨微结构破坏,导致骨脆性增加,易发生骨折为特征的全身性骨病。2001 年,美国国立卫生研究院(NIH)进一步提出了骨强度的概念。骨强度反映了骨骼的两个方面,即骨密度和骨质量,并定义骨质疏松症是以骨强度下降、骨折风险增加为特征的骨骼系统疾病。

2. 诊断　根据国际标准,骨质疏松症的诊断依赖两个方面。第一就是通过双能 X 线吸收仪测定腰椎和髋部的骨密度。当骨密度 T 值$\leqslant-2.5$,即可诊断为骨质疏松症;第二是根据既往有无脆性骨折的病史。此外,还可通过血液和尿液检查骨骼代谢情况,包括新骨合成速度、老化的骨骼破坏速度、人体钙储备量等,以对骨骼状态进行更完善的评估。

二、分类

根据病因的不同,骨质疏松症主要分为原发性和继发性。原发性骨质疏松症占所有骨质疏松症的 90% 以上,又进一步分为绝经后骨质疏松症(Ⅰ型)、老年性骨质疏松症(Ⅱ型)、特发性骨质疏松症和继发性骨质疏松症。绝经后骨质疏松症主要见于绝经 5～10 年的女性,其主要发病机制为卵巢功能减退所致的雌激素减少;老年性骨质疏松症一般发生在 65 岁以后的女性及 70 岁以后的男性,主要是年龄增长骨骼退变所致;特发性骨质疏松症比较罕见,主要发生在青少年,病因不明,多有家族史;继发性骨质疏松症是由于疾病、药物等引起的骨质疏松症。目前,糖皮质激素所致的骨质疏松症是继发性骨质疏松症中最常见的。

三、临床表现

1. 疼痛　疼痛是骨质疏松症最常见的症状。多见于腰骶部、髋部等承重部位,周身疼痛也较为常见。

2. 脊柱变形　　身高变矮是骨质疏松症引起的脊柱变形中最常见的体征,与年轻时相比身高缩短 3 cm 以上有临床意义。骨质疏松严重患者可出现驼背。

3. 脆性骨折　　脆性骨折又称低能量或非暴力性骨折,是指从站立或小于站立高度跌倒或因日常活动而发生的骨折。脆性骨折好发于胸腰椎、髋部、桡尺骨远端和肱骨近端,其他部位也可发生骨折。

项目二　膳食营养影响因素

知识链接

有趣的数字

骨骼新陈代谢十分活跃,成年人骨骼纵向生长停止,骨重建过程持续进行,不断有老化的骨骼被破坏吸收,随后又有新的骨骼生成并矿化,这种骨重建对骨组织的自身修复极为重要。正常情况下,每年全身有 9% 的骨骼参与骨重建过程,这也就意味着大约每 11 年,人体全身的骨骼要完全更新一次。新骨的合成需要以钙元素作为原料,假如以一个寿命为 80 岁的人为例,一生中为满足骨骼的正常新陈代谢所需的钙总量大约相当于 6 万杯牛奶的钙含量(1 杯牛奶为 250 ml)。

一、保护因素

1. 钙　　钙和维生素 D 是骨骼最基本的营养元素。人体中 99% 的钙集中在骨骼中。由于钙是无机元素,无法在人体内自身合成,故必须通过各种方式从外界摄取。钙进入体内后,大多数以磷酸盐的形式沉积在骨骼中,是保证骨组织硬度的基本要素。从出生开始,随着生长发育,骨量不断累积增加。30 岁以后达到骨峰值量并维持在该水平,50 岁以后女性因为绝经将出现快速骨流失,男性在 65~70 岁以后也将因为老化出现骨量降低。虽然骨量随着年龄变化会不断增减,但是钙对骨骼的保护作用在任何一个年龄段都至关重要。

在儿童和青少年时期,是骨量增加最为明显的阶段。正常新生儿骨骼钙含量仅 20~30 g,到成年后骨钙含量要达到 1 200 g。这其中大多数钙在骨骼的沉积都是青少年时期完成的,一般每天平均骨钙沉积高达 300 mg。青少年时期的骨量经过增加可达到成年人骨量的 70%,是决定骨峰值量最关键的阶段。钙的摄入水平决定机体钙的平衡状态,生长期低钙摄入可影响成年时期身高、骨峰值量、骨密度等。许多研究证实,在儿童期给予基础低钙摄入者一段时间的补钙干预后,可观察到显著的骨密度提高。充足的钙摄入可增加骨矿物质的沉积,促进骨骼的生长。因此,在儿童和青少年时期,从膳食中多摄入含钙量高的食物可获得更高的峰值骨量,减少老年期罹患骨质疏松症及骨折的风险。而且青少年时期肠道对钙的吸收率十分高,此时增加钙的摄入性价比突出。

在成年时期,虽然骨量的累积要明显慢于青少年时期,但骨量仍可有一定数量的增长并最终达到峰值骨量。有研究发现,高钙膳食的成年人与普通膳食者比(高钙膳食比普通膳食每天多摄入 400 mg 钙元素),一年后其骨矿含量的增加要多 25%。此外,成年时期胃肠道功能发育完善,对钙的吸收要明显高于中老年人,此时高钙膳食的效果亦佳。

绝经和老年时期,是骨质疏松症好发时段。绝经后妇女因为体内雌激素水平急剧下降,骨转换加快,出现快速骨流失,此时需要增加钙摄入来维持骨骼营养。老年人则因为胃肠功能减退,对钙的吸收率明显下降,因此需要摄入更多的钙以保证有充足的钙能通过肠道吸收利用。一项包含 200 位年龄在 55~65 岁的绝经后女性的研究显示,连续 2 年服用高钙奶粉(含钙元素 1 200 mg/d)的女性其腰椎、股骨颈及全身的骨密度与普通膳食者相比均有显著增高。

2. **维生素 D** 维生素 D 对骨骼健康的促进作用始于对佝偻病的认识。早先的研究发现,服用含维生素 D 的鱼肝油可以预防和治疗儿童的骨软化症(佝偻病)。此后进一步的研究显示,维生素 D 是维持骨骼正常生理功能、发育发展不可或缺的营养素。人体获得维生素 D 有两个来源:①通过日晒,皮肤在紫外线照射的作用下将类固醇转化为维生素 D,称为内源性维生素 D 获得;②外源性补充,包括饮食和药物。不管是日晒获得的还是饮食中摄取的维生素 D,都是普通维生素 D,几乎没有活性,需要经过肝脏、肾脏羟化两次转化成 $1,25\text{-}(OH)_2D_3$,才能发挥其生理作用。维生素 D 的主要作用是通过肠道、骨骼和肾脏这 3 个靶器官来维持血清钙磷的水平。维生素 D 可以通过与肠道上皮细胞的维生素 D 受体结合,增加钙结合蛋白的活性,从而促进肠道对钙的吸收。在骨骼,小剂量维生素 D 可促进成骨细胞的诱导分化和增殖,刺激骨胶原和骨基质蛋白的合成,增加钙在骨组织的沉积。在肾脏,维生素 D 可以促进钙结合蛋白在肾小管上皮细胞的表达,增加尿钙的重吸收,从而减少尿钙的排泄来提高血钙水平。

3. **维生素 K** 一项国外的研究发现,维生素 K 可以增加骨钙素活性、促进成骨细胞数量的增加、抑制破骨细胞的形成,从而提高了骨密度,降低了骨折的风险。天然的维生素 K 有两种形式:维生素 K_1 在绿色食物、块根类蔬菜中含量丰富;维生素 K_2 是人体肠道内细菌代谢产物,乳制品如奶酪等也富含维生素 K_2。维生素 K 的日均需求量为 80 μg。只需保持合理的日常膳食,人体便能获取足够的维生素 K。

4. **镁、锌、铜** 大量研究的结果显示,除了钙和维生素 D 以外,镁、锌、铜等金属元素也参与了骨代谢的过程。当它们互相合作时,补钙效果最好。镁的日需求量为 2 mg,锌的日需求量为 10~15 mg,铜的日需求量也是 2 mg。

二、危险因素

1. **肉类** 一般被认为营养丰富的肉类食品,含钙量都很低。如,每 100 g 猪肉仅含钙 6 mg,每 100 g 牛肉仅含钙 10 mg,远低于每 100 g 牛奶含钙 120 mg,每 100 g 芝麻含钙 564 mg,每 100 g 虾皮含钙 1 200 mg 等。因此,偏好肉食者不太容易获得足够的钙。而且肉类中含有大量的磷酸,更不利于钙的吸收和利用。

2. 咖啡　专家一致认为,摄入咖啡能加速钙从尿液中排出。研究人员发现,每天不喝牛奶的女性,如果每天喝 1～2 杯(250 ml/杯)咖啡,可观察到明显的椎体和髋部骨密度的减少。

3. 碳酸饮料　磷虽然是骨骼的必要组成成分,但过量的磷摄入会与钙结合,阻碍人体对钙的吸收和利用。碳酸饮料中磷、糖和咖啡因的含量都非常高,对于易患骨质疏松症者来说是头号大敌。所以,每天饮用可乐不要超过一罐。

4. 盐　大量食用盐会促使钙从尿液中排出。临床上对于高盐饮食的患者进行 24 h 尿液分析,结果显示高盐饮食不仅导致尿液中钠和氯的排泄增高,尿钙的排泄增加,且这部分人群的骨质疏松症患病率也要高于正常饮食组。故每天盐的摄入量不宜超过 6 g。

项目三　膳食营养治疗与预防

> **知识链接**
>
> **补钙误区**
>
> ①老百姓常认为的"喝骨头汤补钙"这是一个误区。因为骨头汤里钙含量十分少,且脂肪含量很高,所以不建议喝骨头汤补钙。②豆腐虽然含钙量高,但不宜与菠菜、香葱一起烹调,因为会生成容易形成结石的草酸钙。③牛奶与瘦肉不宜同食,因为牛奶里含有大量的钙,而瘦肉里则含磷,过多的磷会降低钙吸收。

一、膳食营养目标

富含钙及维生素 D、适量蛋白质和低盐的均衡膳食对骨质疏松症患者十分重要。钙是骨骼必须也是最重要的营养元素。刚出生的新生儿骨钙含量仅 25 g 左右,到 30 岁成年期达到峰值骨量时骨钙含量约 1 200 g,意味着 30 年间平均骨钙的增长量约为 110 mg。正常人体平均每天从尿液排出的钙含量为 150～250 mg,因此每天从肠道吸收的钙至少应该在 200～300 mg 才能满足骨骼生长对钙的需求量。大量的实验数据显示,日常膳食中摄入钙的生物利用度在 20%～30%。故人体每天通过膳食摄取的钙元素含量应为 700～1 500 mg。这个钙元素的摄入范围也被大多国家和地区的营养机构或组织认可,也成为各国制定推荐膳食供给量(RNI)的理论基础。研究结果显示,若每天钙的摄入量≥2 000 mg 时,被吸收入血并沉积在骨骼中的钙也不会再增加。

维生素 D 也是促进骨骼健康十分重要的营养素。虽然人体内 90% 的维生素 D 来源于日光的照射,但对不喜日晒的年轻女性及皮肤合成维生素 D 能力下降的老年人,从膳食中摄取充足的维生素 D 十分重要。一般成年人每天维生素 D 补充量为 200 IU,老年人为 400～800 IU，骨质疏松症患者为 800～1 200 IU。

适量的蛋白质摄入以及低盐饮食是维持骨骼健康所需要的，一般肾功能正常的人群每天每千克体重蛋白质摄取量为 1 g。盐的摄入量≤6 g，若伴有高血压或肾脏疾病等，则要求摄入量更低。

二、膳食治疗原则

提高膳食中钙的含量及吸收利用度，配以适量蛋白质以及低盐膳食。

(1) 根据各年龄段的钙元素的 RNI 标准，尽可能食用含钙量高的食物。

(2) 牛奶、酸奶等高钙食物不宜空腹服用。钙在肠道的吸收需要胃酸的帮助，胃 pH 越低，吸收率越高。空腹时胃酸分泌少，此时喝牛奶、酸奶，钙的吸收不充分。建议饭后服用，或者喝牛奶、酸奶的同时服用一些饼干、点心，促进胃酸的分泌。

(3) 高钙食物宜分顿、多次、长期食用。研究显示，摄入钙元素的频度与肠钙吸收率呈正相关。因此，为了提高钙的吸收率，应将乳制品、豆制品、海产品及坚果类这些高钙食物平均分配到每餐中。

(4) 高钙食物不宜与草酸或磷酸含量高的食物同时服用。钙容易和草酸及磷结合，形成不易吸收的草酸钙和磷酸钙。因此，在高钙膳食的同时若摄入含草酸或磷酸的食物，将明显降低胃肠道对钙的吸收。草酸含量高的食物包括菠菜、芹菜、草莓、茶等。磷酸含量高的食物包括热狗、香肠、火腿、罐头食品等。

(5) 供给适量的蛋白质，牛奶、鸡蛋、鱼肉、鸡肉、豆制品都富含优质蛋白质。

(6) 清淡饮食，限制盐的摄入。

三、食物选择

我国是一个低钙摄入的国家，从表 9-2 的数据不难看出各年龄段实际钙摄入量都明显低于 RNI。特别是骨质疏松症好发的 50 岁以上人群，每天的钙实际摄入量不足 RNI 的一半。这可能与我国的膳食结构有关。不同的食物，钙的含量相差很大，低的每 100 g 食物中仅含钙数毫克，高者可达 1 000 mg 以上。我国最常用的食物，如大米、面粉、猪肉、牛肉等含钙量极低，仅食用这些食物往往使机体处于缺钙状态。乳制品、豆制品、海产品、坚果类等都是含钙量十分丰富的食物，建议在日常膳食中多摄入。

表 9-2 食物中每 100 g 的钙含量(mg)

食物	钙含量	食物	钙含量	食物	钙含量	食物	钙含量
大米	14	韭菜	48	面粉	25	海带	1 177
玉米	22	猪肉	6	红豆	76	木耳	57
绿豆	80	鸡肉	11	黄豆	367	鲤鱼	25
芝麻	564	牛肉	10	青豆	200	虾皮	1 200
白菜	61	鸡蛋	55	芹菜	160	牛奶	120

中老年人不仅是骨质疏松症的高发人群,也是高脂血症、糖尿病等代谢性疾病的高发人群。牛奶是十分好的钙源,但全脂牛奶中脂肪含量较高,因此中老人可以选择低脂或脱脂的牛奶。此外,对于乳糖酶不耐受者可以选择酸奶补钙。另外,如胃肠功能障碍、痛风、糖尿病等患者,因为吸收障碍或饮食受限,仅从日常膳食中很难摄取充足的钙元素,可以考虑服用钙剂。

目前,市面上钙剂种类繁多,主要分为无机钙、有机钙、天然生物钙等。钙剂的选择要以含钙量高和溶解、溶出度好为依据,并且考虑其安全、价廉和方便。无机钙主要有碳酸钙、碳酸氢钙、磷酸氢钙、氯化钙等,其钙含量分别为40%、24.6%、23.2%和27.2%。其中碳酸钙含量高达40%,吸收率为39%,但水溶性小,为了增加钙吸收,钙加维生素D的制剂相继问世。有机钙主要有柠檬酸钙、乳酸钙、苏氨酸钙和葡萄糖酸钙,含钙量分别为21%、13%、13%和9%。其中柠檬酸钙溶解性好,吸收率为30%;乳酸钙吸收率为32%;苏氨酸钙吸收率在30%以上;葡萄糖酸钙钙含量低,但溶解度好,吸收率为27%。天然钙是将天然贝壳经高温煅烧制成的,除钙以外还有人体所需的磷、锌、锶、锰等微量元素,如盖天力、珍珠钙胶囊、活性钙胶囊等。但活性钙碱性较大,钙含量较低,容易对胃肠黏膜产生刺激。另外,由于海水污染而含有铅、砷、镉等元素。

口服补钙时,机体首先需要溶解钙剂使之呈离子钙状态才易于吸收。一般有机酸钙溶解性优于无机钙;酸性环境有利于钙剂的溶解;小剂量钙剂溶解性更佳。其次,离子钙要通过肠道吸收,如果同时含有促进吸收的物质,如维生素D、氨基酸等有利于钙剂的吸收;钙在肠道吸收时间长则吸收更加彻底。因此,为了提高钙元素的吸收率,钙剂建议饭后服用,并小剂量、多次补充。

(一) 宜用食物

1. **奶类**　牛奶、乳制品。
2. **绿色蔬菜**　花椰菜、芥蓝、地瓜、茼蒿。
3. **海产品**　紫菜、海带、裙带菜、虾皮、深海鱼。
4. **坚果类**　芝麻、杏仁、葵花子、榛果。
5. **豆类**　黄豆、黑豆、毛豆、豆腐、豆浆。

(二) 少食食物

1. **肉类**　猪肉、鸡肉、羊肉、牛肉。
2. **高磷酸食品**　热狗、香肠、火腿、培根、罐头食品、方便面。
3. **其他**　咖啡、茶、酒、含铝的制酸剂、利尿剂。

四、预防措施

(1) 坚持富含钙和维生素D、适量蛋白质、低盐的均衡膳食。
(2) 避免过多摄入咖啡、碳酸饮料、嗜烟和酗酒,慎用影响骨代谢的药物。
(3) 增加户外活动,开展有助于骨健康的运动。
(4) 采取防止跌倒的各种措施。

(杜艳萍)

学习效果评价·思考题

1. 简述胃部手术后膳食营养支持要点。
2. 简述慢性胆结石患者膳食营养目标及膳食制定的原则。

第十章　内分泌疾病营养治疗

本章重点

本章包括糖尿病、甲状腺功能亢进症(简称甲亢)、甲状腺功能减退症(简称甲减)的饮食营养治疗。饮食营养治疗是糖尿病的基础治疗,重点介绍糖尿病营养治疗目标与饮食原则、能量营养素供给与食物选择、糖尿病患者饮食设计方法与食谱举例、糖尿病营养教育的方法与基本内容。甲亢属于超高代谢综合征,基础代谢率增高,蛋白质分解代谢增强,所以要供给高能量、高蛋白、高碳水化合物、高维生素饮食,以补偿其消耗,改善全身营养状态,忌用含碘丰富和辛辣刺激食物。甲减的病因较复杂,营养治疗的目的是给予一定量的碘和忌用可能引起甲状腺肿大的食物,保证蛋白质供给,改善和纠正甲状腺功能。

项目一　糖尿病的膳食营养治疗

学习目标

1. 掌握糖能量供给的计算方法。
2. 熟悉糖尿病患者食物选择的种类。
3. 熟悉糖尿病营养教育的方法和基本内容。
4. 了解糖尿病营养治疗的目标与饮食原则。

一、疾病概述

糖尿病是由多种病因引起的、以慢性高血糖为特征的代谢紊乱性疾病。其基本病理生理为胰岛素分泌绝对或相对不足或(和)作用缺陷,引起碳水化合物、脂肪、蛋白质、水和电解质的代谢异常。临床表现为糖耐量减低、高血糖、糖尿,以及多尿、多饮、多食、消瘦乏力(即"三多一少")等症状。可出现心血管、肾脏、眼、神经等组织的慢性进行性病变。病情严重或应激时可发生急性代谢异常,如酮症酸中毒、高渗性昏迷等,甚至威胁生命。糖尿病分为胰岛素依赖型(IDDM,1型)和非胰岛素依赖型(NIDDM,2型)。2型糖尿病在我国占90%～95%。

二、膳食营养影响因素

肥胖与2型糖尿病的关系密切。流行病学研究表明,肥胖是糖尿病的重要危险因素,摄入的能量过多促进了糖尿病、肥胖的发生。向心性(内脏型)肥胖、血脂异常与糖尿病之间的相互关系密切,有糖尿病肥胖症和糖脂病的说法。

动物研究发现,高脂膳食可导致胰岛素抵抗、糖代谢异常。在人类,特别是摄入高脂膳食者也发生类似情况。研究显示,糖尿病患者的脂肪摄入较非糖尿病人群高。缺乏体力活动是导致2型糖尿病发生的另一重要危险因素,中等程度体力活动的人群发生糖尿病的危险性明显降低,即使经年龄、BMI和其他危险因素的调整后亦是如此。缺乏体力活动可能间接促使糖尿病的发生,也可能独立发挥作用,增加体力活动也能改善胰岛素抵抗。

三、膳食营养治疗与预防

(一) 营养治疗目标与饮食原则

1. **糖尿病患者营养治疗目标** ①保持理想的代谢值,包括血糖、血脂与血压;②预防和治疗糖尿病慢性并发症;③通过健康饮食治疗和运动,改善营养状况;④依照个体状况和文化差异、个人意愿,调整营养需求。

2. **饮食原则** 糖尿病患者的饮食与非糖尿病患者的健康饮食并没有什么本质上的差别。要遵循平衡膳食合理营养的原则,在限制总能量、合理搭配下,饮食计划可以包括各种患者喜欢的食物,食物品种尽可能多,以满足机体对各种营养素的需求。糖尿病患者的饮食治疗需要终身坚持,要做到持之以恒。糖尿病患者的膳食应因人而异,强调个体化,根据病情特点、血糖尿糖的变化,结合血脂水平和合并症等因素确定和调整能量物质的比例,在不违背营养原则的条件下,选择的食物与烹调方法应尽量顾及患者的饮食习惯,以提高营养治疗的可操作性和依从性。在烹调方法上多采用蒸、煮、烧、烤、凉拌的方法,避免食用油炸的食物。

(二) 能量营养素供给与食物选择

1. **能量** 合理控制能量摄入是糖尿病营养治疗的首要原则。能量的供给根据病情、血糖、尿糖、年龄、性别、身高、体重、活动量大小,以及有无并发症确定。

(1) 人体理想体重的计算 ①Broca改良公式:参考体重(kg) = 身高(cm) − 105;②平田公式:参考体重(kg) = [身高(cm) − 100] × 0.9。评价标准:实测体重占参考体重的±10%为正常;±10%～20%为过重或消瘦;>±20%为肥胖或严重消瘦。③体质指数(BMI):BMI = 体重(kg)/身高(m^2)

我国卫生部提出的成人BMI的判断标准:BMI<18.5为消瘦,18.5～23.9为正常,24～27.9为超重,>28为肥胖。

(2) 能量需要量计算:根据不同的体力劳动强度和实际体重的类别,确定每天每千克标准体重所需能量。每天能量需要(kcal) = 标准体重(kg) × 体重类别的能量(kcal/kg)。表 10-1 估计每天能量需要量。

表 10-1 糖尿病患者每天能量需要量(kcal/kg)

体型	卧床	轻体力劳动	中体力劳动	重体力劳动
消瘦	25	35	40	45
正常	20	30	35	40
肥胖	15	25	30	35

注:儿童糖尿病患者所需能量可按年龄计算,1 岁时每天供给 1 000 kcal,以后每岁递增 100 kcal。或按公式计算:1 日能量 = 1 000 + (年龄 - 1) × 100 kcal。

2. 碳水化合物

(1) 碳水化合物的需要量:充足的碳水化合物可以减少体内脂肪和蛋白质的分解,预防酮血症。碳水化合物供给量占总能量的 50%~55% 为宜。糖尿病患者每天摄入的总碳水化合物不宜少于 130 g/d,否则可能导致饥饿性酮症。按主食平均含碳水化合物 70% 计算,则 130 g 碳水化合物相当于主食 185 g。

(2) 食物血糖指数与血糖负荷:食物中碳水化合物的组成不同,血糖升高幅度也不同,其影响程度可用血糖指数(GI)来衡量。长期的高血糖症和高胰岛素血症是糖尿病胰岛衰竭理论的病理基础,也与糖尿病多种远期并发症的发生、发展密切相关。因此,精心选择含碳水化合物的食物,减少餐后高血糖,改善糖脂代谢,在糖尿病饮食治疗和并发症预防中显得尤为重要。GI 是指摄入含 50 g 碳水化合物食物的餐后 2 h 血糖应答面积与参考食物(含 50 g 碳水化合物的白面包或葡萄糖)餐后 2 h 血糖应答面积比值,反映食物引起血糖应答特性的生理学指标。

一般而言,血糖指数越低的食物对血糖的升高反应越小。GI<55 为低 GI 食物,GI 在 55~75 为中等 GI 食物;>75 为高 GI 食物。低 GI 食物在胃肠道停留时间长,葡萄糖缓慢释放入血,可减少餐后血糖升高,减少胰岛素分泌的速度和数量,从而降低餐后血糖和胰岛素的应答,抑制血液游离脂肪酸水平和拮抗激素的反应,增加胰岛素的敏感性。一般规律是粗粮的血糖指数低于细粮,复合碳水化合物低于精制糖。故糖尿病患者治疗膳食宜多用粗粮和复合碳水化合物,大多数水果的 GI 较低,可以作为糖尿病患者健康饮食的组成部分。

血糖负荷(GL)反映摄入食物后血中葡萄糖的水平和所需要的胰岛素量。血糖负荷是指食物 GI 和碳水化合物含量的乘积。100 g 食物的血糖负荷:食物的 GL = GI × 可利用碳水化物 %。GL ≥ 20 为高 GL 食物,10~20 为中 GL 食物,GL ≤ 10 为低 GL 食物。表 10-2 为常见食物的 GL 值。

例如,胡萝卜 GI 为 92,对于糖尿病患者来说可能完全被禁止食用,但是胡萝卜是一种蔬菜,可以提供膳食纤维和维生素。假设食用 50 g 胡萝卜(约含碳水化合物 4 g),其

GL = 92÷100×4 = 3.68,是较低的 GL;如果食用 200 g,其 GL = 92÷100×16 = 14.72,是中等的 GL。

表 10-2 常见食物的血糖负荷

食物名称	GL(每 100 g)	食物名称	GL(每 100 g)	食物名称	GL(每 100 g)
荞麦面包	16.4	方便面	7.2	西瓜	9.9
大米饭	16.2	藕粉	6.9	香蕉	8.1
烙饼	14.7	南瓜	5.9	菠萝	6.3
白馒头	13.3	胡萝卜	5.5	猕猴桃	6.2
小米(煮)	13.3	莲子	5	豆奶	4.9
全麦面包	12.1	芋头(蒸)	5	苹果	4.4
小麦面条	11.8	山药	4.4	橙子	4.4
马铃薯(煮)	11.0	米线	3.2	葡萄	4.3
油条	9.4	马铃薯粉条	2.7	梨子	3.7
玉米面粥	9.4	豆腐干	1.3	脱脂牛奶	2.6
荞麦(黄)	9.0	花生	0.4	酸奶(原味)	2.3

(3) 膳食纤维:膳食纤维按其理化性质可分为可溶性和非可溶性两类。可溶性纤维有豆胶、果胶、树胶和藻胶等,在豆类、水果、海带、紫菜中含量较多。它们使餐后血糖和胰岛素的水平降低,并具有降低胆固醇的作用。非可溶性纤维有纤维素、半纤维素和木质素等,存在于谷类、豆类的外皮及植物的茎、叶部。它们在肠道内吸收并保留水分,使食物与消化液不能充分接触,从而降低餐后血糖,改善糖耐量和减少降糖药的用量,同时由于其在肠道内的吸湿性,能软化粪便而具通便作用。

美国糖尿病协会推荐膳食纤维摄入量为 14 g/1 000 kcal。中国营养学会对膳食纤维的建议为成年人每天摄入量 25 g。一般来说,糖尿病患者每天的膳食纤维摄入量以 30 g 左右为宜。但我国每人每天的膳食纤维摄入量平均为 12 g,达不到推荐量要求。坚持下列方法有助于增加摄入量。①早餐多吃高膳食纤维食物 比如燕麦片、全麦饼干或全麦膨化食品等。②增加全谷类食品如全麦面包、玉米馒头、荞麦馒头、荞麦面条、黄糙米等。③常吃豆类食品,如大豆、芸豆、扁豆、绿豆等。④保证每天 500 g 左右的新鲜蔬菜,尤其是绿叶蔬菜。

3. 蛋白质

(1) 需要量:糖尿病患者每天每千克体重蛋白质的需要量为 1.0 g,约占总能量的 15%。对处于生长发育期的儿童或有特殊需要或消耗者,如妊娠、哺乳、消耗性疾病、消瘦患者,蛋白质的比例可适当增加,1.2~1.5 g/kg 能够满足需要。若蛋白质长期摄入不足可致消瘦、贫血、抵抗力降低、糖尿病病情恶化。一些研究认为,过高的蛋白质摄入可引起肾小球滤过压增高,易发生糖尿病肾病,低蛋白饮食可明显减缓糖尿病和肾病的发展。对于已经有微量蛋白尿的患者来讲,蛋白质供给以 0.8 g/kg 为宜;有显性蛋白尿的患者控制在 0.6~0.7 g/kg,有肾功能不全的患者蛋白质摄入量宜控制在≤0.6 g/kg。

(2) 来源:蛋白质按其食物来源可分为植物蛋白和动物蛋白。蛋、鱼、虾、瘦肉(牛、羊、猪肉)等动物食品及大豆食品,由于含有丰富的必需氨基酸,生理价值高,利用率好,常称为优质蛋白质。一般优质蛋白应占总蛋白摄入量的 50% 较合适。荤素搭配,食物品种的多样化,有助于蛋白质的互补作用。

4. *脂肪*

(1) 脂肪的需要量:糖尿病患者对脂肪的日需要量为 0.6~1.0 g/kg,占总能量较适合的比例为 20%~30%,烹调食油及多种食品中所含的脂肪均应计算在内。糖尿病患者控制膳食脂肪的主要目的是限制饱和脂肪酸、反式脂肪酸和胆固醇摄入量以降低心血管疾病的危险性。应少用富含胆固醇的食物,如脑、心、肺、肝等动物内脏及蛋黄等。应注意限制饮食中胆固醇的含量,一般应<300 mg/d,对于血胆固醇已经升高的糖尿病患者,每天胆固醇的摄入量应控制在≤200 mg。

(2) 脂肪的食物来源:有动物性脂肪和植物性脂肪。动物性脂肪溶点高,除鱼油外,含饱和脂肪酸多。饱和脂肪酸摄入过多可导致血清胆固醇增高而引起动脉粥样硬化,故应限制动物性脂肪的摄入。植物性脂肪富含不饱和脂肪酸,有降低血清胆固醇防止心血管疾病的作用。因此,植物性脂肪应占脂肪总摄入量的 40% 以上。不饱和脂肪酸又可分为 MUFA 和 PUFA。玉米、大豆等植物油是膳食多不饱和脂肪酸的主要来源,但其富含双键易氧化而对机体产生不利,摄入量一般不应超过总能量的 10%。临床研究表明,低饱和脂肪、高 MUFA 膳食能降低糖尿病患者 LDL 水平。与高碳水化合物膳食(碳水化合物占总能量>55%)相比不增加餐后血糖、胰岛素和三酰甘油水平。烹调油每天限量为 18~27 g,为 2~3 汤匙(即 20~30 ml)。对肥胖患者应采取低脂肪膳食,无论是饱和脂肪酸或不饱和脂肪酸均应严格加以限制。近年来研究发现,海鱼中有较多的 ω-3 多不饱和脂肪酸,如二十碳五烯酸(EPA)和二十二碳六烯酸(DHA)等,能降低心血管疾病的危险性。

糖尿病患者控制膳食脂肪的主要目的是限制饱和脂肪酸、反式脂肪酸和胆固醇摄入量。应少用富含胆固醇的食物,如脑、心、肺、肝等动物内脏及蛋黄等。应注意限制饮食中胆固醇的含量,高胆固醇的食物主要为动物内脏、皮肤、脑、蛋黄,以及一些海鱼等。

5. *维生素和矿物质*　糖尿病患者碳水化合物、脂肪、蛋白质的代谢紊乱会影响对维生素和矿物质的需要量,调节维生素和矿物质的平衡有利于糖尿病患者纠正代谢紊乱防治并发症。多选用新鲜蔬果、大豆制品,保证粮谷类及适量动物食品及坚果等,可满足对微量营养素等需要。营养素补充剂有助于补充膳食摄入的不足。

(1) 抗氧化维生素:包括维生素 C、维生素 E、β-胡萝卜素。糖尿病患者产生氧自由基增加,血和组织中抗氧化酶活性下降,可使 LDL 氧化成氧化型的低密度脂蛋白(ox-LDL),后者会损伤动脉内皮细胞,引起动脉粥样硬化。氧自由基本身也能损伤动脉内皮细胞,引起动脉粥样硬化;损伤肾小球微血管引起糖尿病肾病;损伤眼的晶状体引起眼白内障;损伤神经引起多发性神经炎。

1) 维生素 C：补充维生素 C 可以降低 2 型糖尿病患者的血浆脂质过氧化物（LPO），血总胆固醇、三酰甘油、LDL，提高 HDL，缓解微量蛋白尿及早期的糖尿病性视网膜病变。糖尿病患者每天补充维生素 C150～500 mg。

2) 维生素 E：有保护 β-胡萝卜素免于被氧化的作用，故两者有协同作用。成年人每天推荐摄入量为 14 mg，而糖尿病患者为预防心脑血管疾病等的并发症，每天可补充维生素 E100～300 mg，可耐受最高摄入量为 700 mg/d。

3) β-胡萝卜素：每天可以补充 15～25 mg，若补充超过 30 mg/d，皮肤易变黄，系 β-胡萝卜素在皮下沉着所致，停药后会逐渐消失。

(2) B 族维生素：维生素 B_1、维生素 B_2、维生素 B_6、维生素 B_{12} 对糖尿病多发性神经炎有一定的辅助治疗的作用。维生素 B_6、维生素 B_{12} 和叶酸能降低血浆中的同型半胱氨酸，而后者的血浓度与动脉粥样硬化呈正相关。B 族维生素还是糖代谢的不同环节中辅酶的主要成分，故糖尿病患者应该适当补充 B 族维生素。

(3) 微量元素：锌参与胰岛素的合成与降解，缺锌时胰腺和 β 细胞内锌丢失增加，胰岛素合成下降。β 细胞分泌胰岛素也分泌锌，两者释放是平衡的。当血锌降低时，β 细胞可获得的锌减少，则胰岛素可替代锌而释放增加，这是造成高胰岛素血症、产生胰岛素抵抗的原因之一。锌的成年人每天供给量为 12 mg，含锌丰富的食物有贝壳类及肉类食物；益气健脾的中药，如山药、太子参、白术等含锌量也较高。

三价铬是人体必需的微量元素，而六价铬则有毒性。三价铬的复合物在人体中称"葡萄糖耐量因子"，由 4 个分子水、2 个分子烟酸和三价铬配价形成，有利于提高糖耐量，其中三价铬是活性成分。糖尿病患者每天可补充铬 200 μg，含铬丰富的食物有海带、莲子、绿豆等。

糖尿病患者血硒低，补硒可使血中的脂质过氧化物降低，保护心肌细胞、肾小球及眼晶状体免受氧自由基的攻击，预防糖尿病并发症。硒的每天推荐量为 60 μg，糖尿病患者可每天补充 100～200 μg。含硒丰富的食品为海产品、海带、紫菜、大蒜等。

(三) 食谱设计

1. 能量分配与餐次安排　控制总能量，三餐能量按 1/3、1/3、1/3 或 1/5、2/5、2/5 的比例分配。在体力活动量稳定的情况下，饮食要做到定时、定量。每餐要主副食搭配，餐餐都应该有碳水化合物、蛋白质和脂肪。注射胰岛素或易发生低血糖者，要求在三餐之间加餐，加餐量应从正餐的总量中扣除，做到加餐不加量。不用胰岛素治疗的患者也可酌情用少食多餐、分散进食的方法，以减轻单次餐后对胰腺的负担。在总能量范围内，适当增加餐次有利于改善糖耐量和预防低血糖的发生。

2. 食物选择

(1) 宜用食物

1) 粗杂粮：如荞麦面、莜麦面、燕麦面、玉米等，富含的膳食纤维有助于改善葡萄糖耐量。

2) 大豆及其制品：富含蛋白质和多不饱和脂肪酸，有降血脂作用。

3) 蔬菜：新鲜蔬菜富含维生素、膳食纤维及矿物质。

(2) 忌用或少用食物

1) 精制糖：白糖、红糖、甜点心、蜜饯、雪糕、甜饮料等(当出现低血糖时例外)。

2) 高碳水化合物低蛋白质食物：如马铃薯、芋头、藕、山药等。

3) 动物油脂：猪油、牛油、奶油等，鱼油除外。

4) 甜的水果：含果糖和葡萄糖高的水果应限量，如食用应相应减少主食摄入量。

5) 酒：酒是纯热能食物，长期饮酒会损害肝脏，易引起高三酰甘油血症。

3. **食物交换份及其应用** 糖尿病饮食是一种需要计算能量和称重量的饮食。具体操作时很麻烦，而用"食物交换份"的方法，可以快速、简便地制定食谱，已为国内外广泛使用。食物交换份法将食品分成六大类：主食类(或称谷类、米面类)、蔬菜类、水果类、鱼肉类(含豆制品)、乳类(含豆奶)和油脂类，每个食物交换份可产生 90 kcal 能量。所有食物均指可食部分，即去除皮、籽、核、骨头等后的净重。列出各类食物的交换份数，可以随意组成食谱。

(四) 特殊情况及并发症的饮食治疗

1. **糖尿病低血糖反应的营养治疗**

(1) 低血糖主要状况：正常成人空腹血糖为 3.9～6.1 mmol/L，<3.5 mmol/L 为低血糖。糖尿病患者容易出现低血糖，使用胰岛素的患者最常见。导致低血糖的原因有胰岛素过量、口服降糖药物过量、膳食过少或运动突然增多未及时进食等。主要症状是心慌、出汗、头晕、手抖、全身无力，严重者可致神志不清、全身抽搐，甚至昏迷等。

(2) 低血糖的饮食治疗

1) 症状轻、神志清楚者：取葡萄糖或蔗糖 20～50 g，用温开水冲服，几分钟后症状消失；如症状稍重，除饮糖水外，再进食馒头、饼干或面包等 25 g，十几分钟后症状可消失。

2) 病情严重、神志不清者：应立即送医院抢救，静脉输注葡萄糖。

3) 注射长效胰岛素者：除进食葡萄糖或蔗糖外，还需进食牛乳、鸡蛋等吸收较慢的食物，避免反复出现低血糖反应。饮酒后容易发生低血糖。故糖尿病患者宜少饮酒。

4) 生活不规律，吃饭不定时(如出差、开会)者：易引起血糖的变化。因此，要注意随身携带一些方便食品，如饼干、糖等，以便随时灵活加餐；在外出或活动时，一定将这些食物或饮料随身携带，以备急用。

2. **儿童 1 型糖尿病患者的营养治疗**

(1) 能量计算：可用以下公式。

$$总能量 = 1\,000 \text{ kcal} + 100 \times (年龄 - 1) \text{kcal}$$

如小孩 10 岁，其总能量应为：$1\,000 \text{ kcal} + 100 \times (10-1) \text{kcal} = 1\,900 \text{ kcal}$

(2) 能量的分配和餐次：蛋白质、脂肪、碳水化合物占能量的比值应该分别为 20%、30% 和 50%；要强调定时定量，可适当增加餐次，可每天 5～6 次。

3. **妊娠糖尿病(GDM)饮食营养要点**

(1) 孕期应摄入充足的能量以保证适宜的体重增加。

(2) 避免酮症酸中毒或饥饿性酮症，不主张孕期减重。

(3) 对于超重和肥胖的妊娠糖尿病妇女，适度限制能量和碳水化合物是适宜的。

(4) 碳水化合物的数量和三餐分配应建立在临床测量结果上(饥饿、血糖水平、体重的增加和酮体水平)，但每天至少应该提供 175 g 碳水化合物，并且分配到 3 次正餐和 2～4 次的点心上。

(5) 早餐时适当减少碳水化合物，其耐受比其他时间的餐次差。

(6) 晚间的点心可以用于预防午夜的低血糖和酮症。

(7) 有规律的体能锻炼可帮助降低空腹和餐后血糖。

(五) 预防措施

给予饮食预防措施，应考虑个人喜好(如传统、文化、宗教、健康信条和目标、经济)和代谢控制目标。就能量而言，适宜的能量摄入，即维持能量平衡、保持标准体重；超重、肥胖者适当限制能量的摄入，在开始治疗后的 3～6 个月减重 5%～10% 为宜；低体重或体重过轻者适当增加能量的摄入。推荐碳水化合物、蛋白质和脂肪的比例为饮食中碳水化合物占能量的 55%～60%，蛋白质占 15%～20%，总脂肪和饱和脂肪不超过总能量的 30% 和 7%；限制精制碳水化合物和减少反式脂肪的摄入；限酒、戒酒；从膳食中摄入的膳食纤维要达到 14 g/1 000 kcal；适当增加 ω-3 脂肪酸的摄入，提倡食用海鱼。食品要多样化，以保证摄入充足的微量营养素。全谷类和粗杂粮含丰富的膳食纤维，具有降低糖尿病发病风险、改善血糖的作用。

项目二　甲状腺功能亢进症的膳食营养治疗

学习目标

1. 熟悉甲亢患者忌用或少用的食物种类。
2. 熟悉甲低患者忌用或少用的食物种类。
3. 了解甲亢的膳食营养治疗目标与原则。
4. 了解甲低的膳食营养治疗原则。

一、疾病概述

1. 定义　甲状腺功能亢进症简称甲亢，是由于甲状腺腺体自身产生过多的甲状腺激素而引起循环、消化、神经等系统兴奋性增高和代谢亢进为主要表现的一组临床综合征。

2. 病因和分类　其主要病因包括弥漫性毒性甲状腺肿(GD)、结节性毒性甲状腺肿、甲状腺自主高功能腺瘤、桥本甲状腺炎等。甲亢的患病率为 1%，其中 80% 以上是由 GD 病引起。常见于女性，尤其以青、中年发病者居多。

3. **主要临床表现** 高代谢综合征,其症状和体征的严重程度与激素升高的程度、病史长短以及患者年龄等因素有关。主要表现为消瘦、食欲亢进、大便次数增多或腹泻、易激动、烦躁、失眠、心悸、乏力、怕热、多汗、女性月经稀少。甲亢有时还伴有浸润性突眼,即 Graves 眼病;在少数 GD 患者可见颈前黏液性水肿。甲亢可伴发周期性瘫痪(亚洲、青壮年男性多见)和甲亢性肌病。1% 的 GD 病有伴发重症肌无力。

甲亢还包括一些特殊的临床表现,如甲状腺危象,常见于情况较为严重的甲亢患者没有治疗或者治疗不充分;甲状腺毒症性心肌病;淡漠型甲亢:少数老年患者代谢亢进症状不典型,主要表现为乏力、心悸、食欲缺乏、抑郁、嗜睡、体重明显减少;妊娠期甲亢:具有其特殊性,有效控制甲亢可以明显改善妊娠的不良后果。

二、膳食营养治疗与预防

1. **膳食营养目标** 因甲亢属于超高代谢综合征,基础代谢率增高,蛋白质分解代谢增强,所以要供给高能量、高蛋白、高碳水化合物、高维生素饮食,以补偿其消耗,改善全身营养状态。

2. **膳食治疗原则**

(1) 保证能量供给:由于甲亢患者基础代谢率明显升高,所以要保证能量供给。需要量应结合临床实际情况,依照患者的情况(如年龄和身高等)适当调整。通常较正常人增加 50%~70%。每人每天宜供给 3 000~3 500 kcal。可以在 3 餐的基础上再增加 2~3 餐,避免一次摄入过多。在临床治疗的同时,要及时根据患者的病情,不断调整能量和蛋白质等营养素的供给。

(2) 宏量营养素的供给:应适当增加碳水化合物供给,通常占总能量 60%~70%。由于甲状腺激素分泌过多,使蛋白质分解加速,氮排泄增加,要保证蛋白质的摄入,避免蛋白质代谢呈负氮平衡。因此蛋白质应高于正常人,可每天 1.5~2.0 g/kg。因动物蛋白具有刺激兴奋的作用,所以要控制动物性蛋白质,通常应占蛋白质总量的 1/3 左右。脂肪供给量可正常或偏低。

(3) 微量营养素的供给:甲亢患者由于维生素 C 和 B 族类维生素消耗较多,平时应多选用一些富含维生素,如维生素 B_1、维生素 B_2、维生素 C 的食物,包括动物性食品,特别是动物性内脏以及新鲜的蔬菜和水果,必要时补充维生素类制剂。甲亢由于肠蠕动增加、腹泻引起微量元素吸收减少并明显降低,应适当增加矿物质供给,尤其是富含钙、磷等的食物,适当摄入可预防骨质疏松。由于甲亢患者常伴有排便次数增多或腹泻的症状,所以应对膳食纤维的含量加以限制。

3. **食物的选择**

(1) 宜选食物:根据患者平时的饮食习惯,选用食物。可选用的食物有各种淀粉类食物,如南瓜、马铃薯、米饭、面条、馒头等;各种动物食物,如猪肉、牛肉、羊肉,以及各种鱼类等;富含钙、磷的食物,如谷类、鱼和肉、牛奶、豆类等。各种新鲜、富含维生素的水果,如苹果、桃、香蕉、柿等。花生、核桃等干果在生活中也可以常吃。低钾时,可多选橘子、苹果、香蕉等。

(2) 忌用或少用的食物：忌用含碘丰富的食物，如海带、紫菜等以及加碘食盐；禁忌辛辣刺激的食物，包括辣椒、生葱、生蒜、浓茶、咖啡、烟酒等；甲亢患者常伴有排便次数增多或腹泻的症状，应适当限制含纤维素多的食物，如燕麦、麦麸等。

4. 预防措施　平时要注意劳逸结合，不要劳累过度，起居要有一定的规律，按时作息。适当运动，增强机体的抵抗力。需戒烟忌酒，禁用咖啡、浓茶等各种刺激性食品，注意饮食健康，切忌暴饮暴食，合理安排膳食。此外，应保护突眼，防止眼部出现严重并发症，外出应戴墨镜，避免强光、风沙、灰尘的刺激。另外，要合理妊娠。一般来说，甲亢患者妊娠没有什么影响，但妊娠期间应严格遵从医嘱，合理安排饮食，养成健康良好的生活方式，在用药期间则应避免母乳喂养。

项目三　甲状腺功能减退症的膳食营养治疗

一、疾病概述

1. 定义　甲状腺功能减退症简称甲减，是由各种原因导致的低甲状腺激素血症或甲状腺激素抵抗而引起的全身性低代谢综合征。其病理特征是黏多糖在组织和皮肤堆积，表现为黏液性水肿。

2. 病因　①自身免疫损伤：包括桥本甲状腺炎、萎缩性甲状腺炎、产后甲状腺炎；②甲状腺破坏：包括甲状腺手术、^{131}I治疗治疗等；③碘缺乏或过量：缺碘多见于地方性甲状腺肿区，碘过量可使具有潜在性甲状腺疾病者发生甲减，也可诱发和加重自身免疫性甲状腺炎；④服用甲状腺药物等。

3. 分类

(1) 原发性甲减：由甲状腺腺体本身病变引起的甲减，占全部甲减的95%以上，且90%以上原发性甲减是由自身免疫性疾病、甲状腺手术和^{131}I治疗甲亢引起。

(2) 中枢性甲减：由于下丘脑和垂体病变引起的促甲状腺激素释放激素或者促甲状腺激素产生和分泌减少所致的甲减。

(3) 甲状腺激素抵抗综合征：由于甲状腺激素在外周组织实现生物效应障碍引起的综合征。

4. 临床表现　本病发病较为隐匿，病程较长，许多患者缺乏特异症状和体征。症状主要表现以交感神经兴奋性下降和代谢率减低为主，病情轻和患病时间短的患者可以没有特异症状。典型患者表现为嗜睡、记忆力减退、畏寒、乏力、体重增加、便秘、手足肿胀感、少汗、关节疼痛，女性患者表现为月经周期紊乱或者月经量过多，甚至不孕。

二、膳食营养治疗与预防

1. 膳食营养目标　营养治疗的目的是给予一定量的碘和忌用可能引起甲状腺肿大的食物，保证蛋白质的供给，改善和纠正甲状腺功能，并根据临床实际情况和患者的饮食习惯进行调整。

2. 膳食治疗原则

（1）补充适量碘：碘是甲状腺激素合成的原料，碘缺乏可导致甲状腺激素合成减少，使甲状腺代偿性的增生肥大。为了预防甲状腺肿大，国内的碘盐为每 2～10 kg 盐加 1 g 氯化碘，这一措施适用于地方性甲状腺肿流行区，并在近些年使甲减的发病率明显降低。此外，为预防生育期妇女因缺碘而使后代患克汀病，更应该注意补充碘盐。

（2）忌用引起甲状腺肿的食物：避免选用卷心菜、白菜、油菜、木薯、核桃等食物，以免引起甲状腺肿大。有时一些食物质影响甲状腺激素的合成导致甲状腺肿，引起暂时性甲减，一旦停用这些食物，甲状腺功能便可以自行恢复。

（3）供给足够的蛋白质：维持体内正常蛋白质平衡。每人每天应供给优质蛋白质的量至少 20 g。应多食用蛋类、乳类、肉类、鱼类等，并注意植物性蛋白与动物性蛋白的互补。

（4）限制脂肪和富含胆固醇饮食：甲减患者常有高脂血症，应限制脂肪供给量。每天的饮食摄入中脂肪应占总能量 20% 左右，并限制高胆固醇食物的摄入。

（5）纠正贫血：对有贫血的患者应补充含铁丰富的饮食，并供给丰富的维生素。主要补充维生素 B_{12}，如动物肝脏等，必要时还应供给叶酸及铁制剂等。

3. 食物选择

（1）适宜食物：因缺碘引起的甲减，需选用适量海带、紫菜，可用碘盐、碘酱油和面包加碘。炒菜时应注意碘盐不宜放入沸油中，以免碘挥发而使得碘的丢失增多。蛋白质可选用蛋类、乳类、鱼类、肉类等，植物性蛋白质与动物性蛋白质有互补的作用，各种大豆制品、黄豆、动物肝等可纠正贫血，还要保证供给各种蔬菜和新鲜水果。

（2）忌食食物：忌用生甲状腺肿物质，如油菜、卷心菜、白菜、核桃等。限用高脂肪类食物，如花生米、芝麻酱、食油、杏仁、火腿、核桃仁、奶酪、五花肉等。忌用富含胆固醇的食物，如蛋黄、奶油、动物脑髓、内脏等。

4. 预防措施　在甲减的预防和保健中，对于正常人群要保持平和的心态，还需要加强身体锻炼以提高自身的抗病能力。已经出现疾病症状则需要及时调整心态，树立治疗疾病的信心，避免不良的心理因素对疾病产生不利的影响。同时，积极进行治疗并有效预防感染的发生，并合理安排饮食和良好生活习惯。

（孙建琴　白慧婧）

学习效果评价·思考题

1. 2 型糖尿病营养治疗目标、膳食原则与食物选择要点是什么？
2. 甲亢和甲减患者的膳食制定原则和食物选择有什么差异？

第十一章　高尿酸血症与痛风营养治疗

本章重点

高尿酸血症和痛风是一组慢性疾病，内源性的尿酸代谢紊乱是高尿酸血症及痛风的主要原因。原发性高尿酸血症根据病因可以分为尿酸排泄减少和尿酸生成增多。其自然病程及临床表现大致可分成无症状高尿酸血症期；急性痛风性关节炎发作期；痛风发作间隙期；慢性关节炎期。其膳食保护因素是奶制品、水果、咖啡等；危险因素是酒精、海鲜、红肉以及含糖饮料等。膳食建议是急性发作需要严格限制高嘌呤食物摄入，缓解期主要着重于饮食结构调整，保持适宜体重，增加奶制品，适当限制膳食中嘌呤的摄入（包括一些富含嘌呤的蔬菜），限制红肉、禽、豆类等富含核蛋白食物的摄入食物嘌呤摄入，增加饮水、限制饮酒等措施。必要时药物治疗。

学习目标

1. 掌握膳食营养中对骨骼的保护因素和危险因素。
2. 掌握疾病的膳食原则和对骨骼有益的食物。
3. 熟悉高尿酸血症和痛风的定义、病因、分类及危险因素。
4. 熟悉高尿酸血症和痛风的临床表现。
5. 熟悉疾病的预防措施。

项目一　疾 病 概 述

一、定义

痛风是指由于体内嘌呤代谢紊乱和（或）尿酸排泄障碍所致血尿酸增高的一组慢性疾病，其临床特点是高尿酸血症（HU），反复发作性痛风性急性关节炎，痛风石沉积、痛风石性慢性关节炎和关节畸形,常累及肾脏引起慢性间质性肾炎和尿酸肾结石形成。国际上将 HU 的定义为:正常嘌呤饮食状态下,非同日两次空腹血尿酸水平:男性 $>420\ \mu mol/L$(7 mg/dl),女性 $>360\ \mu mol/L$(6 mg/dl),而无任何关节炎等临床症状。有 5%~12% 的高尿酸血症患者有痛风发作。越来越多的流行病学和临床研究证实高尿酸血症和痛风是各种慢性疾病的危险因素,如糖尿病、代谢综合征、高脂血症、慢性肾病、心血管疾病、脑卒中的独立危险因素。因此,目前对于痛风和高尿酸血症不仅仅是降低血尿酸,更重要的是控制其所导致慢性疾病的风险。

二、病因及分类

尿酸是体内嘌呤代谢的最终产物,在体内有两个来源分别是内源性和外源性。外源性的是从富含嘌呤或核蛋白食物分解而来,大约有 20% 的尿酸属于该途径。内源性的生成途径占 80%,主要是体内氨基酸磷酸核糖及其他小分子化合物和核酸分解而来。因此,内源性的尿酸代谢紊乱是高尿酸血症及痛风的主要原因。原发性高尿酸血症根据病因可以分为尿酸排泄减少和尿酸生成增多。

1. **尿酸排泄减少** 尿酸排泄减少是体内血尿酸水平升高的主要原因。尿酸经肾小球滤过率减少、经肾小管重吸收增多、经肾小管分泌减少,以及泌尿系统中尿酸盐结晶的沉积都会导致尿酸经肾脏排泄减少。其中,肾小管尿酸的分泌减少最为重要。研究表明,在痛风患者中大部分患者都存在尿酸排泄障碍,并且多有痛风或高尿酸血症的家族史,具体机制仍不清楚。

2. **尿酸生成增多** 大约 10% 患者是由于尿酸生成增多[限制嘌呤饮食后 5 天,每天尿酸排出量 $>0.5\ mg/(kg\cdot h)$,尿酸清除率 $\geq 6.2\ ml/min$]。尿酸生成增多的主要原因是尿酸形成过程中各种酶的缺乏。①1-焦磷酸 5-磷酸核糖(PRPP)合成酶的活性增高,PRPP 量增加;②磷酸核糖焦磷酸酰胺转移酶的浓度或活性增高,对 PRPP 亲和力增强,降低了嘌呤核苷酸负反馈作用的敏感性;③次黄嘌呤-鸟嘌呤核酸核糖转移酶部分缺乏,使得鸟嘌呤转变为鸟嘌呤核苷酸及次黄嘌呤转变为核苷酸减少,抑制对嘌呤代谢的负反馈作用减弱;④黄嘌呤氧化酶活性增强,加速次黄嘌呤转变为黄嘌呤,最终导致尿酸生成增多。

3. **其他(继发性高尿酸血症)** 主要是由于血液系统疾病,各种肿瘤放疗和化疗时细胞核破坏过多,引起核酸分解加快,导致体内尿酸产生增加。另外,各种原因引起的肾脏疾病可造成尿酸经肾脏排泄率减少,特别是肾衰竭时可以使得尿酸在体内水平急剧上升。还有一些药物可以竞争性抑制肾小管对尿酸的排泄,如氢氯噻嗪(双氢克尿塞)、呋塞米、吡嗪酰胺、小剂量阿司匹林。

三、临床表现

随着我国生活水平的提高,原发性痛风以及高尿酸血症的患病率呈逐年上升趋势,特别是在城市,高尿酸血症的患病率可达 23.5%,接近西方发达国家的水平。高尿酸血症患者除了血尿酸升高外,还伴有代谢综合征、高血压等疾病,但并没有痛风的发作及结石形成。痛风患者的自然病程及临床表现大致可以分成无症状高尿酸血症期,急性痛风性关节炎发作期,痛风发作间隙期,慢性关节炎期等。

1. **无症状高尿酸血症** 尿酸水平超过正常值,但是没有任何痛风症状,称为无症状高尿酸血症。统计表明,只有5%~12%的高尿酸血症的患者最终会有痛风发作。

2. **急性痛风性关节炎** 急性痛风性关节炎是原发性痛风最常见的首发症状。突然起病,数小时内症状达到高峰,下肢关节及周围软组织出现明显的红肿热痛,疼痛十分剧烈。有时伴有关节渗液、头痛、发热、白细胞计数增高等全身症状。痛风患者中有90%累及足姆趾、踝关节、膝关节,指关节和腕关节也容易被累及。春秋发病居多,在饱餐饮酒、过度疲劳、感染等都可以诱发痛风发生。

3. **痛风石及慢性关节炎** 当尿酸盐结晶在关节内沉积增多,引起周围组织慢性炎症,形成结节。这种关节慢性炎症,在痛风反复发作的基础上可导致关节畸形,影响关节功能。尿酸盐结晶可在关节附近肌腱、腱鞘及皮肤结缔组织中沉积,形成黄白色,大小不一的隆起赘生物即痛风石,常发生在耳轮、前臂伸面、手指等。尿酸水平越高者,越容易形成痛风石。在降低血尿酸水平后,结节可以缩小甚至消失。但发生时间长、质地坚硬的结节,有纤维增生的结节不易消失。

4. **肾脏病变** 痛风患者可累及肾脏的损害,具体3种形式:痛风性肾病、急性肾衰竭、尿路结石。痛风性肾炎是由于尿酸盐结节沉积于肾脏组织中引起的间质性肾炎,病情进一步发展成慢性肾脏疾病。急性肾衰竭是当大量尿酸结晶广泛阻塞肾小管腔,阻止尿液流出产生。有20%原发性痛风患者有尿酸性尿路结石。

项目二 膳食营养影响因素

虽然膳食对于尿酸水平的影响只占高尿酸血症和痛风的20%,但是膳食营养仍然是痛风和高尿酸血症治疗的重要措施之一。传统的推荐方法是限酒,控制膳食中嘌呤的摄入(包括一些富含嘌呤的蔬菜),限制肉、鱼、禽、豆类等富含核蛋白食物的摄入。但是这样的饮食结构很难长期坚持,疗效也值得怀疑。目前对于膳食营养中对高尿酸血症的保护因素和危险因素有了新的认识。

一、保护因素

1. **奶制品** 奶制品本身就是低嘌呤食物,是高尿酸血症和痛风患者适宜选择的食物。近年研究又发现低脂奶制品、低脂奶可降低尿酸水平。这可能与牛奶中的蛋白质(酪蛋白和乳清蛋白)有促尿酸排泄的作用有关。

2. **水果** 水果通常也是低嘌呤的食物,虽然其果糖含量高,但是因其含有抗氧化剂所以对尿酸影响不大。目前有研究发现,樱桃可能对高尿酸血症和痛风患者具有保护作用。一项对12例痛风患者的研究表明,每天吃一磅半的樱桃或是喝等量的樱桃汁可预防痛风的发作,黑色、黄色或是红色的樱桃都有保护作用。

3. **咖啡** 咖啡对于健康的作用逐渐被人们认识。研究发现,去除咖啡因的咖啡有降尿酸的作用,这提示有降低尿酸水平作用的是咖啡中的某些成分而非咖啡因。由于尿酸水平和胰岛素抵抗之间存在明显关系,胰岛素可以降低肾脏尿酸的排出率,因此喝咖啡而导致的胰岛素水平降低也许是尿酸水平降低的原因。另外,咖啡是绿原酸的主要来源,而绿原酸是一种抗氧化物质。故咖啡还可通过提高抗氧化应激来降低血尿酸水平。

4. **维生素C** 临床研究发现,较大剂量的维生素C(500 mg/d)具有协同降低尿酸的作用。这主要是利用了维生素C抗氧化的作用。

5. **水** 80%尿酸需要通过肾脏排泄,故充足的液体摄入有利于尿酸的排出,预防尿酸肾结石,延缓肾脏损害。高尿酸血症和痛风患者通常建议饮用2 000 ml/d的水量。

二、膳食影响因素

1. **饮食结构** 痛风患者传统的饮食结构是低嘌呤、低蛋白质并限制酒精的摄入。不过许多低嘌呤的食物却富含碳水化合物和饱和脂肪酸,这样的膳食结构容易降低胰岛素的敏感性,升高血清胰岛素、葡萄糖、三酰甘油和低密度脂蛋白的水平,增加患心血管疾病的危险。血尿酸升高的患者通常都伴有代谢综合征、高血压、高脂血症等慢性疾病。这些疾病的共同特点就是胰岛素抵抗。因此,如果只关注食物嘌呤含量而不注意调整患者的膳食结构,易使病情反复。有研究表明,对痛风患者进行饮食干预时适当降低饮食的热量,同时增加蛋白质的摄入。通过限制热量(1 600 kcal/d),调整三大营养素比例(碳水化合物占40%,蛋白质占30%,脂肪占30%),食用复杂碳水化合物(如全麦粉、糙米)而非精制碳水化合物(如精制白米、白面),用含单/多不饱和脂肪酸的食物(坚果、杏仁、花生或花生酱、橄榄油、蓖麻油)替代含饱和脂肪酸的食物(如肉类),不严格限制含嘌呤的食物摄入。在4个月后,痛风患者的血尿酸水平平均下降18%,同时每月痛风的发作频率也下降67%。

2. **酒精** 酒精在代谢过程中,促使三磷腺苷转化为一磷腺苷,从而产生大量嘌呤。饮酒过多时,可以产长大量乙酰辅酶A,使脂肪酸合成增加,三酰甘油进一步升高。另外,啤酒本身含有大量嘌呤(5~8 mg/100 ml),因此饮酒过量常常是痛风发生的诱因。

3. **海鲜** 海鲜由于其嘌呤含量高(>150 mg/100 g)是高尿酸血症及痛风的危险因素。如果每次摄入75~150 g,随着食用频率的增加,当每周>1次时,危险性增加。对于痛风反复发作的患者需要控制海鲜的摄入。

4. **红肉** 近年有研究表明,蛋白质总量与痛风没有显著相关性,但摄入大量的红肉和海鲜可以使尿酸的水平增高。具体来讲,对于红肉类,如果每次摄入100~150 g,随着食用频率的增加,当每周>2次时,危险性增加。动物来源的食物,特别是红肉类,是饱和脂肪酸的主要来源,饱和脂肪酸可以引起胰岛素抵抗,和痛风密切相关。同时,饱和脂肪酸还可以使低密度脂蛋白升高,对健康造成不良影响。

5. **含糖饮料** 研究发现,含糖软饮料的摄入增加可以增高尿酸水平,这种关系在男性中更明显。尽管软饮料中嘌呤含量很低,但却含有大量的果糖,果糖与葡萄糖及其他糖类不同,可以通过增加核苷的分解代谢,或是减少尿酸的排出使尿酸增高。水果含有天然的果糖，但由于其含大量维生素 C 和类胡萝卜素等抗氧化剂，因而并不影响体内尿酸的水平。

以往严格限制含嘌呤食物的摄入是痛风和高尿酸血症的主要治疗策略，因而对于含嘌呤较高的黄豆(166.5 mg/100 g)、蘑菇(28.4 mg/100 g)等都需要限制。但这些食物都是中国人主要的膳食纤维来源，尤其是豆腐及其制品是我们植物蛋白质的主要来源，属于优质蛋白，并且含有对健康有益的植物化学物。有学者的研究提示，豆腐对血清尿酸水平影响并不大，因为其所含嘌呤大部分在加工过程中丢失了。随着植物类食物摄入的增加，特别是蔬菜和水果的增加，痛风的发病率降低。因此推测：富含膳食纤维、叶酸和维生素 C 的食物，如蔬菜和水果对痛风患者具有保护作用。由于植物类食物是中国人蛋白质摄入的主要来源。因此，适度地摄入一些富含嘌呤的蔬菜以及豆制品并不会增加患痛风的危险。

项目三　膳食营养治疗与预防

一、膳食营养目标

膳食营养治疗的最终目标是控制血尿酸水平，减少痛风发作的次数。只有控制血尿酸水平才能够减少痛风发作的次数，从而降低血尿酸升高对于高血压、代谢综合征、脑卒中、糖尿病等慢性病的风险。

二、膳食治疗原则

1. **保持适宜体重，避免超重和肥胖**　经常称体重使之保持在正常范围内。研究发现，超过半数的痛风或高尿酸血症患者存在肥胖或超重情况，而尿酸水平则与体重、体质指数、腰臀比等呈正相关。但在减肥同时不易操之过急，以免引起机体产生大量酮体，与尿酸竞争排泄，导致尿酸水平升高。

2. **调整膳食结构，避免油脂过高**　合理的膳食结构可以减少胰岛素抵抗，这比单纯严格控制嘌呤摄入更加有效且易于坚持。具体的措施是限制总热量，蛋白质占 0.8~1.0 g/(kg·d)，脂肪占总热能比例＜30％，减少饱和脂肪酸摄入，增加单不饱和及多不饱和脂肪酸摄入，碳水化合物占总能量 55％~65％，增加富含膳食纤维的食物摄入。

3. **多使用碱性食物，避免饮酒**　尿液的 pH 越高则尿酸的溶解度就越大。大部分痛风患者尿液的 pH 均较低，尿酸排出量高，易导致肾脏结石发生。有些食物，如蔬菜、水果、薯类、海藻、紫菜、海带等碱性食物可以增加尿液的 pH，故有利于尿酸溶解，宜多食用。饮酒可引起体内乳酸累积而抑制尿酸的排出，增加体内尿酸盐的沉积，酗酒常常会诱发痛风的急性发作。因此，痛风及高尿酸血症患者应避免饮酒。

4. **保证充足液体，避免含糖饮料摄入**　液体、水分能帮助尿酸排出体外，并且有助于预防肾脏结石,延缓肾脏进行性损害。日常饮食中可多选用含水分多而有利尿作用的食物及增加饮水量,使之能保持每天摄入 2 000～3 000 ml。为了防止夜间尿液浓缩,晚上也需要补充水分。在补充液体的时候,适宜选用的是普通开水、矿泉水、淡茶水,需要避免含糖饮料,因为摄入过多的果糖容易升高血尿酸水平。

5. **饮用奶制品,适当控制高嘌呤食物的摄入**　牛奶本身就是低嘌呤的食物,因此是高尿酸血症和痛风患者适宜选择的食物。另有研究表明,低脂奶和低脂奶酪可以有助于降低尿酸,因此对于尿酸升高患者建议长期食用低脂奶制品。由于外源性尿酸只占体内总尿酸的 20%,对改善高尿酸血症的作用有限,因此目前已不提倡对高尿酸血症和痛风患者长期采用严格的限制嘌呤的膳食。在急性痛风发作期需要严格严格限制嘌呤,比如严格控制第三、第二类食物摄入,在缓解期可以增加第二类食物的摄入量。但对于明确会增加尿酸及痛风发作的食物,如海鲜、啤酒、红肉、内脏、浓汤等需要长期避免。

6. **建立良好的饮食习惯,烹调时先焯水**　良好的饮食习惯是健康的保证,如果经常大吃大喝,进食大量肉类则容易诱发痛风。由于嘌呤为水溶性物质,因此将嘌呤含量较高的食物在烹调前焯水是减少嘌呤摄入的好方法。另外,少用刺激性调味品,减少肉汤、火锅汤等含嘌呤较高汤类的摄入也可以减少嘌呤。总之,居民膳食宝塔对于痛风及高尿酸血症患者也是适用的。

三、食物选择

1. **宜用食物**　嘌呤含量少的食物如谷薯类的大米、红薯;所有蔬菜水果;牛奶及其制品,尤其是低脂奶类;蛋类以及坚果类无论在急性发作期还是缓解期都可以食用。嘌呤含量较高的食物如粗粮、豆腐及其制品都是《膳食指南》中推荐的食物,对于高尿酸血症患者可以选用,不用严格限制。

2. **忌食食物**　主要是指在急性发作期患者对于第三类含嘌呤高的食物,如动物内脏猪肝、牛肝、海鲜类食物(白带鱼、白鲇鱼、沙丁鱼、凤尾鱼、鲢鱼、鲱鱼、牡蛎、蛤蜊)、浓肉汁、浓鸡汤、肉汤、火锅汤、酵母粉需要限制食用。为了使用上的方便,一般将食物按嘌呤含量分为 3 类,供选择食物时参考。

3. **分类**
(1) 第一类含嘌呤较少的食物(每 100 g 含量<50 mg)

1) 谷薯类大米、米粉、小米、糯米、大麦、小麦、荞麦、富强粉、面粉、通心粉、挂面、面条、面包、馒头、麦片、白薯、马铃薯、芋头。

2) 蔬菜类:白菜、卷心菜、芥菜、芹菜、青菜叶、空心菜、芥蓝菜、茼蒿菜、韭菜、黄瓜、苦瓜、冬瓜、南瓜、丝瓜、西葫芦、菜花、茄子、豆芽菜、青椒、萝卜、胡萝卜、洋葱、番茄、莴苣、葱、姜、蒜头、荸荠、鲜蘑、四季豆、菠菜。

3) 水果类:橙、橘、苹果、梨、桃、西瓜、哈密瓜、香蕉、菜果汁、果干、糖、果酱。

4) 乳蛋类:鸡蛋、鸭蛋、皮蛋、牛奶、奶粉、起司、酸奶、炼乳。

5) 硬果及其他:猪血、猪皮、海参、海蜇皮、海藻、红枣、葡萄干、木耳、蜂蜜、瓜子、杏仁、栗子、莲子、花生、核桃仁、花生酱、枸杞、茶、咖啡、碳酸氢钠、巧克力、可可。

（2）第二类含嘌呤较高的食物（每 100 g 含 50～150 mg）

米糠、麦麸、麦胚、粗粮、绿豆、红豆、豌豆、菜豆、豆腐干、豆腐、青豆、豌豆、黑豆。猪肉、牛肉、小牛肉、羊肉、鸡肉、兔肉、鸭、鹅、鸽、火鸡、火腿、牛舌。鳝鱼、鳗鱼、鲤鱼、草鱼、鳕鱼、鲑鱼、黑鲳鱼、大比目鱼、鱼丸、虾、龙虾、乌贼、螃蟹、鲜豌豆、昆布。

（3）第三类含嘌呤高的食物（每 100 g 含 150～1 000 mg）

猪肝、牛肝、牛、肾、猪小肠、脑、胰脏、白带鱼、白鲇鱼、沙丁鱼、凤尾鱼、鲢鱼、鲱鱼、鲭鱼、小鱼干、牡砺、蛤蜊、浓肉汁、浓鸡汤、肉汤、火锅汤、酵母粉。注意：以上资料与分类，摘自多种来源。由于食物的品种、分析的方法有别，所得的结果不尽相同，而且烹调方法对食物亦有影响，如肉类煮沸后，熟肉会丢失部分嘌呤到汤液中，目前主张避免嘌呤过高的食物，在药物的控制下，可不必计较其绝对嘌呤含量。

四、预防措施

1. 一级预防　一级预防主要针对高尿酸血症的高危人群，如超重或肥胖、高血压、血糖升高、血脂异常、心脏病、肾脏病及痛风的人群。对于这些人群需要进行以下监测以免尿酸水平升高。

（1）定期进行血尿酸水平检测。

（2）避免使用可以使尿酸升高的药物，如利尿剂、小剂量水杨酸等。

（3）积极治疗控制原发的疾病。

2. 二级预防　二级预防主要针对已有痛风发生或高尿酸血症患者。

（1）积极寻找并治疗引起尿酸升高的原因（高血压、肾脏疾病等）：发现尿酸升高后，需要积极寻找原因，如利尿剂、水杨酸的使用，是否有慢性肾脏疾病，是否有高血压等，并积极治疗。

（2）膳食营养的生活方式干预：急性发作需要严格限制高嘌呤食物摄入，缓解期主要着重于采取饮食结构调整，保持适宜体重，增加奶制品，适当限制食物嘌呤摄入，增加饮水，限制饮酒等措施。

3. 三级预防　患者一旦出现痛风急性发作，需及时终止急性关节炎发作，以减少痛风结石形成。

（1）去除诱因（如药物、饮食等）：避免过度劳累、受冷、受湿及关节损伤。

（2）膳食营养的生活方式干预：与二级预防一样。

（3）药物治疗：秋水仙碱：用于治疗痛风性关节炎的急性发作，预防复发性痛风性关节炎的急性发作。可以减轻炎症反应并止痛，但无降低血尿酸作用。可有致骨髓抑制和肝功能损害的不良反应。

（谢　华）

学习效果评价·思考题

1. 高尿酸血症及痛风中膳食治疗的原则是什么？
2. 对于高尿酸血症合并有肥胖、代谢综合征患者，除了控制尿酸，还应当考虑什么？

第十二章 肿瘤营养治疗

本章重点

通过本章节的学习,了解营养评估及营养治疗对肿瘤综合治疗的重要性和必要性。掌握肿瘤患者营养风险筛查的基本技能(PG-SGA,NRS-2002等),熟悉肿瘤营养治疗的基本策略和原则,能针对肿瘤相关的膳食因素、不良行为等开展相关健康教育。

学习目标

1. 掌握营养治疗在肿瘤综合防治中的原则和方法。
2. 熟悉肿瘤患者的营养不良评估方法。
3. 熟悉恶性肿瘤的预防措施。
4. 了解肿瘤患者的代谢特点和肿瘤类型。
5. 了解恶性肿瘤发生的常见危险因素。

项目一 疾病概述

恶性肿瘤即癌症,是机体正常细胞在各种致癌因素作用下发生的无限制的增生,表现为对邻近正常组织的侵犯和经血管、淋巴管和体腔转移到身体的其他部位,是威胁人类健康的最严重疾病之一。据WHO报道,人类恶性肿瘤的80%~90%由环境因素所致,其中最主要的是环境化学因素。现已证实,与人类癌症相关的化学因素有30余种。

目前,我国每年新增肿瘤患者约250万,年增长率为10%左右,每年因癌症死亡人数约140万,年增长率为3.35%左右。最新的中国肿瘤流行病学研究(2010)表明:从发病率来看,肺癌、女性乳腺癌、胃癌、肝癌、食管癌、结直肠癌、宫颈癌是我国常见的恶性肿瘤;从死亡率来看,肺癌、肝癌、胃癌、食管癌、结直肠癌、女性乳腺癌、胰腺癌是主要的肿瘤死因；肺癌、乳腺癌、结直肠癌、女性甲状腺癌呈上升趋势。WHO下属的国际癌症研究机构对全球肿瘤流行病统计数据（2012）显示，世界范围内诊断的最常见癌症依次为肺癌、乳腺癌和结直肠癌，最主要致死癌症为肺癌、肝癌和胃癌；预计随着全球人口增长和老龄化，到2025年前，全球每年新增癌症病例数将由2012年的1 410万增加到1 930万例；同时，重点强调了女性肿瘤的情况，应优先考虑全球范围内对乳腺癌和宫颈癌展开预防和控制措施。

项目二 影 响 因 素

恶性肿瘤发生的常见危险因素中，除已明确的环境理化因素、社会心理因素、药物因素、病毒因素、职业因素外，不良行为与生活方式是最主要，也是最为有效的预防因素。

一、吸烟

占致癌危险因素的30%，与多种癌症（如口腔癌、鼻咽癌、喉癌、食管癌等）的发病有关，尤以肺癌关系最为密切，肺癌患者80%以上有长期吸烟史；患癌率随吸烟量（包括二手烟的吸烟量）增高而增高；吸烟者比不吸烟者患癌死亡率高2倍；戒烟10年后，肺癌发生率可降至不吸烟水平。

二、饮酒

占致癌危险因素的10%，尤其长期饮用高度烈性酒可致肝硬化，与肝癌发生有关；饮酒还是致癌协同因子，若同时吸烟，更可增加某些恶性肿瘤（如肝癌、食管癌、喉癌等）的发生率；妇女饮酒可增加患乳腺癌的危险。

三、水

联合国环境规划署发布的《全球环境展望四》（2007年）综合报告指出，全球范围内，污染水源是人类致病、致死的最大单一原因，约80%的疾病源于饮水污染。饮水中，与气候变暖有关的蓝藻毒素污染，与黄曲霉毒素、慢性病毒性肝炎已成为肝癌发生、发展的三大主要原因。

四、膳食与膳食结构

恶性肿瘤的部位变化与环境因素特别是膳食结构的变迁关系密切，膳食、营养可影响恶性肿瘤生成的启动、促进和进展的任何阶段。约有35%的癌症发生与不良饮食习惯有关，诸如喜食酸菜、高盐腌制食物、霉制食物、烟熏食物、高温油炸食物等。另外，霉变花生、玉米中强致癌物黄曲霉毒素，食品防腐剂中有致癌作用的苯甲酸，维生素A和纤维素的缺乏等也与某些肿瘤的发生相关。

五、体力活动不足

快速发展的城市化、机械化,导致人群体力活动出现普遍不足的现状,加之膳食摄取的增加,表现为各年龄层超重、肥胖比例的持续增长。已有明确证据,受肥胖影响较大的6种癌症分别是食管癌、胰腺癌、直肠癌、子宫癌、肾癌和更年期乳腺癌。

大量的实验与临床研究、流行病学调查资料显示,目前恶性肿瘤中至少有1/3是可以预防的,1/3是可以通过早期发现而治愈的,剩下的1/3也可以通过规范治疗来减轻患者的痛苦,延长其生命。强调对恶性肿瘤的三级预防,即一级病因预防,包括改善环境、加强防癌健康教育、促进不良生活方式的改变、预防癌症发生;二级高危人群预防,包括早期发现、早期诊断、早期治疗,即针对不同高危人群开展相关恶性肿瘤的普查及癌前病变的治疗,推广肿瘤自检、常见肿瘤的规范诊治等;三级综合治疗,包括手术、放疗、化疗、免疫疗法、中医学治疗及康复治疗等。

项目三 膳食营养治疗与预防

一、肿瘤营养治疗原则

恶性肿瘤的营养治疗,应针对不同肿瘤及肿瘤治疗的特点,尽可能避免因营养不良而致的恶病质。例如,针对癌前病变患者,应以调整膳食结构、补充抗氧化营养素为主,酌情选择经口的营养支持;针对放化疗患者,应以调整营养素平衡为主,通过合理营养,支持调节胃肠道功能;针对晚期患者,应以鼓励进食,以提高机体免疫力和抗氧化能力为主,提高生存质量为宗旨。

肿瘤营养治疗途径的选择应遵循"只要肠道功能允许,应首先使用肠道途径"的原则,优先选用肠内营养。若经口摄食和(或)肠内营养不能满足能量和蛋白质等所需,可考虑联合补充性的肠外营养。

营养治疗的实施应考虑"4个需要量、3个比例、2个选择、1个原则"。4个需要量如下。①液体量:成年人30 ml/kg,儿童30~120 ml/kg,婴儿100~150 ml/kg;②能量:卧床患者按每天20~25 kcal/kg,可下床活动患者按每天25~30 kcal/kg估算;③蛋白质:一般为0.8~1.0 g/kg,轻至中度应激时1.0~1.5 g/kg,重度应激时1.5~2.0 g/kg;④微量营养素:包括矿物质及维生素,应按100%的需要量补充。4个比例:营养治疗中应注意适当提高脂肪和蛋白的供能比,减少碳水化合物的供能比,建议糖:脂肪=1:1、非蛋白质热卡:氮=120:1,糖:胰岛素=(4~10)g:1 IU。2个选择:优选中长链脂肪酸、优选富含支链氨基酸的复方氨基酸。1个原则:个体化。无论肠外营养,还是肠内营养或经口饮食都可参考上述进行。

二、肿瘤患者的营养评估

肿瘤患者营养不良的发生具有普遍性,晚期肿瘤患者营养不良比例更高。营养不良的肿瘤患者对手术、化放疗等抗肿瘤综合治疗耐受性差,且对治疗反应敏感性低,治疗不良反应及并发症多,生活质量差,生存期短。因此,肿瘤患者更需要营养支持。适宜的营养支持对肿瘤患者来说,不仅仅是提供能量和营养素,更有代谢调节作用,甚至发挥直接的抗肿瘤作用。故营养治疗,与传统的手术、放化疗等常规肿瘤疗法一样重要,对肿瘤患者来说,是最基本、最必需的治疗措施。

尽管营养不良非常普遍,但并非每个肿瘤患者都需要营养治疗,尤其是对营养状况正常的患者来说是不必要的。为避免营养治疗的过度和滥用,肿瘤患者应定期进行营养评估,对存在营养风险和营养不良的患者及时予以个体化的营养治疗。

目前,常用的营养筛查工具:主观全面评定量表(SGA)、患者自评主观全面评定量表(PG-SGA)、微型营养评定量表(MNA)、营养不良通用筛查工具(MUST)及营养风险筛查量表(NRS-2002)。其中,PG-SGA是美国营养师协会推荐的用于肿瘤患者营养筛查的首选方法。我国现阶段应用最广泛的恶性肿瘤营养风险筛查工具是PG-SGA和NRS-2002。

恶性肿瘤患者一经明确诊断,就应该进行营养风险的筛查;筛查发现有营养风险的患者就应进行适度的营养治疗,同时要对营养状况予以进一步的评估,即结合病史、体格检查、实验室检查、人体测量等多项指标来综合判断。

表 12-1 病人主观整体营养状况评估表-PG-SGA 病史问卷表(患者自评)

1. 体重(评估见医生工作表 1) 我目前的体重_____kg 我目前的身高_____m 1个月前我的体重_____kg 6个月前我的体重_____kg 最近2周内我的体重: □下降　□无变化　□增加 注:评分为每项计分累加! Score = _____	2. 摄食 与正常摄食相比,上个月的食物摄取: □无变化(0分)　□增加(0分)　□减少(1分) 我现在的摄食情况: □正常摄食,但量有所减少(1分) □固体食物很少(2分)　□仅有流食(3分) □仅有营养补充剂(4分) □各种食物都很少,几乎没有(5分) □仅有管饲或静脉营养(6分) 注:评分为最高分,不累加! Score = _____
3. 症状 最近2周因以下情况, 影响了我的正常摄食: □ 没有饮食问题(0分) □ 没有食欲,不想吃(3分) □ 恶心(1分) □ 呕吐(3分) □ 便秘(1分) □ 腹泻(3分) □ 口腔溃疡(2分) □ 口干(1分) □ 味觉异常或无(1分) □ 食物气味干扰(1分)	4. 活动和功能 我上个月的总体活动情况: □正常,无限制(0分) □不如往常,但尚起床走动、完成一定的常规活动 　(1分) □多数事情不能胜任,卧床或坐着的时间<12h 　(2分) □能稍微活动,但多数时间卧床或坐着 　(3分) □几乎卧床不起,很少下床　(3分)

(续表)

☐ 吞咽困难(2分) ☐ 早饱(1分) ☐ 疼痛(3分)部位:_____ ☐ 其他(1分)_____ 例如:情绪低落、经济或牙齿问题 注:评分为每项计分累加! Score = _____	注:评分为最高分,不累加! Score = _____

患者自评表(A评分)=体重评分+摄食评分+症状评分+活动和功能评分　　　　A评分_____

表12-2　PG-SGA评分工作表(医务人员评估)

工作表-1　体重丢失的评分　　　　　　　　　　　　　　　　Score = 亚急性 + 急性 = _____分

说明:体重丢失包括急性和亚急性两种情况,亚急性指过去1个月体重丢失情况,当无法获得是可参考过去6个月体重丢失情况;急性指过去2周的体重丢失,在亚急性的基础上再增加1分。若过去2周体重不变或增加则不计分。

1个月体重丢失情况(%)	评分	6个月体重丢失情况(%)
10或更大	4	20或更大
5~9.9	3	10~19.9
3~4.9	2	6~9.9
2~2.9	1	2~5.9
0~1.9	0	0~1.9

工作表-2　疾病和年龄的评分　　　　　　　　　　　　　　　Score = _____分　(B评分)

说明:以下病情或情况,可单选或多选,每项1分,累积计分;无则不计分。

分类	评分
癌症	1
AIDS	1
肺源性或心源脏恶病质	1
压疮、开放性伤口或瘘	1
创伤	1
年龄≥65岁	1

工作表-3　代谢应激评分　　　　　Score = 发热 + 发热持续时间 + 激素使用 = _____分(C评分)

说明:代谢应激评分是评估各种已知的可增加蛋白质和能量需要的因素。如某患者体温>38.8℃,计3分;使用泼尼松10 mg/d,计2分;合计5分。

应激因素	无(0分)	轻度(1分)	中度(2分)	高度(3分)
发热(体温)	无	37.2~38.3℃	38.3~38.8℃	≥38.8℃
发热持续时间(h)	无	<72	72	>72
激素用量(如:泼尼松/d)	无	低剂量(泼尼松<10 mg)	中剂量(泼尼松10~30 mg)	高剂量(泼尼松≥30 mg)

工作表-4 体格检查　　　　　　　　　　　　　　　　　　　　Score=_____分　（D评分）

说明：体格检查是对脂肪储存、肌肉和液体情况3个方面的主观评价，检查顺序是从上至下，从头到脚。先看眼眶脂肪垫、眉弓和颞肌，往下看锁骨部位（胸部三角肌）、肩部（三角肌）和肩阔部（背阔肌、斜方肌和三角肌），然后看下肋脂肪厚度；再查上臂三头肌皮褶厚度、虎口骨间肌肉；随后查腹部、骶尾部有否腹水；最后依次查大腿（四头肌）、小腿（腓肠肌）及踝水肿。上述评价没有客观标准，可参照大体标准，也可参照临床查体时健康成年人的脂肪、肌肉和水肿情况。按多数部位情况确定脂肪、肌肉和液体的单项得分，其中肌肉在体格检查3项中所占权重最大，所以肌肉的丢失得分为体格检查的最终得分。

脂肪储存	无消耗:0	轻度消耗:1+	中度消耗:2+	重度消耗:3+
眼窝脂肪垫	0	1+	2+	3+
三头肌皮褶厚度	0	1+	2+	3+
肋下脂肪	0	1+	2+	3+
总的脂肪缺乏程度	0	1+	2+	3+
肌肉状况	无消耗:0	轻度消耗:1+	中度消耗:2+	重度消耗:3+
颞部（颞肌）	0	1+	2+	3+
锁骨部位（胸部三角肌）	0	1+	2+	3+
肩部（三角肌）、	0	1+	2+	3+
骨间肌肉	0	1+	2+	3+
肩胛部（背阔肌等）	0	1+	2+	3+
大腿（四头肌）	0	1+	2+	3+
小腿（腓肠肌）	0	1+	2+	3+
总体肌肉消耗程度	0	1+	2+	3+
液体状况	无消耗:0	轻度消耗:1+	中度消耗:2+	重度消耗:3+
踝部水肿	0	1+	2+	3+
骶部水肿	0	1+	2+	3+
腹水	0	1+	2+	3+
总体水肿程度	0	1+	2+	3+
总体消耗主观评估	0	1	2	3

PG-SGA总评分=A+B+C+D=_____分。

工作表-5　PG-SGA整体评估分级（定性评估）

分类	A（营养良好）	B（中度或可疑营养不良）	C（重度营养不良）
体重	无丢失或近期增加（非水肿）	1月内丢失<5%（或6月内丢失<10%）或不稳定或不增加（体重持续下降）	1月内丢失>5%（或6月丢失>10%）或不稳定或不增加（体重持续下降）
营养摄入	无不足或近期明显改善	摄入明显减少	严重摄入不足
营养相关的症状	无或近期因摄入充分明显改善	存在相关的症状	存在营养相关的症状
功能	无不足或近期明显改善	中度功能减退或近期加重	严重功能减退或近期明显加重

(续表)

分类	A(营养良好)	B(中度或可疑营养不良)	C(重度营养不良)
体格检查	无消耗或慢性消耗但近期有临床改善	轻至中度皮下脂肪和肌肉消耗(触诊)	明显营养不良体征(如严重的皮下组织消耗、水肿)
整体评估			

工作表-6　PG-SGA定性与定量评估关系

等级	定性评价	定量评价
PG-SGA　A	营养良好	0～1分
PG-SGA　B	中度或可疑营养不良	2～8分
PG-SGA　C	重度营养不良	≥9分

附:有关营养支持的推荐方案

根据PG-SGA总评分确定相应的营养干预措施,其中包括对患者及其家属的教育指导、针对症状的治疗手段如药物干预、恰当的营养支持。

0～1　此时无需干预,常规定期进行营养状况评分。

2～3　有营养师、护士或临床医生对病人及家属的教育指导,并针对症状和实验室检查进行恰当的药物干预。

4～8　需要营养干预及针对症状的治疗手段。

≥9　迫切需要改善症状的治疗措施和恰当的营养支持根据PG-SGA总评分确定相应的营养干预措施,其中包括对病人及家属的教育指导、针对症状的治疗手段如药物干预、恰当的营养支持。

> **知识链接**
>
> **有关营养支持的推荐方案**
>
> 根据PG-SGA总评分确定相应的营养干预措施。其中,包括对患者及其家属的教育指导、针对症状的治疗手段如药物干预、恰当的营养支持。
>
> 0～1分　此时无须干预,常规定期进行营养状况评分。
>
> 2～3分　有营养师、护士或临床医生对患者及其家属的教育指导,并针对症状和实验室检查进行恰当的药物干预。
>
> 4～8分　需要营养干预及针对症状的治疗手段。
>
> ≥9分　迫切需要改善症状的治疗措施和恰当的营养支持,根据PG-SGA总评分确定相应的营养干预措施。其中,包括对患者及其家属的教育指导、针对症状的治疗手段如药物干预、恰当的营养支持。

三、恶性肿瘤的营养治疗

营养治疗,已成为恶性肿瘤多学科综合治疗的重要组成部分。为规范肿瘤患者在围手术期、放化疗期间及姑息治疗时期营养治疗的合理、有效开展,中国抗癌协会临床肿瘤学协作专业委员会(CSCO)下属的营养治疗专家委员会,结合我国肿瘤营养治疗现况、国外最新的《肿瘤营养治疗指南》,几经讨论修改,颁布了中国恶性肿瘤患者的营养治疗的专家共识(2011),提出了非终末期手术、放疗肿瘤患者和终末期肿瘤患者的营养治疗目标、指征、方法及推荐意见等,认为恶性肿瘤营养治疗的疗效应最终体现在生活质量的改善和抗肿瘤治疗耐受性的提高。

四、预防措施

肿瘤的预防要从心理、环境、膳食、卫生等多方面综合入手。其中,膳食因素在肿瘤的防治中的作用越来越受到人们的关注,因为膳食因素对癌症的影响,犹如一把"双刃剑",既可能具有预防或延迟肿瘤发生与发展的"正"性作用,也可能起导致肿瘤发生或加速其恶化的"负"性作用。

平衡膳食是关键,饮食习惯要关注,营养摄取须均衡。美国癌症协会(ACS)新近发布的 2012 版《癌症预防的营养与运动指南》,再次系统回顾了相关循证医学证据,强调饮食不当、运动不足是多种恶性肿瘤的明确危险因素。建议:坚持日常运动、终身控制体重在合理水平;避免吸烟和控制饮酒;多进食新鲜蔬果等植物性食物和全谷类食物等。主要有 14 条:①食物多样化,以植物性食物为主。②保持适宜体重。③坚持体力活动。④多吃蔬菜和水果。⑤多吃谷类、豆类和根茎类食物。⑥不鼓励饮酒。⑦少吃红肉,代以禽肉和水产。⑧限制膳食总脂肪。⑨减少腌制食品和食盐摄取量。⑩食物储藏避免真菌污染。⑪食物保藏应冷冻或冷藏。⑫食物添加剂和农药等使用应符合安全限量。⑬避免熏、烤、炸等高温制作。⑭一般不需要服用营养补充剂。

(冯　颖)

学习效果评价·思考题

1. PGSGA 评估表的主要构成及其结果对营养干预的意义是什么?
2. 肿瘤营养治疗的原则是什么?

第十三章　呼吸系统疾病营养治疗

> **本节重点**
>
> 讲述呼吸系统疾病 3 种主要疾病的膳食营养治疗。主要包括慢性阻塞性肺疾病、哮喘、肺结核的定义、病因、分类和临床表现；影响疾病的常见保护因素和危险因素，以及 3 种疾病的营养治疗目标、膳食原则、食物宜忌、食谱举例以及预防措施。

项目一　慢性阻塞性肺疾病

> **学习目标**
>
> 1. 掌握慢性阻塞性肺疾病的合理膳食营养目的和膳食原则。
> 2. 熟悉慢性阻塞性肺疾病的概述和其营养危险因素。
> 3. 熟悉慢性阻塞性肺疾病的预防措施。
> 4. 了解慢性阻塞性肺疾病的食物选择。

一、疾病概述

慢性阻塞性肺疾病（COPD）是一种以气道气流受限为特征的呼吸道疾病，气流受限不完全可逆，并呈进行性发展，与肺部对有害颗粒物质或有害气体引起的异常炎症反应有关。COPD 包括慢性支气管炎和肺气肿。通常慢性支气管炎是指每年咳嗽咳痰 3 个月以上，并连续 2 年以上，且能排除慢性咳嗽的其他病因者；肺气肿是指气道远端的气腔到终末细支气管出现异常，持久的扩张，并伴有肺泡壁和细支气管的破坏，而无明显纤维化。当慢性支气管炎、肺气肿患者肺功能检查出现气流受限，并且不能完全可逆时，即可诊断为 COPD。COPD 是国内外常见的慢性呼吸道疾病，据报道（WHO，1990 年），世界范围男性患病率为 9.43‰，女性为 7.33‰，而老年和高吸烟者还可达到 80‰～100‰。

该病死亡顺位在欧洲占第三位,在北美占第四位,造成沉重的社会经济和精神负担。

(一) 病因

1. 环境因素

(1) 吸烟:长期大量吸烟是重要原因,无论是主动吸烟或是被动吸烟者,吸烟能使支气管上皮纤毛变短,不规则,纤毛运动发生障碍,降低局部抵抗力,削弱肺泡吞噬细胞的吞噬、灭菌作用,又能引起支气管痉挛,增加气道阻力,COPD患病率均明显增加,且病情发展迅速,肺功能障碍迅速加剧。

(2) 感染:呼吸道感染是COPD发病和加重的一个重要因素,肺炎链球菌和流感嗜血杆菌可能是COPD急性发作的主要病原菌。病毒也对COPD发生、发展起重要作用,肺炎衣原体和肺炎支原体与COPD发病的直接关系仍有待进一步阐明。儿童呼吸道感染与成年时肺功能以及呼吸系统症状有关。

(3) 职业性接触和空气污染:职业性接触粉尘和有害气体以及空气污染物,都可刺激和损害支气管黏膜,使气道清除异物和病原体的能力降低。此外,烹调时接触的油烟和燃料产生的烟尘也与COPD的发生有关。

(4) 社会经济地位:COPD的发病与患者社会经济地位相关。这也许与室内外空气污染程度、生活习惯、营养状况差异或其他因素有一定内在的联系。

2. 宿主因素 遗传因素可增加发生COPD的易感性。同样是吸烟者,即使吸烟的情况相似,也仅15%左右的吸烟者发生COPD,说明机体对吸烟的反应存在个体差异。

(二) 临床表现

COPD的症状主要为慢性咳嗽、咳痰、进行性气急和反复发生急性呼吸道感染,许多患者症状的发展加剧具有明显的季节规律,多在冬季或秋冬之际气温骤变时急性加重,之后可能逐渐缓解。COPD患者的病程可以分为稳定期和急性加重期,每年发作的次数不等,少则1~2次,多则3~4次或更多,每次急性加重的时间不等,却会使其肺功能遭受很大的打击。随着病情的缓解,肺功能有所恢复,但很难恢复到急性加重前的水平,使得肺功能持续进行性下降。

二、膳食营养影响因素

(一) 保护因素

1. 能量 COPD患者的静息能量消耗较正常人高15%~20%,其次食物特殊动力作用使COPD患者产生更多的CO_2,增加了呼吸肌负荷,同时COPD患者体力活动的能量消耗也明显增高,与外周肌肉工作效率下降、做功增加、消耗更多的能量有关。故COPD患者需要较高能量摄入,以维持机体代谢。

2. 蛋白质 由于COPD患者处于高代谢状态,为促进合成代谢应适当提高蛋白质摄入以缓解COPD患者负氮平衡状态及骨骼肌的损耗。但过量的蛋白质摄入,将加重低氧血症及高碳酸血症,从而增加每分钟通气量及氧的消耗。

3. 脂肪 食物摄入后氧化释放能量时会产生一定量的二氧化碳,二氧化碳的产生量与氧耗的比值称为呼吸商(RQ)。脂肪的呼吸商在三大营养物质中最低($RQ=0.7$),故高脂饮食可减少 CO_2 的产生,从而降低通气的需求,对 COPD 患者有利,尤其是有高碳酸血症及通气受限的患者。但要注意调整脂肪酸的构成,以防高脂血症的发生。

4. 维生素 COPD 患者体内抗氧化剂(如维生素 A、维生素 C、维生素 E 及 β-胡萝卜素)水平降低,缺乏时造成氧自由基对机体的损伤或影响各种物质的能量代谢,进一步加重呼吸肌无力,故饮食中应供给富含此类营养素的食物,必要时可给予营养补充剂,以应对机体高代谢状态。

5. 矿物质 磷、镁、钾对维持呼吸肌收缩很重要,一些必需微量元素铜、铁、硒等具有抗氧化作用,可抑制肺部炎症反应,应注意补充。此外,COPD 患者骨质疏松和椎体骨折风险增高,须常规进行骨密度检查,必要时服用钙剂和维生素 D 干预。

6. 水 水可以稀释呼吸道分泌物,利于气道湿化,痰液容易咳出。当出现水潴留、心肺功能障碍时应限制水分的入量。

(二) 危险因素

1. 碳水化合物 碳水化合物在三大营养物质中呼吸商最高($RQ=1.0$)。因此,过多的碳水化合物摄入可导致 CO_2 产生增加,加重体内 CO_2 潴留,使呼吸困难症状更加严重,进一步抑制呼吸中枢,加剧呼吸衰竭。

2. 食盐 吃过咸易使支气管黏膜充血水肿,导致咳嗽、气喘,加重病情。

3. 烟酒 大量饮酒可使血管扩张或出血;吸烟可加重支气管黏膜损伤致痉挛。

三、膳食营养治疗与预防

(一) 营养治疗目标与需求

1. 管理目标 缓解期患者营养支持治疗目标是维持理想体重,增强呼吸肌力,改善体力活动能力,维持有效呼吸通气功能,增强机体免疫力,减少急性并发症发生频率和减轻发作程度。急性期患者营养支持治疗目标是尽量维持良好营养状态,提高机体免疫力,以利渡过急性呼吸道感染等并发症,而在急性发作后期则使体力尽早得到恢复。

2. 营养需求

(1) 能量:目前尚未建立公认的 COPD 患者营养支持的总能量摄入值。一般认为 COPD 稳定期患者每天的能量可以先采用 Harris-Benedict 公式计算出患者的基本能耗(BEE),病情稳定营养状况良好者,其能量需要量按照 1.33 倍 Harris-Benedict 供给;而病情稳定伴有营养不良者,其能量需要量则按照 1.5 倍 Harris-Benedict 供给;肥胖的 COPD 患者(>120% 理想体重),由于肥胖可增加患者的呼吸系统负担,损害呼吸功能。因此,此类患者应限制能量摄入,以控制其体重,一般推荐按照 1.0~1.1 倍 Harris-Benedict 供给。

(2) 碳水化合物:病情稳定者摄入的碳水化合物可占总能量的 50%~60%,如合并 Ⅱ 型呼吸衰竭,应严格控制碳水化合物的比例(占总能量的 50%)。

(3) 脂肪:脂肪的摄入比例占 20%~30%,还应适当增加 ω-6 多不饱和脂肪酸以防必需脂肪酸的缺乏。此外,中链脂肪酸能减低蛋白质的氧化率和更新率,增加蛋白质的合成,出现节氮效应。

(4) 蛋白质:蛋白质每天摄入量应为 1.0~1.5 g/kg,占全日总能量的 15%~20%,当患者出现应激状态时,能量消耗增加,蛋白质的热量比可适当提高至 30%。

(5) 维生素和微量元素:COPD 患者常存在各种维生素、微量元素及矿物质的缺乏,而造成氧自由基对机体的损伤或影响各种物质的能量代谢,进一步加重呼吸肌无力。因此,在 COPD 的饮食治疗中要注意各种微量元素和维生素的补充,尤其是维生素 C、维生素 E、钙、钾的补充。

(二) 营养治疗原则

COPD 稳定期患者宜低碳水化合物、高蛋白、高脂肪、含丰富维生素、矿物质及膳食纤维的饮食;饮食宜清淡,避免过咸,每天食盐 5~6 g;少食多餐,每天 5~6 餐,每餐 8 分饱;少吃冷饮,少饮酒,少喝汽水、咖啡等刺激性饮料;烹调食物时宜采用蒸煮,少用油煎、油炸等方式,少用或不用辣椒、胡椒、芥末等调味品。

(三) 食物选择

1. **宜用食物**　多食用优质蛋白食物,如牛奶、鸡蛋、瘦肉、鱼虾蟹、豆制品等;多食用富含维生素及矿物质的各种蔬果,如番茄、丝瓜、西兰花、青椒、柑橘、猕猴桃等;多喝水。

2. **忌用或少用食物**　①辛辣刺激性食物,如辣椒、葱、蒜、酒等,以免刺激气管黏膜,加重咳嗽、气喘、心悸等症状,诱发哮喘;②产气及难消化的食物,如红薯、韭菜、油炸食品、碳酸饮料等;③过甜、过咸及腌制食物,吃得过咸易使支气管黏膜充血水肿,导致咳嗽、气喘,加重病情;④过冷、过热与生硬食物,因其可刺激气管引起阵发性咳嗽;忌烟酒。

(四) 预防措施

(1) 由于 COPD 属于典型的慢性疾病,形成是一个较为漫长的过程,多数是由于患者长期的不良生活规律及方式而造成的,所以患者应保持良好的生活习惯,注意劳逸结合及充足休息。

(2) 在平时生活中应积极进行身体锻炼,COPD 患者应根据自身的体质及病情选择适宜的项目进行锻炼,提高抵抗力及改善肺功能等。

(3) 尽量避免接触或消除诱发因素:如粉尘、饮食卫生、呼吸道感染、病菌等。

(4) 及早戒烟。

(5) 注意保持良好的膳食搭配,及时补充身体所需的营养及热量,尽量避免食用生冷、过甜、过辣的刺激性的食物,以免诱发疾病的发生。

项目二 哮　　喘

学习目标

1. 掌握哮喘的合理膳食营养目的和膳食原则。
2. 熟悉哮喘的营养预防措施。
3. 了解哮喘的概述和影响其疾病的营养保护因素和危险因素。
4. 了解哮喘的食物选择。

一、疾病概述

(一) 定义

哮喘是由多种细胞包括气道的炎性细胞、结构细胞(如嗜酸性粒细胞、肥大细胞、T细胞、中性粒细胞、平滑肌细胞、气道上皮细胞等)和细胞组分(cellular elements)参与的气道慢性炎症性疾病。这种慢性炎症导致气道高反应性,通常出现广泛多变的可逆性气流受限,并引起反复发作性的喘息、气急、胸闷或咳嗽等症状,常在夜间和(或)清晨发作、加剧,多数患者可自行缓解或经治疗缓解。

(二) 病因

哮喘的病因复杂。目前认为哮喘是一种有明显家族聚集倾向的多基因遗传疾病,受遗传和环境多种因素的影响。

1. 遗传因素　许多调查资料表明,哮喘患者亲属患病率高于群体患病率,并且亲缘关系越近,患病率越高;患者病情越严重,其亲属患病率也越高。目前,哮喘的相关基因尚未完全明确,但有研究表明,存在与气道高反应性、IgE 调节和特应性反应相关的基因,这些基因在哮喘的发病中起着重要作用。

2. 激发因素

(1) 吸入物:吸入物分特异性和非特异性两种。前者如尘螨、花粉、真菌、动物毛屑等;后者如硫酸、二氧化硫、氯气、甲醛、甲酸等。室外大气污染中非抗原物质如 SO_2、NO_2、O_3,悬浮颗粒物质及金属离子的污染是其中一个重要原因。职业性哮喘的特异性吸入物有甲苯二异氰酸酯、邻苯二甲酸酐、乙二胺、青霉素、蛋白酶、淀粉酶、蚕丝、动物毛屑或排泄物等。

(2) 感染:哮喘的形成和发作与反复呼吸道感染有关,尤其是病毒感染,最常见的是鼻病毒,然后是流感病毒、副流感病毒及冠状病毒等。而细菌感染在急性哮喘中的作用还未确定,因此在缺乏细菌感染的明确证据时,抗生素不应常规使用。近年,衣原体和支原体感染报道有所增多,部分哮喘病例治疗衣原体感染可改善症状。寄生虫如蛔虫、钩虫感染也可引起哮喘。

(3) 食物:与饮食相关引起哮喘发作的现象在哮喘患者中常可见到,尤其是婴幼儿容易对食物过敏,但随年龄的增长这种情况逐渐减少。引起过敏最常见的食物是鱼类、虾蟹、蛋类、牛奶等。

(4) 气候改变:当气温、湿度、气压和空气中离子等改变时可诱发哮喘,故在寒冷季节或秋冬气候转变时较多发病。

(5) 精神因素:患者紧张不安、情绪激动等也会促使哮喘发作,一般认为是通过大脑皮质和迷走神经反射或过度换气所致。

(6) 运动:70%~80%的哮喘患者在剧烈运动后诱发哮喘,称为运动诱发性哮喘。

(7) 哮喘与药物:如哮喘患者因误服普萘洛尔(心得安)等 β_2 受体阻滞剂引发哮喘;因服用阿司匹林等非甾体类抗炎药而诱发哮喘,称为阿司匹林哮喘。

(三) 临床表现

1. 前驱症状 急性发作前数秒或数分钟,可有鼻痒、喷嚏流泪、干咳等现象,常见于吸入花粉及各种刺激性气体等,或由运动或情绪因素诱发,亦有接触后数小时发病。被褥等用具所含尘螨等常引起夜间哮喘。

2. 典型症状 突发胸闷、喘息、烦躁不安,以呼气为主的呼吸困难,伴喘鸣音(哮喘声),甚至被迫端坐,严重时出现发绀,持续数分钟至数小时,继而咯出大量黏稠痰液,症状缓解。严重病例可出现呼吸衰竭,部分患者以刺激性咳嗽为主要症状。

3. 食物过敏症状 过敏性鼻炎、咽喉水肿等呼吸道症状,以及腹痛、腹泻、恶心呕吐等消化道症状,亦可见皮肤瘙痒和皮肤皮疹等症状。

二、膳食营养影响因素

(一) 保护因素

1. 多不饱和脂肪酸 膳食中脂肪含量及脂肪酸的组成类型可以影响淋巴细胞功能,饱和脂肪酸含量高,哮喘发病率高;不饱和脂肪酸含量高,则发病率低。说明两种脂肪酸对气道炎症有不同作用,$\omega-3$ 不饱和脂肪酸可降低脂类介质的作用,抑制迟发反应。

2. 抗氧化营养素 氧化-抗氧化失衡是哮喘重要的发病机制之一。研究表明,自由基所产生的代谢产物可以引起支气管黏膜充血、水肿,支气管平滑肌收缩导致气道狭窄出现哮喘症状。哮喘发病除环境中存在过敏源外,与日常饮食也密切相关。饮食中抗氧化剂含量增高有利于调节身体的免疫功能从而预防哮喘的发生。

(1) 维生素A:维生素A对呼吸道上皮细胞分化及保持其完整性具有重要作用。缺乏时,气道上皮细胞纤毛消失,上皮细胞表层出现鳞状角化,腺体细胞功能失常引起分泌型免疫球蛋白A(sIgA)产生低下,脱落细胞阻塞管腔,局部防御功能下降,易致病原体侵入而引起上呼吸道反复感染,引发慢性炎症及气道的反应性增高,从而诱发和加重支气管哮喘。维生素A还有提高细胞免疫和体液免疫的功能,缺乏时外周血淋巴细胞数量减少,损伤了T、B细胞功能,机体免疫功能下降,促使哮喘的发生和发展。

(2) 维生素E:大量的氧自由基损伤细胞组织结构和功能,使多种炎性介质释放,引起气道炎症、支气管痉挛和气道过敏,而维生素E作为抗氧化剂,能够阻止氧自由基形成,减少呼吸道受损,预防哮喘发生。

(3) 维生素C:维生素C作为还原剂在体内高浓度时能消除氧自由基及单线态氧,提高谷胱甘肽过氧化物酶活性而清除细胞内外氧自由基。它还能使氧化状态的维生素E还原而维持其含量。近年国内外研究发现,补充维生素C对于人体呼吸道的氧化损伤具有良好的修复保护作用。

(4) 硒:硒是人体必需的营养素,也是重要的抗氧化剂。它是体内谷胱甘肽过氧化物酶(GSH-Px)的活性成分,促进脂质过氧化物分解,是非酶系统中具有清除自由基作用的抗氧化剂。

3. **维生素 B_6** 维生素 B_6 可以降低人体对缺氧的敏感性,缺乏时肾上腺素合成减少,气管易发生痉挛;缺乏还会导致色氨酸代谢紊乱,诱发哮喘。

4. **镁** 镁可直接作用于支气管平滑肌,引起气道扩张,有轻微的支气管扩张作用。

(二) 危险因素

1. **食物过敏源** 食物过敏可以触发哮喘,尤以儿童为多见,但食物诱发哮喘有很明显个体化因素,某一食品对部分患者能诱发哮喘,但对其他患者则不引发哮喘。应通过仔细观察结合皮肤试验和变应原筛选,发现可疑过敏的食物,当再次服用后又出现哮喘症状,即可认为该食物能引起发病,避免再食用。服用替代食品时,应注意合理营养补充,避免引起儿童营养和发育不良。如无确定过敏食物,则不必强调忌食,但宜避免进食冷、油腻和辛辣刺激性食物。

婴儿期尽量母乳喂养,避免过早采用辅助食物,如牛奶、鸡蛋、鱼类,以延续过敏体质患儿哮喘的发病,婴儿期用低敏奶粉可能有助预防哮喘发病。部分患儿随年龄增长,食物过敏引发哮喘可能减轻或消失,用过敏食物作脱敏治疗的疗效未能确定。

2. **食盐** 流行病学证据提示,盐摄入过多与支气管哮喘有关,故对哮喘患者每天食盐摄入量不应超过5 g。

3. **烟酒** 应戒烟,因为吸烟会引起支气管壁痉挛,分泌物增加,黏膜上皮损害;应限酒,因为饮酒会使血管扩张,加重患者咳嗽、咯血等症状。

三、膳食营养治疗与预防

(一) 膳食营养目标

哮喘是一种显著影响患者个人、家庭和社会的慢性疾病。哮喘的长期治疗目标是达到并维持症状控制,维持正常的活动水平(包括运动);尽可能维持肺功能接近正常;防止哮喘急性发作,防止哮喘药物治疗的不良反应,避免哮喘死亡。合理的膳食营养有助于病情的控制并降低急性加重的风险。

(二) 膳食治疗原则

如果是由于食物过敏引起,应及时调整饮食结构,去除过敏原。轻型哮喘患者,发作期应给予流质或半流质,能量及各种营养素的摄入量可稍低于正常人;而缓解期摄入普食即可,能量及各种营养素的摄入量应同正常人;重症哮喘患者,大多伴有营养不良,应给予足够的能量和各种营养素。饮食宜温热、清淡、松软,少食多餐。

1. 能量　每天能量供应一般以 30～35 kcal/(kg·d)为宜。
2. 蛋白质　哮喘患者的蛋白质摄入量以占总能量 14%～18%为宜,宜选择肉类、蛋类、豆制品等,避免奶制品。
3. 脂肪　哮喘患者每天脂肪的供给量应占总能量的 30%,甚至更高,以植物油为主。高脂饮食可以减少 CO_2 的生成,降低 CO_2 分压,避免摄食后发生的呼吸急促困难。此外,足量的脂肪还可减少高碳水化合物负荷、节省蛋白质、促进脂溶性维生素的吸收。
4. 碳水化合物　在哮喘发作时,适量减少碳水化合物供能比例,不宜超过 50%。
5. 矿物质和维生素　补充足够的各种维生素和矿物质,特别应增加抗氧化营养素,如 β-胡萝卜素、维生素 C、维生素 E 及微量元素硒等。β-胡萝卜素、维生素 C、维生素 E 在新鲜蔬菜及水果中含量丰富,微量元素硒在海带、海蜇、大蒜中含量较丰富。
6. 水　哮喘持续状态的患者,会因大量出汗丢失很多水分。因此,应当注意水分的补充,每天饮水应达 2 000 ml,甚至更多。

(三) 食物选择

1. 宜食食物　摄入充足的蛋白质,多吃瘦肉、淡水鱼、豆制品等。蛋白对提高人体免疫力、及时修复人体呼吸道黏膜有积极的作用。多食富含抗氧化营养素的新鲜蔬菜和水果,如樱桃、猕猴桃、苹果、芒果、柠檬、橙子、番茄、葡萄、草莓、蓝莓、核桃、绿茶、红薯、胡萝卜、燕麦、南瓜、芦笋、洋葱、大蒜、西兰花等。
2. 忌食食物　限制海鲜食物,如海虾、蟹、带鱼、黄鱼及无鳞鱼等,这些食物很可能是哮喘的重要过敏原;限制过甜食物,哮喘患者本身多痰,过甜食物可使人体温热聚集而成痰加重病情;限制辛辣刺激食物,如辣椒、花椒、辣酱等,这类食物也可助火生痰,并使症状加重;限制生冷食物,哮喘与食用生冷食物有关,冷饮还会引起脾胃运化失调。限制可乐、汽水等碳酸饮料及酒、咖啡、浓茶等刺激饮品。

(四) 预防措施

哮喘是一种可防可控可逆的慢性病。提高免疫、消除自由基是主要的两大营养素干预方向。重点补充类胡萝卜素、维生素 C、维生素 E、硒、锌等抗氧化剂,既可以消除自由基又可以提升免疫力。另外,适量补充优质蛋白,对免疫力和气道黏膜的修复都有帮助。

项目三 肺 结 核

学习目标

1. 熟悉肺结核的营养治疗目的和膳食原则。
2. 了解肺结核的概述和影响其疾病的营养保护因素和危险因素。
3. 了解肺结核的食物选择和食谱举例。

一、疾病概述

(一) 定义

肺结核病是结核分枝杆菌引起的慢性传染病,占各器官结核病总数的 80%～90%,其中痰中排菌者称为传染性肺结核病。

(二) 病原菌分类和传播途径

结核菌在分类学上属于放线菌目、分枝杆菌科、分枝杆菌属,包括人型、牛型、非洲型和鼠型 4 类。对人类致病的主要为人型结核菌,牛型菌很少。所谓非洲型分枝杆菌有人认为并非独立菌型,居于人型和牛型之间。鼠型对人无致病性。

1. **传染源** 开放性肺结核患者的排菌是结核传播的主要来源。在巴氏消毒法发明和推广前带菌牛乳亦是重要传染源,现已很少见。

2. **传播途径** 患者与健康人之间经空气传播。患者咳嗽排出的结核菌悬浮在飞沫核中,被人吸入后即可引起感染,排菌量越多,接触时间越长,危害越大。而飞沫直径亦是重要影响因素,直径 1～5 μm 大小最易在肺泡沉积。随地吐痰,痰液干燥后结核菌随尘埃飞扬,亦可造成吸入感染,但非主要传播方式。

3. **易感人群** 生活贫困、居住拥挤、营养不良等是人群中结核病高发的原因。婴幼儿、青春后期和成人早期尤其是该年龄期的女性以及老年人结核病发病率较高,可能与宿主免疫功能不全或改变有关。某些疾病,如糖尿病、肺硅沉着病、胃大部分切除后、麻疹、百日咳等常易诱发结核病;免疫抑制状态,包括免疫抑制性疾病和接受免疫抑制剂治疗者,尤其好发结核病。

二、膳食营养影响因素

(一) 有助于肺结核治疗的营养因素

1. **维生素** 应重点补充维生素 A、B 族维生素、维生素 C、维生素 D。维生素 A 能增强机体免疫力;维生素 D 能促进钙吸收;维生素 C 有利于病灶愈合和血红蛋白合成;B

族维生素可加快机体内各个代谢过程,有改善食欲的作用,维生素 B_6 还可减轻异烟肼引起的不良反应。

2. **钙** 结核病痊愈过程中的钙化,需要大量钙质,牛奶和奶制品因其含有丰富的酪蛋白和较多的钙,是补钙的最佳选择,有利于结核灶的钙化。

3. **铁** 肺结核患者由于肺部小血管的损伤,时常会咯血,久而久之造成贫血。另外,结核病本身对人体造血功能也有抑制作用,故养血、补血食物不可少。

4. **膳食纤维** 足够的膳食纤维可使大便通畅,防止毒素吸收。

(二) 不利于肺结核治疗的营养因素

1. **脂肪** 脂肪虽能供给较多的能量,但过多的脂肪会增加消化系统的负担,特别是肝脏的负担,从而影响食欲。有消化功能障碍者,更应限制脂肪的摄入,一般脂肪供给量每天每千克体重≤1 g,且以植物油为佳。

2. **酒精** 饮酒会使血管扩张,加重患者咳嗽、咯血等症状。

三、膳食营养治疗与预防

(一) 膳食营养目标

肺结核是一种慢性消耗性疾病,多数肺结核患者在患病期间会处于一种营养失衡状态,因此治疗要从整体出发,在使用抗结核药物同时必须增加营养,以弥补因疾病所致的消耗,促进肌体组织的修复。合理的膳食既要保证肺结核患者康复的需要,又要避免因营养物质的过量摄入,增加肝脏负担。

(二) 膳食治疗原则

供给高热能、高蛋白质、高维生素、高膳食纤维及低脂肪的膳食。饮食宜清淡、易消化、少食多餐;烹调方法以蒸、煮、炖、氽等为宜,尽量少用煎、炸、爆、炒等方法,少用或不用辛辣、刺激性调味品,如茴香、桂皮、八角、胡椒、辣椒等;禁酒戒烟。

1. **高能量** 肺结核患者经常有低热或高热,能量消耗比正常人高,每天每千克体重应供给能量40~50 kcal。因抗结核药物不良反应导致药物性肝病患者,则应避免进食过高能量的食品,以防肝脏脂肪变性,妨碍肝细胞的修复。

2. **高蛋白质** 结核病对蛋白质的消耗多,且蛋白质是修补组织的重要营养素,有益于病灶的愈合和病体康复。结核病患者每天蛋白质摄入量应为每千克体重1.2~1.5 g,每天的总摄入量为80~100 g。其中,优质蛋白质如肉类、水产品、蛋、乳及大豆制品应占总蛋白质摄入量的50%以上。

3. **低脂肪** 一般脂肪供给量每天每千克体重≤1 g,且以植物油为佳。

4. **高维生素** 补充足够的各种维生素,特别应增加维生素 A、B 族维生素、维生素 C、维生素 D 摄入。

5. **矿物质** 膳食中多摄入含钙、铁丰富的食物。

(三) 食物选择

1. **宜食食物** 多选用富含优质蛋白的食物,肉、禽、水产、蛋及豆制品等;增加乳类及其制品的摄入,乳类及乳制品中含有丰富的酪蛋白及钙,有促进结核病灶钙化的作用。除乳制品外,海带、紫菜、虾皮、牡蛎等海产品也是钙的良好来源;多选用富含维生素和膳食纤维的粗粮、新鲜蔬菜、水果;多选用含铁丰富的食物,如动物内脏、动物血、畜肉。

2. **忌食食物** 不宜油煎炸或不易消化食物;限制辛辣刺激食物及调味品,如辣椒、花椒、辣酱等;禁烟酒。

(陈艳秋)

学习效果评价·思考题

1. COPD 患者的能量消耗计算公式是什么以及如何改善他们的营养状况?
2. 哮喘的食物过敏原有哪些,如何预防哮喘?

第十四章　心脑血管疾病营养治疗

> **本章重点**
>
> 　　讲述心脑血管疾病的膳食营养。包括血脂异常、高血压病、冠心病和脑卒中的定义、病因、分类和临床表现以及各类疾病膳食营养目标、营养原则、食物宜忌、食谱举例和预防措施等。

项目一　血　脂　异　常

> **学习目标**
>
> 1. 掌握血脂异常膳食营养治疗目的、原则和食物选择。
> 2. 熟悉血脂异常的定义、分类和临床表现。
> 3. 熟悉血脂异常膳食预防措施。
> 4. 了解影响血脂异常的营养因素。

一、疾病概述

(一) 血浆脂蛋白分类和功能

　　血脂中的主要成分是三酰甘油、胆固醇、游离脂肪酸、磷脂和脂溶性维生素和固醇。三酰甘油和胆固醇是疏水性物质,不能直接在血液中被转运,也不能直接进入组织细胞。它们必须与特殊的蛋白质和极性类脂(如磷脂)一起组成一个亲水性的球状大分子——脂蛋白,才能在血液中被运输,并进入组织细胞。脂蛋白主要由胆固醇、三酰甘油、磷脂和蛋白质组成,绝大多数在肝脏和小肠合成,并主要经肝脏分解代谢。应用超速离心法,可将血浆脂蛋白分为五大类:乳糜微粒(CM)、极低密度脂蛋白(VLDL)、中密度脂蛋白(IDL)、低密度脂蛋白(LDL)和高密度脂蛋白(HDL)。

1. **乳糜微粒(CM)** 高脂肪膳食可增加 CM 合成，CM 含外源性三酰甘油 90% 左右，其生理功能是将食物来源的三酰甘油从小肠运输到肝外组织中被利用。

2. **极低密度脂蛋白(VLDL)** VLDL 和 CM 都是以三酰甘油为主，统称为富含三酰甘油的脂蛋白。但 VLDL 的三酰甘油主要由肝脏合成，其最重要的底物是游离脂肪酸。流经肝脏的血液中游离脂肪酸含量增加可加速肝脏合成和分泌 VLDL。

3. **低密度脂蛋白(LDL)** LDL 是由 IDL 在肝脏内转化而来，肝脏也可直接合成，分泌少量。LDL 是血浆中胆固醇含量最多的一种脂蛋白，约胆固醇含量在一半以上，65% 的血浆胆固醇存在于 LDL 中，是所有血浆脂蛋白中首要的致动脉粥样硬化性脂蛋白。

4. **高密度脂蛋白(HDL)** HDL 颗粒最小，脂质和蛋白质各占一半。HDL 主要由肝脏和小肠合成，是一种抗动脉粥样硬化的血浆脂蛋白，能将周围组织中包括动脉壁内的胆固醇转运到肝脏进行代谢，还具有抗 LDL 氧化的作用，并能促进损伤内皮细胞修复，故是冠心病的保护因子。

(二) 血脂异常定义

1. **定义** 高脂血症是指机体血浆中胆固醇和(或)三酰甘油水平升高。由于胆固醇和三酰甘油在血浆中，都是以脂蛋白形式存在，称为高脂蛋白血症。另外，血浆中高密度脂蛋白水平降低常与胆固醇和三酰甘油水平升高同时发生，因此高密度脂蛋白降低也是血脂代谢紊乱的表现。

2. **诊断标准和临床分型** 据《中国成人血脂异常防治指南 2007》的判断标准，我国居民血脂代谢状况主要依据血清中三酰甘油(TG)、胆固醇(TC)、低密度脂蛋白胆固醇(LDL-C)、高密度脂蛋白胆固醇(HDL-C)的水平进行评价。临床上将血脂异常分为高胆固醇血症、高三酰甘油血症、混合型(血清胆固醇、三酰甘油水平均增高)和低高密度脂蛋白血症 4 种类型。

(三) 主要临床表现

患者由于血浆中脂蛋白水平升高，血液黏稠度增加，血流速度缓慢，血氧饱和度降低，表现为倦怠、易困、肢体末端麻木、感觉障碍、记忆力减退、反应迟钝等。出现动脉粥样硬化或原有动脉粥样硬化加重；细小动脉阻塞时，出现相应靶器官功能障碍。

二、膳食营养影响因素

(一) 保护因素

1. **脂类** 不饱和脂肪酸和磷脂能参与载脂蛋白的构成，从而促进脂质的排出，不饱和脂肪酸还能增强 LDL 受体的活性，促进胆固醇的转运。与以碳水化合物为主的饮食相比，以不饱和脂肪酸(主要是单不饱和脂肪酸)为主的饮食能升高 LDL，降低 TC。

(1) 单不饱和脂肪酸(MUFA)：有降低 TC、LDL-C 水平，同时升高血清 HDL-C 的作用。可能是因为单不饱和脂肪酸能增加 LDL 受体活性，拮抗膳食中胆固醇对 LDL 受体的抑制作用，从而加速体内 LDL 的清除。橄榄油、茶油中油酸含量达 80% 左右；花生油、玉米油、芝麻油中油酸的含量也很丰富,分别为 56%、49%、45%,美国膳食推荐量中建议,MUFA 应增加到 13%~15% 总能量。

(2) 多不饱和脂肪酸(PUFA):包括 ω-6 的亚油酸和 ω-3 的 α-亚麻酸及长链的 EPA 和 DHA。缺乏亚油酸,胆固醇则与饱和脂肪酸结合沉积于动脉壁。虽然亚油酸能有助于降低血脂,但如机体摄取大量的亚油酸,则可降低体内 HDL 的水平。在机体血脂水平不高的情况下,ω-3 多不饱和脂肪酸可降低胆固醇水平,而 EPA 和 DHA 的作用明显高于 α-亚麻酸。但当机体处于血脂代谢异常的水平时,ω-3 多不饱和脂肪酸反而能增高体内的 LDL-C 的水平。故亚油酸/α-亚麻酸的比值应当<10。增加 α-亚麻酸的摄入量或降低亚油酸的摄入量都可以实现上述的比值。

(3) 磷脂:卵磷脂能抑制体内三酰甘油的合成,升高 HDL-C 水平,有效降低体内 TC、TG、LDL-C 水平。大豆中的卵磷脂降血脂的作用优于鸡蛋中的卵磷脂。

2. 膳食纤维 有调节血脂作用,可降低 TC、LDL-C 水平。因可溶性膳食纤维能与胆固醇结合,阻止其吸收。它还能减少胆汁酸的肠肝循环,减少脂类的吸收,故可溶性膳食纤维的作用比不溶性膳食纤维的作用更大。

3. 矿物质

(1) 镁:镁具有降血脂的作用。机体镁水平降低时三酰甘油合成增加,清除率下降。此外,低镁时,体内卵磷脂胆固醇转酰酶活性降低,使 HDL-C 中胆固醇酯形成减少,影响了三酰甘油的转运和分布;而缺镁时机体 TC 升高,可能是由于低镁水平下,机体肝细胞和线粒体中镁离子浓度与分布改变,而致肝功能发生了改变;HDL-C 降低则是由于卵磷脂胆固醇转酰酶活性降低;LDL-C 升高可能与低镁影响肝脏脂质代谢有关。

(2) 钙锌铬:机体缺乏钙时可引起 TC、TG 升高,补钙后可使血脂恢复正常,可能与钙与脂肪结合,阻止脂肪的吸收有关。锌缺乏或过多都可引起血脂代谢异常,锌主要影响 HDL-C 相关的 apoA1、LDL-C 相关的 apoB100 的比例,对血脂代谢产生影响。铬是葡萄糖、脂质代谢过程中的必需微量元素,缺铬可使 TC 升高,HDL-C 下降。

4. 维生素

(1) 维生素 C:能促进胆固醇降解,使之转变为胆汁酸,从而降低 TC 水平。它还能增加脂蛋白酯酶活性,加速 VLDL-C、TG 降解,这一作用在老年人中较为明显。

(2) 维生素 E:能调节参加胆固醇分解代谢酶的活性,有利于胆固醇的转运和排泄,对血脂水平起调节作用。

(二) 危险因素

1. 能量 机体能量摄取过多,多余的能量则以脂肪的形式进行储存,使血脂增高。

2. 脂类

(1) 饱和脂肪酸:饱和脂肪酸能明显升高 TC、LDL-C 的水平,但不同链长的饱和脂肪酸作用不同,少于 12 个碳的短、中链和多于 18 个碳的长链饱和脂肪酸对血清 TC 基本无影响,而 12~16 个碳的脂肪酸,如月桂酸、肉豆蔻酸则可明显升高 TC、LDL-C 水平。主要是因为饱和脂肪酸可抑制 LDL 受体的活性,抑制胆固醇在肝脏中的代谢。

(2) 反式脂肪酸:增加反式脂肪酸的摄入,可使 LDL-C 增高、HDL-C 降低。其机制为反式脂肪酸可抑制肝脏 LDL 受体活性,从而导致肝脏中的堆积;刺激 VLDL 中胆固醇的分泌,引起血中胆固醇和水平的升高,也与胆固醇酯转运蛋白活性改变有关。膳食中反式脂肪酸大多数来自氢化的植物油。

(3) 胆固醇:动物性食品中的胆固醇能升高血中的胆固醇和 LDL-C 的水平。

3. **碳水化合物**　机体如进食大量碳水化合物,可使体内碳水化合物的代谢增强,细胞内 ATP 增加。当机体糖原的数量超过机体的储存能力时,机体可通过磷酸甘油途径,将碳水化合物转变为脂肪,从而使血脂增高。如机体摄入的单糖、双糖较多,可使血清 VLDL-C、LDL-C、TG、TC 水平升高,高碳水化合物还可使机体 HDL-C 水平下降。

4. **其他**　酒精可升高机体 LDL-C,与酒精促进脂蛋白酯酶、脂肪酶的活性有关。

三、膳食营养治疗与预防

(一) 膳食营养目标

控制能量摄入,肥胖者需要控制体重;严格控制脂肪总量及胆固醇摄入,调整脂肪类型,以不饱和脂肪酸替代饱和脂肪酸;多摄入富含膳食纤维的植物性食物。营养需要能量 1 500~2 000 kcal/d,脂肪摄入量占总能量 15%~25%,每天胆固醇摄入量控制在 200 mg 以下,忌用动物内脏等胆固醇含量高的食物,摄入水果蔬菜 300~400 g/d。

1. **单纯高胆固醇血症者**　可采用低饱和脂肪酸、低胆固醇、高不饱和脂肪酸的膳食进行治疗。碳水化合物供能比例为 50%~55%,蛋白质供能比例为 15%~20%,脂肪供能比例为 20%~25%。

2. **单纯高三酰甘油血症者**　限制能量摄取。如是因外源性摄取过多所致,可采用低脂肪的饮食,即将膳食中脂肪的供能比例降至 30% 以下。如是因内源性因素导致的三酰甘油增高,则可采取限制能量、碳水化合物的摄取,降低体重,增加多不饱和脂肪酸供给的方法进行治疗。碳水化合物供能比例可调整至 60%,蛋白质供能比例为 16%,脂肪供能比例为 25% 左右。

3. **混合型的血脂异常者**　可采用低能量、低胆固醇的饮食进行治疗。碳水化合物供能比例为 50%,蛋白质供能比例为 20%,脂肪供能比例为 30%。

(二) 营养治疗原则

1. **能量控制**　过多的能量将转化为脂肪,超重不利于控制。因此,每天能量不能超过需要量,对于肥胖的患者能量控制应更为严格,可通过测定能量代谢来计算。一般摄入 1 500~2 000 kcal/d。

2. **严格控制脂肪及胆固醇**　每天脂肪摄入不超过总能量的 15%。一般正常成年人,膳食胆固醇摄入量≤300 mg/d 为宜。患者每天胆固醇摄入量严格控制在 200 mg 以下,忌用动物内脏等胆固醇含量高的食物。

3. **减少饱和脂肪酸摄入**　对于含饱和脂肪酸丰富的食物,如肥肉、黄油等需要忌食。氢化植物油等反式脂肪酸需少食。目前认为反式脂肪酸应<1% 总能量。食用油以橄榄油、茶油、花生油等多不饱和脂肪酸含量较高的植物油为主。多食不饱和脂肪酸含

量较多的海鱼、豆类。避免煎炸食品。

4. **适当摄入膳食纤维**　患者宜适当增加膳食纤维摄入。建议每天摄入水果 200～300 g、蔬菜 300～400 g。

5. **摄入适量碳水化合物**　碳水化合物仍是主要供能物质。但摄入过多的碳水化合物除了转化为糖原外,大部分又变成脂肪储存致体重增加,血浆三酰甘油水平升高。故每天需要量以占总热能的 60%～65% 为宜。

6. **适量蛋白质摄入**　蛋白质可占全天总能量的 15%～20%。动物蛋白质摄入过多时,往往动物性油脂和胆固醇也增加,血浆胆固醇水平升高;若以大豆蛋白质替代,则可降低血浆胆固醇水平。故动物性和植物性蛋白比例为 1:1 为好。

7. **补充抗氧化维生素**　维生素 C 能降低血浆胆固醇水平,维护血管壁的完整性,增加血管弹性;维生素 B_6 能使亚油酸合成前列腺素,在酶作用下生成前列环素,从而使血管扩张;维生素 E 可防止脂质过氧化,降低心肌耗氧量,改善冠状动脉供血;维生素 B_{12}、泛酸、烟酸等 B 族维生素均能降低血脂水平。膳食中如不足可服用维生素补充剂。

(三) 食物选择

1. **宜用食物**　富含膳食纤维的蔬菜(如芹菜、韭菜、油菜)、粗粮等;富含多不饱和脂肪酸的深海鱼类;乳及乳制品、豆类及豆制品;食用油宜选用植物油,如豆油;若单独补充深海鱼油,应同时加服维生素 E,以防止脂质过氧化;茶叶,尤其是绿茶,具有明显的降血脂作用,可常饮用。

2. **禁(少)用食物**　指动物性油脂(鱼油除外),如胆固醇含量高的动物内脏(尤其是脑)、蛋黄、鱼子、蟹子、蛤贝类等。

(四) 预防措施

1. **控制总能量、保持能量摄入与消耗的平衡**　根据年龄、性别、工作性质给予合理能量。三大营养素的比例为碳水化合物 50%～60%、蛋白质 10%～20%、脂肪<30%;保持能量均衡分配,三餐比 3:4:3;适当增加运动,保持理想体重。

2. **碳水化合物**　主食以谷类为主,粗细搭配,粗粮中可适量增加玉米、莜面、燕麦等成分,保持碳水化合物供能量占总能量的 55% 左右。限制精制糖和含糖类的甜食,如点心、糖果和饮料等。

3. **蛋白质**　增加豆类食品,提高蛋白质利用率,以干豆计算,平均每天应摄入 30 g 以上,或豆腐干 45 g,或豆腐 75～150 g。大豆蛋白质的氨基酸种类比较齐全,因而营养价值相对较高。并且,大豆中几乎不含胆固醇,相反含有豆固醇和大豆皂苷,可以起到抑制机体吸收胆固醇的作用。大豆中所含的亚油酸、磷脂、纤维素等都对心血管系统有保护作用。牛奶中不仅蛋白质含量高,而且含有羟基与甲基戊二酸,能够抑制人体内的胆固醇合成酶的活性,从而降低血中胆固醇的含量。牛奶中富含的钙质和乳清酸都能减少人体对胆固醇的吸收。故可选择补充适量的低脂奶、脱脂奶或酸奶以预防。

4. **脂肪**　每天总脂肪供能量不超过总能量的 30%。在动物性食物的结构中,增加含脂肪较低而蛋白质较高的动物性食物,如鱼、禽、瘦肉等,并减少陆生动物脂肪;限量使用植物油,少用动物脂肪。每人每天用量以25～30 g为宜;增加ω-3多不饱和脂肪酸EPA、DHA摄入量。多吃水产品,尤其是含鱼油较高的海产品,争取每周食用2次或以上;轻度胆固醇升高者,膳食中胆固醇摄入量每天≤300 mg/d。血浆胆固醇中度和重度升高者,膳食中胆固醇摄入量应<200 mg/d。

5. **维生素、无机盐、植物纤维及微量元素** 保证每人每天摄入的新鲜水果及蔬菜≥500 g,注意增加深色或绿色蔬菜比例。膳食成分中应含有足够的维生素、无机盐、植物纤维及微量元素。例如,苹果中含有类黄酮,可以抑制ox-LDL的形成,从而发挥抗动脉粥样硬化的作用。

6. **多饮茶** 茶叶中含有茶多酚等物质,具有抗氧化作用和调节血脂、防止动脉粥样硬化的作用,尤其是绿茶,作用优于红茶。少饮咖啡,如大量饮用咖啡,尤其是不过滤的冲煮方法,有可能使血中游离脂肪酸增加,血清胆固醇身升高。

7. **其他** 适当减少食盐摄入量。多摄入含硫化物丰富的大蒜和洋葱,以及多糖类物质,如香菇、木耳。限制饮酒:每天摄入酒精以20 g为限,或者白酒≤50 g。葡萄酒对冠心病有保护作用,可适量饮用。

项目二 高 血 压

学习目标

1. 掌握影响高血压的危险因素。
2. 掌握高血压的膳食营养治疗目的、原则、食物选择。
3. 熟悉高血压的定义、分类和临床表现。
4. 熟悉高血压膳食预防措施。

一、疾病概述

(一) 定义与分类

1. **诊断标准和新的定义** 高血压是最常见的心血管病,不仅患病率高、致残率高、死亡率高,而且可引起心、脑、肾并发症,是冠心病、脑卒中和早死的主要危险因素。1999年世界卫生组织/国际高血压联盟《(WHO/ISH)高血压治疗指南》中的高血压定义为:未服抗高血压药的情况下收缩压≥140 mmHg和(或)舒张压≥90 mmHg。专家认为,以往以"期"分类有病程进展阶段的含义,而目前仅按血压水平分类,不反映病程,故改用"级"。所以目前的1、2、3级(与前一版《WHO/ISH高血压治疗指南》中的轻、中、重相对应)取代《美国国家委员会指南》中的1、2、3期,又将收缩压140～149 mmHg、舒张压

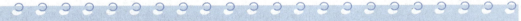

＜90 mmHg 列为临界性单纯性收缩期高血压。目前《中国高血压防治指南》基本上采用《1999 WHO/ISH 高血压治疗指南》的分类标准(表 14-1)。

表 14-1　血压水平的定义和分类

类别	收缩压(mmHg)	舒张压(mmHg)
理想血压	＜120	＜80
正常血压	＜130	＜80
正常高值	120～139	80～89
高血压		
1 级(轻度)	140～159	90～99
2 级(中度)	160～179	100～109
3 级(重度)	≥180	≥110
单纯收缩期高血压	≥140	＜90

2. 分类

(1) 原发性高血压：病因不明，在一定的遗传背景下由于多种后天环境因素作用使正常血压调节机制失去代偿所致；发病人数占总高血压病人数的 90%～95%。

(2) 继发性高血压：某些疾病的一种临床表现。这些疾病包括急性和慢性肾炎、多囊肾、慢性肾盂肾炎、肾动脉狭窄、主动脉缩窄以及一些内分泌疾病(如甲状腺功能亢进症、嗜铬细胞瘤、原发性醛固酮增多症、库欣综合征等)。

(二) 主要临床表现

高血压起病隐匿，病情发展缓慢，常在体检时发现；部分患者可出现头痛、头胀、发晕、耳鸣、失眠、注意力不集中、颜面潮红、脾气急躁等症状。早期血压时高时低，受精神情绪、生活变化影响明显。血压持续高水平可有头痛、头晕、头颈疼痛。长期高血压可引起肾、心和眼睛的病变，精神情绪变化、失眠，耳鸣，日常生活能力下降，生活懒散，易疲劳，厌倦外出和体育活动，易怒，神经质。

二、膳食营养影响因素

(一) 保护因素

1. 钾　钾具有直接扩张血管的作用，还可改变血管紧张肽酶原-血管紧张肽-醛固酮轴对肾脏钠的调控，促进尿钠排出，从而使血压降低。如饮食中钠＜1 000 mg，而钾＞70 mg，则机体的收缩压可降低 3.4 mmHg。每天钾摄取量为 80 mmol(相当于钾 3～4 g)，即有降压作用。且认为研究钠/钾比例较单纯钾摄取量的意义更大。当钠/钾比例由 3.1 降至 1 时，收缩压可降低 3.4 mmHg。

2. 维生素　B 族维生素、维生素 C 可降低血压，与之能保护血管结构和功能有关。

3. 其他　茶叶中含有茶碱、黄嘌呤等成分，有利尿降压的作用。

(二) 危险因素

1. 钠 许多研究结果都表明钠摄取过多与血压升高之间的关系。钠可调节体内的水量,机体钠摄入过多,可使机体的血容量增加,从而增加血压。有研究报道,每天钠摄入量≤2 300 mg,与高于此值者相比,收缩压可降低 8 mmHg,舒张压降低 4 mmHg。每天少摄取 2 300 mg 钠者,收缩压可降低 2.2 mmHg,25～55 岁的人群舒张压可降低 9 mmHg。但也不是任何人在高钠摄取情况下血压均会增高,这可能与人体有盐敏感基因有关。

2. 过量饮酒 酒对血压的影响是呈"U"或"J"形的,即在少量饮酒时,血压可能比不饮酒者还要低,但过多饮酒时,血压可急剧增高。国外的一项研究结果显示,每天摄取约 14 g 酒精者的血压比绝对戒酒者还要低,而每天摄取的酒精量达 42 g 以上者,血压即有较大程度的增高。原因主要是酒精能刺激交感神经系统,抑制血管松弛物质,使钙和镁耗竭以及平滑肌中钙增加。

3. 能量过剩 能量过剩的直接结果是体重增加。研究发现,若机体的体重增加 12.5 kg,则收缩压可增加 10 mmHg,舒张压增加 7 mmHg。人体体质指数每增加 3 个单位,其 4 年内发生高血压的危险女性增加 57%,男性增加 50%。肥胖之所以与高血压相关,可能与血容量过多、心排血量增加而周围抗力没有相应降低、交感神经系统兴奋性增强、胰岛素抵抗有关。另体,脂分布同样重要,向心性肥胖者更易患高血压病。

三、膳食营养治疗与预防

(一) 膳食营养目标

高血压是一个渐进的,由复杂的和相互关联着的病因学引起的心血管症状。早期的症状常常在持续的血压升高前就有所表现。高血压的发展与心血管异常密切相关,这些异常损害心脏、肾脏、脑、血管系统和其他器官,从而导致过早的病态和死亡。新定义的宗旨必须考虑个体心血管的综合代谢症状,如肥胖、糖耐量异常、高胰岛素血症、低 HDL、高 LDL 等因素。在高血压影响到靶器官以前,集中治疗各种可能的危险因素。因此,治疗高血压,不仅要降低血压,而且要通过营养、运动等多种综合治疗方案来改善患者的代谢情况,从而降低高血压发病率以及并发症的危害。

1. 管理目标 改善生活方式,消除不利于健康的行为和习惯。膳食限制钠盐,减少膳食中饱和脂肪酸和胆固醇,限制烟酒,维持足够钾、钙、镁摄入。对于超重患者需要控制体重。

2. 营养需求 能量供给量 1 500～2 000 kcal/d,碳水化合物占总能量的 60%～65%,蛋白质可占全天总能量的 15%～20%,总脂肪的摄入量≤25%,胆固醇≤300 mg/d。每天食盐用量≤6 g,蔬菜 400～500 g/d,水果 200 g/d。

(二) 膳食治疗原则

1. 控制能量和体重 体重与血压、体重变化与血压变化之间的强相关表明,过重者减重和避免肥胖都应是防治高血压的关键策略。新的减肥目标是适度的体重减轻,即减轻 10% 甚至 5% 的体重足以控制,或至少改善大多数肥胖症的并发症。近年,儿童超重现象甚为普遍,城市中发生率竟高达20%以上。儿童期肥胖者到成人时仍肥胖的比例较高,患心脑血管疾病的危险性相应增加,故控制体重应从早期开始。

2. **减少钠盐**　限制钠盐摄入 WHO 在预防高血压措施中建议每人每天摄盐量应≤5 g。我国膳食中的钠 80% 来自于烹饪时的调味品以及含盐量高的盐制品。故少盐首先要提倡淡味饮食,即食物菜肴中有轻度咸味即可,用盐量约为正常饮食的1/3,减少调味品的使用量。可使用低钠食盐和无盐酱油;尽量不食咸肉、腊肉、咸菜等含盐量较高的腌制品;多选用低钠食物,如面粉、大豆、豆腐、毛豆、马铃薯,以及新鲜蔬菜。

> **知识链接**
>
> **低盐膳**　烹调盐为 4 g/d,水潴留明显者 1 g/d。先称重后在烹调时加入,不明含量的含盐食物(含酱油、酱制品)应避免使用;除食盐外的其他营养素应按正常需要供给。
>
> **无盐膳**　在食品选择和烹调加工过程中避免含食盐,酱油等含钠盐调味品,全日膳食总含钠量≤1 000 mg。禁用食物:油条、咸大饼、皮蛋、酱菜、泡菜、咸饼干及腌制品。
>
> **低钠膳**　全日膳食中的含钠量≤700 mg。除免用食盐和含盐调味品外,要避免选择含钠高的食品,如含碱面食、苏打粉制作的糕点;每天的食谱设计后要计算其含钠量是否在规定范围内。
>
> 1 g 盐相当于 393 mg 钠,治疗膳食分低盐、无盐和低钠膳食

3. **减少膳食脂肪,补充适量优质蛋白质**　每天总脂肪的摄入量不超过总能量的25%,减少饱和脂肪酸,增加多不饱和脂肪酸的摄入,饱和脂肪酸、单不饱和脂肪酸和多不饱和脂肪酸之比维持在 0.8 : 1.2 : 1。低脂的动物性蛋白质能有效改善一些危险因素,如鱼类蛋白质中的含硫氨基酸能增加尿钠排泄,从而减轻钠盐对血压的不利影响。而大豆蛋白对血浆胆固醇水平有显著的降低作用。此外,大豆蛋白质食品还含有许多生物学活性成分,可提供除降低胆固醇以外的保护作用。奶是低钠食品,对降低血压更有好处。奶制品还能降低血小板凝集和胰岛素抵抗。

4. **补充钾和钙**　钾可通过直接的扩血管作用,改变血管紧张肽原酶-血管紧张肽-醛固酮轴线和肾钠操纵及钠尿排出作用而降低血压。钙也可通过增加尿钠排出,合成钙调节激素(甲状旁腺激素、1,25-$(OH)_2D_3$等),调节交感神经系统活性而降低血压,需要注意补充。蔬菜和水果是钾的最好来源。每 100 g 食物含量钾≥800 mg 的食物有麸皮、赤豆、杏干、蚕豆、扁豆、冬菇、竹笋、紫菜等。奶和奶制品是钙的主要来源,其含钙量丰富,吸收率也高。每 100 ml 的牛奶约含 100 mg 的钙,发酵的酸奶更有利于钙的吸收。某些草酸含量较高的蔬菜,如菠菜、苋菜、茭白、竹笋等不宜与含钙高的食物同时摄取。

5. **多吃蔬菜和水果**　素食者比肉食者有较低的血压,其降压的作用可能是由于水

果、蔬菜、膳食纤维和低脂肪的综合作用。

6. **补充维生素 C** 大剂量维生素 C 可使胆固醇氧化为胆酸排出体外,从而改善心脏功能和血液循环。橘子、大枣、番茄、芹菜叶、油菜、小白菜、莴笋叶等食物中,均含有丰富的维生素 C。多食用此类新鲜蔬果,有助于高血压病的防治。

7. **限制饮酒** 过量饮酒会增加患高血压、脑卒中等危险,而且饮酒可增加服用降压药物的抗性,故提倡高血压病患者戒酒。轻度饮酒(每天 1～2 杯)者,考虑到少量饮酒对心血管总体的作用,可以不改变饮酒习惯。建议饮酒每天≤2 杯(约含酒精 28 g),女子应更少,青少年不应饮酒。

8. **增加体力活动** 有规律的有氧运动可以预防高血压的发生,规律的运动可降低高血压病患者的收缩压 5～15 mmHg,舒张压 5～10 mmHg。要根据自己的身体状况,决定运动种类、强度、频度和持续运动时间。可选择步行、慢跑、打太极拳、打门球、练气功、舞蹈等项目。运动强度须因人而异,一般来说,50%～70%的最大心率范围的运动是安全的。计算最大心率可用 220 减去年龄。中等强度的运动可用 180 减去年龄,或 60%～80%的最大心率的运动量。低等强度的运动为 40%～60%的最大心率运动量。运动频度一般要求每周 3～5 次,每次持续 20～60 min。

(三) 食物选择

1. **宜用食物** 多食用能保护血管、有降血压和降血脂作用的食物。有降压作用的,如芹菜、胡萝卜、番茄、荸荠、黄瓜、木耳、海带、香蕉等;有降脂作用的食物,如山楂、大蒜以及香菇、平菇、蘑菇、黑木耳、银耳等蕈类食物;多食用富含钙的食物,如乳类及其制品、豆类及其制品、鱼、虾等;多食用富含维生素的新鲜蔬菜、水果,如青菜、小白菜、芹菜叶、莴笋、柑橘、大枣、猕猴桃、苹果等。

2. **忌用或少用食物** 限制能量过高食物,尤其是动物油脂或油炸食物。清淡饮食有利于高血压病的防治,油腻食物过量,易消化不良,且可发生猝死;限制所有过咸的食物,如腌制品、蛤贝类、虾米、皮蛋、含钠高的绿叶蔬菜等;不用和少用食物,如油饼、咸大饼、油条、咸豆干、花卷、咸面包、咸饼干、咸蛋、咸肉、火腿、酱鸭、板鸭、皮蛋、香肠、红肠、酱菜和一切盐腌食物、含盐量不明的含盐食物和调味品、烟、酒、浓茶及辛辣刺激食品。

(四) 预防措施

高血压的预防措施包括减轻体重、增加运动、限制饮酒和减少钠盐的摄入,以及采用合理的饮食模式。高血压防治饮食模式(DASH)是指一种富含蔬菜、水果、低脂乳制品、果仁、白肉,减少红肉、饱和脂肪酸和含糖饮料的摄入饮食模式。该食谱的特征从营养角度上含低脂肪、低胆固醇、高钙、高钾、高镁及高纤维。美国国立卫生研究院(NIH)主持的两个多中心实验表明,DASH 饮食可以明显降低血压。通过改变饮食模式和食物中营养因素的互相影响,协同作用,从而发挥最大的降压效果(表 14-2)。

表 14-2　中国高血压防治管理指南(2020)

内容	目标	措施
减少钠盐摄入	每人每日食盐量逐步降至 6 g	1. 日常生活中食盐主要来源为腌制、卤制、泡制的食品以及烹饪用盐,应尽量少用上述食品 2. 建议在烹调时尽可能用量具(如盐勺)称量加用的食盐 3. 用替代产品,如代用盐、食醋等
规律运动	强度:中等量每周 3～5 次;每次持续 30 分钟左右	1. 运动的形式可以根据自己的爱好灵活选择,如步行、快走、慢跑、游泳、气功、打太极拳等均可 2. 应注意量力而行、循序渐进。运动的强度可通过心率来选择 3. 目标对象为没有严重心血管病的患者
合理膳食	营养均衡	1. 食用油,每人每日<25 g 2. 少吃或不吃肥肉和动物内脏 3. 其他动物性食品每日不应超过 50 g 4. 多吃蔬菜,每日 400～500 g,水果每日 100～200 g 5. 每人每周可吃蛋类 5 个,奶类每日 250 g 6. 适量豆制品或水产类
控制体重	BMI(kg/m^2)<24; 腰围: 男性<90 cm, 女性<85 cm	1. 减少总的食物摄入量 2. 增加足够的活动量 3. 肥胖者若非药物治疗效果不理想,可考虑辅助减肥药物
戒烟	彻底戒烟,避免被动吸烟	1. 宣传吸烟危害与戒烟的益处 2. 为有意愿戒烟者提供帮助 3. 戒烟咨询与戒烟药物相结合 4. 公共场所禁烟,避免被动吸烟
限酒	每日白酒<50 ml、 每日葡萄酒<100 ml、 每日啤酒<250 ml	1. 宣传过量饮酒的危害 2. 高血压病患者不提倡饮酒,如饮酒则宜少量 3. 酗酒者逐渐减量,酒瘾严重者可借助药物
减轻精神压力,保持心理平衡		

项目三　冠　心　病

学习目标

1. 掌握冠心病的膳食营养治疗目的、原则、食物选择和食谱举例。
2. 熟悉影响疾病的膳食营养保护因素、危险因素。
3. 熟悉冠心病的膳食预防措施。
4. 了解冠心病发生的病理基础、定义、分类和临床表现。

一、疾病概述

冠心病主要的病理基础是冠状动脉粥样硬化,使冠状动脉血流减慢、狭窄或阻塞导致心肌缺血缺氧而引起的心脏病。动脉粥样硬化有3种基本的病理改变:经过泡沫细胞(由大量胆固醇在巨噬细胞内堆积形成)、脂肪纹(由充满胆固醇、胆固醇酯的巨噬细胞和平滑肌细胞构成,是动脉粥样硬化最早期的特征)、纤维状斑块(主要由平滑肌细胞构成的纤维斑)和使动脉壁的弹性降低等过程。进展性斑块形成,大量的脂质聚集坏死崩解,并引起结缔组织的增生和炎症,发生钙化,导致管腔狭窄变形、血流缓慢;严重时完全性闭塞,并可能发生出血、溃疡、血栓等改变,导致心绞痛、心肌梗死、猝死等。

二、膳食营养影响因素

(一) 保护因素

1. **脂类** 脂肪与动脉粥样硬化的关系主要体现在对血浆胆固醇和三酰甘油的影响上。脂肪酸对血脂的影响主要取决于脂肪酸的饱和程度及其碳链长度。

(1) 单不饱和脂肪酸:用 MUFA 代替 SFA 可降低血浆 LDL-C 和三酰甘油,并不会降低 HDL-C。MUFA 可使2型糖尿病患者血糖和三酰甘油水平降低,有助于降低 LDL 对氧化修饰的敏感性。美国在膳食推荐量中建议,MUFA 应增加到总能量的 13%~15%,我国营养学会推荐量为总能量的 8%~10%。

(2) 多不饱和脂肪酸:用亚油酸和亚麻酸替代膳食中的饱和脂肪酸(SFA),可使血清中总胆固醇、LDL-C 水平显著降低,且不会升高三酰甘油。膳食亚油酸和 α-亚麻酸在体内可分别转化为 ω-6 PUFA(如花生四烯酸)和 ω-3 PUFA(如 EPA、DHA),国外提出亚油酸/α-亚麻酸的比值应当<10。我国营养学会提出 ω-6:ω-3 PUFA 为(4~6):1。近期研究结果显示,过多地摄取亚油酸会降低血浆 HDL 浓度,还会产生较多的自由基,故过多摄入多不饱和脂肪酸(包括亚油酸)同样对健康不利。

2. **碳水化合物**

(1) 碳水化合物总量:进食大量碳水化合物,特别是能量密度高、缺乏纤维素的双糖或单糖类,使糖代谢增强,细胞内 ATP 增加,脂肪合成增加。我国膳食中碳水化合物的含量较高,人群中高三酰甘油血症较为常见。

(2) 血糖指数:高 GI(GI>75)食物进入胃肠道后,消化快、吸收完全,葡萄糖迅速进入血液;而低 GI(GI<55)食物在肠道内停留时间长,释放缓慢,葡萄糖进入血液的速度慢,峰值低,低 GI 的膳食可增加2型糖尿病患者对胰岛素的敏感性,降低血浆胆固醇和 LDL-C。因此,在判断碳水化合物对血脂和冠心病的影响时,不能只看膳食中碳水化合物的总量,其种类更为重要。目前,可以推荐的低 GI 食物有大豆和其他杂豆类。

(3) 膳食纤维:分可溶性和不可溶性两种。可溶性纤维在水中可形成胶状,具有较强的降低血浆 LDL 水平、血清三酰甘油和血清胆固醇水平的作用,摄入量与心血管疾病的危险性呈负相关。可溶性膳食纤维比不可溶性膳食纤维的作用更强,前者主要存在于大麦、燕麦、豆类、水果中。

(4) 低聚糖：又称寡糖，是由 3～9 个单糖分子通过糖苷键连接而成的一类碳水化合物。广泛存在于自然界和天然食品中，也可通过酶解发酵等工艺制成。近年来，有人认为低聚糖应属于膳食纤维的范畴，它不能在上消化道被消化酶分解，也不能被小肠吸收，而是以原形进入大肠被细菌发酵，并产生短链脂肪酸等代谢产物。低聚糖发酵后产生的短链脂肪酸可提供 1～2 kcal/g 的能量，远低于可消化的碳水化合物（4 kcal/g）。目前已知的几种重要的功能性低聚糖有低聚果糖、低聚半乳糖、低聚麦芽糖、大豆低聚糖、异麦芽低聚糖、海藻糖等。有资料报道，低聚糖可促进益生菌生长，调节血脂和脂蛋白。但大多数人对低聚果糖的耐受量＜30 g/d，超过此剂量会出现胃肠道的不适。

3. **膳食蛋白质**

(1) 动物蛋白：一些人体试验发现，当用低脂肪的动物蛋白，如瘦牛肉、鱼肉、禽肉、脱脂奶等，替代碳水化合物时，血脂发生一系列有利的变化，包括血浆胆固醇、三酰甘油、LDL-C、VLDL 降低，HDL-C 升高，但机制目前还不清楚。虽有研究表明，蛋白质摄入量增加至总能量的 20%～25% 有利于降低心血管疾病的危险因素，但推荐这种膳食需谨慎。因为通过动物性食物增加蛋白质时，如果不是选择瘦肉和脱脂奶，将会增加脂肪和胆固醇的摄入，减弱或抵消高蛋白膳食可能产生的健康效应。因此，还需要更多的研究来评估高蛋白质膳食的长期安全性。

(2) 大豆蛋白：摄入大豆降低胆固醇的作用与基础胆固醇水平有关。血胆固醇水平越高其作用越明显，可潜在性地使冠心病的危险性降低 20%～40%。大豆中抗动脉粥样硬化的因素至今仍未完全明了。已知大豆蛋白中精氨酸含量高，精氨酸是一氧化氮（NO）合成的底物，具有舒缓血管、改善血管内皮功能的作用。增加精氨酸摄入量可诱导胰岛素/胰高糖素比值降低，使脂肪合成受到抑制而导致血清胆固醇降低。此外，大豆中含有许多生物学活性物质（如异黄酮类），具有降低血清胆固醇、抗动脉粥样硬化和改善血管功能的作用，大豆还可作为植物雌激素与体内的雌激素受体结合，具有与雌激素相似的保护心血管的作用。

4. **维生素** 维生素 C 和 B 族维生素具有改善脂质代谢、保护血管结构的作用。

(1) B 族维生素：维生素 B_6 与脂肪代谢有密切关系，参与辅酶 A 的生物学合成及亚油酸转变为花生四烯酸的反应，有抗脂肪肝、降低血清胆固醇水平的作用。维生素 B_6、维生素 B_{12}、叶酸与体内同型半胱氨酸代谢有密切关系。如果缺乏这些维生素，同型半胱氨酸代谢发生障碍，将发生高同型半胱氨酸血症；反之，补充这些维生素，可降低心血管疾病的风险。

(2) 维生素 C：可维持血管壁的完整性和参与脂质代谢，促进组织中胶原的形成，可使脯氨酸羟化酶和赖氨酸羟化酶复合体中的铁成二价形式以维持其活性，并使脯氨酸和赖氨酸转变成羟脯氨酸和羟赖氨酸。后两者是血管壁中胶原蛋白的组成成分。另外，人体内胆固醇约 80% 转变为胆酸后从肠道排出，胆固醇羟基化为胆酸的过程需要维生素 C 参与。若缺乏维生素 C，可减少胆固醇排出。

(3) 维生素 E：其最重要的生理功能是抗氧化作用，尤其是防止多不饱和脂肪酸和磷脂的氧化，有助于维持细胞膜的完整性，提高氧利用率，使机体对缺氧应激的适应能力。此外,维生素 E 还能抗凝血、增强免疫力、改善末梢循环、防止动脉粥样硬化。

(4) 叶酸:可以通过降低活性氧和改善血管内皮功能,从而避免冠状动脉微小损伤,消除动脉炎症的发生。尽管叶酸广泛存在于多种食物中,尤其是豆类食品,但由于其极易氧化,使得叶酸缺乏常见,在老年人中甚至缺乏率可达 14%。因此,对于患有冠心病或是具有冠心病危险因素的人群可以适当补充叶酸强化食品或叶酸制剂。某些微量元素的缺乏,可影响叶酸的吸收,例如锌。

5. 矿物质

(1) 镁:心血管系统的保护因子,为维护心脏正常功能所必需。镁可预防高胆固醇饮食引起的冠状动脉硬化;缺镁易发生血管硬化、心肌损害。死于心脏病者,心肌中镁的含量比正常人少 40%。软水地区居民心血管疾病发病率高,与软水中含钙、镁少有关。补充镁盐可降低心肌梗死的病死率。

(2) 锌:对心血管疾病有一定的促进作用。锌过多或铜过低,锌铜比值高时会使血清胆固醇含量增加。流行病学调查发现,冠心病发病率高的国家锌铜比值也高。

(3) 硒:是一种重要的抗氧化物质,亦是谷胱甘肽过氧化物酶(GPX)的重要组成成分。GPX 能使细胞膜中的脂类免受过氧化氢和其他过氧化物的作用,从而保护细胞膜和细胞。硒含量丰富的食品是海产品、动物内脏,其次为肉类、乳类、谷物以及蔬菜。

(二) 危险因素

1. 能量　膳食总能量摄入量可影响体内脂代谢,从而影响血浆脂蛋白水平。过多摄入脂肪或碳水化合物可促进肝脏脂肪的合成,并促进肝细胞分泌 VLDL,导致体重增加。

2. 胆固醇　研究表明,血浆胆固醇含量与冠心病的发病率和死亡率呈正相关,膳食中胆固醇含量与血浆胆固醇水平呈明显正相关。然而,膳食胆固醇对血浆胆固醇的影响有很大的个体差异。一些个体对膳食胆固醇水平极为敏感,只要稍增加膳食胆固醇含量就可导致血浆胆固醇水平升高;另一些个体则不然,其原因尚不清楚。

3. 饱和脂肪酸　碳链长度在 12～16 之间的饱和脂肪酸(月桂酸,十二碳酸,肉豆蔻酸,十四碳酸,软脂酸,十六碳酸),一般被认为有升高血胆固醇的作用。由六碳至十碳脂肪酸所构成的三酰甘油称为中链三酰甘油(MCT),一般认为不会引起血脂水平升高和动脉粥样硬化。饱和脂肪酸升高血胆固醇的机制可能是通过减少肝脏 LDL 受体的数目,使肝脏清除血中 LDL 的能力降低,从而导致血浆中 LDL 浓度上升。

4. 反式脂肪酸　近期研究表明,高反式脂肪酸摄入量可增加冠心病危险性,使 LDL-C升高,HDL-C 降低,TC/HDL-C、LDL-C/HDL-C 比值增加。反式脂肪酸致动脉粥样硬化的作用比饱和脂肪酸更强。反式脂肪酸来自氢化植物油、乳脂和反刍动物脂肪,在加工烹调中形成,主要来源是糕点、糖果、面包、动物制品、黄油、炸土豆等。美国膳食指南建议反式脂肪酸供能应<1%总能量。

5. 碳水化合物　碳水化合物的摄入量和种类与冠心病发病率密切相关。调查发现,蔗糖消耗量与冠心病发病率和死亡率的关系比脂肪消耗量更重要。肝脏能利用游离脂肪酸和碳水化合物合成极低密度脂蛋白,故碳水化合物摄入过多,同样使血三酰甘油增高。碳水化合物摄入过多可致肥胖,而肥胖是冠心病的危险因素。在碳水化合物中,果糖更易合成脂肪,其次为葡萄糖,淀粉更次之。若以淀粉为主,肝和血清三酰甘油含量都比给予果糖或葡萄糖时为低,增加多不饱和脂肪酸比例,则饱和脂肪酸减少;给予蔗糖亦有类似现象。果糖对三酰甘油影响比蔗糖大。

三、冠心病的稳定期膳食营养治疗与预防

(一) 膳食营养目标

1. **管理目标** 控制总热量,增加运动,保持能量平衡,维持理想体重(BMI<24),减少钠盐、胆固醇及酒精摄入,降低膳食中冠心病的风险。

2. **营养需要** 碳水化合物占总能量的 60%~65%,蛋白质可占全天总能量的 15%~20%,总脂肪的摄入量小于总能量的 20%,以植物油为主,植物油与动物油脂比例不低于 2∶1,胆固醇≤300 mg/d。若有高脂血症,胆固醇≤200 mg/d。

(二) 膳食治疗原则

1. **食物多样、谷类为主** 多选用复合碳水化合物,多吃粗粮,粗细搭配,少食单糖、蔗糖和甜食。限制含单糖、双糖高的食品,如甜点心、各种糖果、冰淇淋、巧克力、蜂蜜等。

2. **适量瘦肉,少吃肥肉和荤油与煎炸食品** 膳食中总脂肪的摄入量一般不超过总能量的 30%。SFA 少于总能量的 10%,尤其要控制肉豆蔻酸、棕榈酸的摄入。每周食用 1~2 次鱼和贝类食品。据估计,高危人群摄入海鱼 40~60 g/d(或 200~300 g/w)可提供 200 mg EPA 和 DHA,使冠心病死亡率降约 50%。在以谷类、根茎类和乳类为主的素食者膳食中,植物油、大豆和绿叶蔬菜中亦可提供 α-亚麻酸的植物油和坚果等食品。PUFA 占总能量的 6%~10%,并保持 ω-6 与 ω-3 PUFA 比例为(4~6)∶1。脂肪剩余部分能量由 MUFA 提供,可降低血浆 LDL-C 水平,且不会升高三酰甘油。含 MUFA 丰富的食物有橄榄油、茶油及花生、核桃、榛子等坚果类食品。烹调油少用或不用猪油、黄油等含有饱和脂肪酸的动物油,最好用香油、花生油、豆油、菜子油等含有不饱和脂肪酸的植物油。尽量减少肥肉、动物内脏及蛋类的摄入,增加不饱和脂肪酸含量较多的海鱼、豆类的摄入,可适当吃一些瘦肉、鸡肉,少用煎炸食品。少用氢化油(含反式脂肪酸),反式脂肪酸少于总能量的 1%。

3. **常吃奶类、豆类及其制品** 蛋白质可占全天总能量的 15%~20%,或按 2 g/kg 供给,动物和植物蛋白比例为 1∶1。经常吃奶类、豆类及其制品。奶类含丰富的优质蛋白质和钙,是天然钙质的极好来源,缺钙可加重高钠引起的血压升高。故冠心病患者要常吃奶类,以脱脂奶为宜。鱼类中大部分含胆固醇较低,如青鱼、草鱼、甲鱼、黄鱼、鲳鱼、带鱼,故可多吃。大豆蛋白含有丰富的异黄酮、精氨酸等,多吃大豆制品有降低血清 TC 和抗动脉粥样硬化的作用,每天摄入 25 g 或以上含异黄酮的大豆蛋白,可降低心血管疾病危险性。

4. **多吃蔬菜、水果** 蔬菜水果中含大量的植物化学物质、多种维生素、矿物质、膳食纤维等,每天摄入 400~500 g。冠心病患者提倡多吃新鲜蔬菜、水果,以提高膳食中钾及纤维素的含量,降低血压和预防心律失常。日常饮食中,应注意多食用新鲜绿叶蔬菜,蔬

菜、水果每天摄入≥400 g。深色蔬菜富含胡萝卜素和维生素 C，而且蔬菜体积大可增加饱腹感，含粗纤维多，减少胆固醇吸收。水果含能量低，维生素 C 丰富，含有大量果胶；山楂富含维生素 C 和胡萝卜素外，还有黄酮类物质，有显著扩张冠状动脉和镇静作用；黄烷醇的多聚体，如原花青素有降压强心功能。海藻类，如海带、紫菜、发菜及黑木耳等富含蛋氨酸、钾、镁、铜、碘，均有利于冠心病治疗，但蛋氨酸不宜过多；配制饮食时应注意锌铜比值不宜过高，以 6∶1 为宜。

5. **少饮酒** 少量饮酒（指每天摄入酒精 20～30 g，或白酒≤50 g），尤其是葡萄酒对冠心病有保护作用，但不提倡用饮酒来提高血清 HDL - C 水平作为冠心病的预防措施。

6. **吃清淡少盐的膳食** 盐的摄入量每人每天≤4 g 为宜。

(三) 食物选择

1. **宜食食物** 富含优质植物蛋白的豆类及其制品；富含膳食纤维的粗粮，如玉米、小米、高粱等；富含维生素、矿物质及膳食纤维的新鲜蔬菜、水果；富含优质蛋白质及不饱和脂肪酸的深海鱼类；富含降脂、降压作用的食物，如海带、香菇、木耳、洋葱、大蒜等。

2. **忌食食物** 动物油脂及油炸食品，如肥猪肉、炸鸡腿等；过咸、过甜的食品，如咸菜、大酱、食用糖、蜂蜜等。

(四) 预防措施

1. **一级预防** 防止动脉粥样硬化，预防冠心病。①平衡膳食；控制和治疗高血压、高脂蛋白血症及糖尿病。②生活规律化，避免精神紧张。③进行适当的体育锻炼。④重点监测血浆胆固醇和 LDL；血总胆固醇＜5.1 mmol/L 者随访，＞6.1 mmol/L 者监测血浆 LDL - C。LDL - C 一般应＜3.4 mmol/L。

2. **二级预防** 确诊冠心病后，应尽量保持心态平和，避免情绪激动。需戒烟酒，防止饱餐并进行适当的体力活动，可选择适合于自己，容易坚持的有氧耐力运动，如购物、散步、打太极拳等；不适宜进行无氧剧烈活动，如短跑、长距离骑车、长距离游泳等，也不适宜参加体育竞技比赛。要注意保暖，避免寒冷刺激。

项目四　脑　卒　中

学习目标

1. 熟悉影响疾病的膳食营养保护因素、危险因素。
2. 熟悉脑卒中的膳食营养治疗目的、原则、食物选择。
3. 了解脑卒中的定义、分类、病因、发病机制和临床表现。
4. 了解脑卒中的膳食预防措施。

一、疾病概述

(一) 定义

脑卒中(stroke)俗称脑中风,又称脑血管意外。凡不同病因导致脑血管阻塞或破裂引起的脑血流循环障碍和脑组织功能或结构损害的疾病都称为脑卒中。引发脑血管疾病的血管源性疾病包括血管壁病变、心脏及血流动力学改变、血液成分改变等。脑卒中可分为两大类,即缺血性脑卒中和出血性脑卒中。缺血性脑卒中占脑卒中的60%~70%,主要包括脑血栓形成和脑栓塞,统称脑梗死;出血性脑卒中占脑卒中的30%~40%,据出血部位不同又分脑出血和蛛网膜下腔出血。脑出血又称"脑溢血",是由于脑内动脉破裂,血液溢出到脑组织内。蛛网膜下腔出血则是脑表面或脑底部的血管破裂,血液直接进入含有脑脊液的蛛网膜下腔和脑池中。不论是缺血性脑卒中还是出血性脑卒中,都会造成不同范围、不同程度的脑组织损害,产生多种多样的神经精神症状,严重者还会危及生命,治愈后很多患者留有后遗症或致残。

(二) 病因与发病机制

高血压、动脉粥样硬化都是老年人脑血管病的重要危险因素,其引发的脑卒中占80%~85%。血管支配的脑组织区域,因出血或缺血的损伤造成功能障碍。脑部血管丰富,侧支循环完善,但都是终动脉,一旦出血或堵塞即引起脑组织坏死。中枢神经系统对缺氧极敏感,脑细胞和神经组织缺血数分钟即发生不可逆损伤。常见病因有动脉粥样硬化、高血压、低血压、血液黏稠、高脂血症、肥胖等。当机体调节、代偿无力时发生血管破裂或闭塞。情绪激动、过度疲劳、失血过多、血压骤然下降或升高、脱水、颈椎患者急性转头等是常见诱因。

二、膳食营养影响因素

(一) 保护因素

1. **蛋白质** 膳食中优质蛋白质比例<50%的人群,易发生脑卒中。

2. **不饱和脂肪酸** 不饱和脂肪酸能促进脂质代谢,减少动脉粥样硬化的危险性,有效地预防脑卒中的发生。ω-3不饱和脂肪酸α-亚麻酸与脑卒中危险度相关,其在膳食中的数量每增加一个标准差,脑卒中危险度下降37%。

3. **碳水化合物** 碳水化合物中的单糖和双糖能增加供能,对脑功能尤其是发生脑卒中的大脑有保护作用。但碳水化合物的摄取量也不能过多,否则其所致的高血糖可加重脑卒中的损害作用。膳食纤维因有助于降低动脉粥样硬化,可降低机体脑卒中的风险。

4. **矿物质** 镁、铬、锰、碘、硒等能有效地预防动脉粥样硬化,从而防止脑卒中的发生。钾有助于调节机体血压,故有利于因高血压所致脑卒中的防治。有研究结果示,脑卒中患者血清镁均明显降低。伴有HDL-C水平降低,则易发生缺血性脑卒中(脑梗死);伴有TG水平升高,则易发生出血性脑卒中(脑出血)。

5. **维生素**　烟酸、维生素 E、维生素 B_6、维生素 C 能有效降低动脉粥样硬化的危险性,从而预防脑卒中的发生,烟酸、维生素 E、维生素 B_6、维生素 C 还可有助于恢复神经系统功能。维生素 K 可参与机体的凝血功能,对防治出血性脑卒中有一定作用。维生素 B_1 与胆碱酯酶活性有关,故也可维持脑功能的正常。

(二) 危险因素

1. **能量过剩**　能量过剩可导致肥胖的发生,从而诱发动脉粥样硬化,导致脑卒中的出现。

2. **脂类**　脂肪供能比例占 40% 者,发生缺血性脑卒中者较多,而膳食低脂肪、低蛋白质、高盐者,发生出血性脑卒中者较多。膳食胆固醇含量低、但伴高血压者,也易发生出血性脑卒中。

3. **矿物质**

(1) 钠:钠与高血压的发生密切相关,而高血压已是一个能导致脑卒中的危险因素,若机体的收缩压≥190 mmHg 和(或)舒张压≥100 mmHg,发生脑卒中的危险性可增加 5 倍,病死率则增加 1 倍。高钠、低钙、低钾的膳食,易导致脑卒中的发生。

(2) 铁:铁能促进脂质的前氧化,导致 LDL 氧化,从而诱发动脉粥样硬化。当机体血清铁≥200 mg/L 时,脑梗死的危险性可增加 2 倍。

4. **其他**　饮酒可促进体内 LDL 的生成,使脂质代谢发生紊乱,诱发动脉粥样硬化;饮酒也可诱发高血压。机体饮酒过量,极易导致脑卒中的发生。

三、膳食营养治疗与预防

(一) 膳食营养目标

营养治疗的目的是保护脑功能,辅助神经系统功能的恢复。

(二) 膳食治疗原则

1. **急性期**　急性期因颅内压高,患者烦躁,常有呕吐或神志不清,不能自动进食。应从第 3 天开始营养支持。

(1) 从液体食物开始,重症者:可采用静脉或肠内营养。肠内营养第 1 天,每次 100 ml,每天 5 次。第 2 天,每次 200 ml,每天 4~5 次。患者无不良反应,第 3 天可供全量,即每天供给 2 500 ml 液体,每天 4~6 次,开始可提供米汤、蔗糖,待机体耐受后,可改为混合奶、匀浆膳或整蛋白膳配方。每天能量达 30~40 kcal/kg,蛋白质 1.5~2 g/kg,动物性蛋白质≥20 g,豆类≥30 g,脂肪供能占总能量<30%,胆固醇<300 mg。

(2) 患者可经口进食,可供半流质,如肠内营养可用匀浆膳或其他营养制剂。

(3) 不用容易胀气的食物,以防呕吐。

(4) 按标准体重供给能量,按低盐、低脂、高维生素、高纤维平衡膳食制备。

(5) 注意观察肝肾功能、血糖、电解质水平。

2. **恢复期**　应据患者恢复情况,采取不同的营养方式。

恢复期的患者一般能自行进食,故液体的供给量冬季宜维持在 1 000~1 500 ml,夏季则为 1 500～2 000 ml,每天能量可自 800～1 000 kcal 逐渐过渡至 1 800～2 600 kcal,还要注意供给维生素 C、维生素 K、钙、钾等。营养素的供给需要据患者情况而定。肥胖者应提供低盐、低脂、低能量、高维生素、高膳食纤维的饮食。正常体重者应提供正常能量、低盐、低脂、高维生素、高膳食纤维的饮食,还需要注意补充钙、钾。

(1) 控制能量:能量供给量不应超过需要量,体重超重者应据患者具体情况确定能量供给量及控制体重方案。

(2) 限制脂肪及胆固醇:脂肪摄入量限制在总能量<20%,以植物油为主,植物油与动物油脂比例≥2∶1,胆固醇<300 mg/d。若原有高脂血症,动物油脂比例还应适当下调,胆固醇≤200 mg/d。

(3) 适量碳水化合物:碳水化合物提供占总能量 60%～65% 的能量,但急性脑卒中发作时,碳水化合物摄取量每天≤150～200 g,同时适当减少单糖(果糖)和双糖(蔗糖)的摄取,增加膳食纤维摄入量。

(4) 适宜蛋白质:蛋白质可占全天总能量的 15%～20%,适当减少动物蛋白质摄入,增加植物蛋白质摄入,两者比例为 1∶1。

(5) 补充矿物质、维生素:每天应摄取足量矿物质和维生素,尤其是钾、镁、硒,对铁的供给应适量调整;维生素 B_1 的摄取可达 50 mg/d。此外,还应注意烟酸、维生素 E、维生素 B_6、维生素 C、维生素 K、维生素 B_{12}、叶酸等的供给。各种矿物质、维生素的摄取量应能满足 DRIs 的要求。

(6) 控制钠盐:应控制在 3～5 g/d。

(三) 食物选择

1. **宜食食物**

(1) 含优质蛋白丰富的食物:如乳类及其制品、豆类及其制品。豆制品每天≥30 g。

(2) 新鲜蔬果:尤其是各种绿叶类蔬菜,如菠菜、青菜、空心菜、生菜、莴笋叶、芹菜等,尤其要注意摄取适量的葱、蒜,以降低血脂。

(3) 适量饮茶:饮茶者宜饮用淡茶(每天茶叶量≤3 g)。

(4) 肠道内营养剂:昏迷、有进食障碍的患者,需应用管饲供给能量及主要营养素。管饲用肠道内营养制剂的浓度不宜过高,能量密度以 1 kcal/1 ml 为宜,最好用等渗液。

2. **忌食或少食食物** 肥肉、动物油、动物内脏或肥肉、鱼子、食用糖、糖果、咸菜、腌渍食物、熏酱食物、油炸食物、烟、酒、茶叶、咖啡、辛辣调味品等。

(四) 营养预防措施

近年来,国际上对于脑卒中已不仅仅注重个体预防,而是把目标转向社区人群,强调群体预防。以社区人群为基础的脑卒中、冠心病干预研究正在受到世界卫生组织和多数发达国家的普遍重视。脑卒中的多数危险因素与人们的社会行为及生活方式有关,如高血压病的发生常常和食盐摄入量偏高相一致;超重或肥胖常由于缺乏运动及不合理膳食引起;吸烟和酗酒是一种不良行为;血脂过高与膳食脂肪摄入过多有关。因此,通过对社区广大群众的参与和对脑卒中危险因素的认识,改变不健康行为与不良生活方式,普遍提高自我保健意识和能力,则收效明显。

(宗　敏)

学习效果评价·思考题

1. 冠心病稳定期的营养治疗原则有哪些?
2. 高血压健康管理最新指南内容是什么?

第十五章　肾脏疾病营养治疗

> **本章重点**
>
> 肾脏位于腹膜后间隙内、腰椎的两侧。每个肾脏各有 100 万个左右的肾单位。肾单位是尿液形成的主要场所，人体通过排尿来调节体内的水分平衡，同时将代谢废物溶解在尿液中排出体外。正常肾脏还能产生许多内分泌激素，其中骨化三醇，1,25-二羟维生素 D_3，以及促红细胞生成素与营养状况关系非常密切。作为人体的主要排泄器官和内分泌器官之一，肾脏对调节和维持人体水、电解质、酸碱平衡等人体的内环境稳定起了主要作用。肾脏疾病与营养因素关系密切。近 20 年来，肾病膳食营养治疗上有很大进展，在配合医疗上起到了一定的疗效。现将急性肾损伤、慢性肾衰竭、肾小球疾病分别简要介绍其病因及临床表现，并结合临床营养和我国饮食特点提出肾脏疾病的饮食治疗方案。

项目一　肾小球疾病

> **学习目标**
>
> 1. 掌握肾小球肾炎每个类型的营养治疗目的和原则。
> 2. 了解肾小球疾病的临床分型及每个类型的临床特征。
> 3. 了解肾小球肾炎每个类型的食物的选择。

肾小球疾病不是单一的疾病，而是由多种病因和多种发病机制引起的，病理类型各异，临床表现又常有重叠的一组疾病。如果疾病起始于肾小球或病因不清者，为原发性肾小球病，如果肾小球疾病是全身系统性疾病的一部分则为继发性肾小球病。本章指原发性肾小球疾病。原发性肾小球疾病的临床分型分为急性肾小球肾炎、急骤进行性肾小球肾炎、慢性肾小球肾炎、隐匿性肾小球疾病和肾病综合征五大类。因急骤进行性肾小球肾炎多表现为急性肾损伤，营养治疗可参考急性肾损伤章节。隐匿性肾小球疾病无明显临床症状，仅表现为单纯性蛋白尿和肾小球源性血尿，营养方案可参考慢性肾小球肾炎章节。本节主要介绍急性肾小球肾炎、慢性肾小球肾炎和肾病综合征的临床特点以及营养治疗。

一、急性肾小球肾炎

（一）疾病概述

1. **病因** 急性肾小球肾炎是以急性肾炎综合征为主要临床表现的一组疾病。其特点为急性起病，患者出现血尿、蛋白尿、水肿和高血压，并可伴有一过性肾功能不全。多见于链球菌感染后，而其他细菌、病毒及寄生虫感染亦可引起。

2. **临床表现** 急性肾炎多见于儿童，男性多于女性。典型者可表现为尿异常（均有肾小球源性血尿，30%有肉眼血尿，可有轻中度蛋白尿，少数患者可有大量蛋白尿）、水肿、高血压、肾功能异常、充血性心力衰竭、免疫学检查异常（包括起初血清 C3 及总补体下降，8 周内逐渐恢复正常，链球菌溶血素"O"滴度升高，循环免疫复合物及血清冷球蛋白呈阳性）。

（二）营养代谢特点

急性肾小球肾炎如血尿、蛋白尿持续时间较长，会造成患者营养不良、低蛋白血症和贫血，血浆渗透压降低导致水肿。肾小球病变，滤过膜受损，可致肾小球滤过率明显下降；而肾小管功能基本正常，导致水钠潴留，表现为水肿、少尿、高血压及循环淤血。严重者可致右心衰竭、高血压、脑水肿。

（三）膳食营养治疗与预防

1. **膳食营养目标** 供应每天所需热量，应用优质蛋白质减少肾脏损伤，限水限盐饮食帮助改善水钠潴留，维持电解质平衡，协助药物控制疾病进展。

2. **营养治疗原则**

（1）轻症病例：低蛋白饮食（蛋白质每天 0.8 g/kg）可减轻肾脏负荷，选择优质蛋白、低盐饮食（钠盐 4 g/d）可减少水钠潴留。

（2）中度和重症病例

1）总能量：病重者卧床，能量消耗降低，可予以 1 600～2 000 kcal/d，能量主要为碳水化合物供给，少食动物油脂及煎炸食物，伴高血压者忌食动物脂肪。

2）水：水量按尿量而定，补液简单计算为前 1 天排出量（尿量、粪便、呕吐等）+500 ml 为宜，严重水肿或少尿时，每天进水量<100 ml，无尿时应按急性肾衰竭处理。

3）钠盐：水肿、高血压时，应用低盐、无盐或低钠饮食。

4）蛋白质：因肾小球滤过率下降，会产生一过性氮质潴留，故需采用限制蛋白质的饮食，0.3～0.5 g/(kg·d)。

5）矿物质：增加钙、铁量，钙 1 000～1 500 mg/d。少尿、无尿严格控钾，避免含钾高食物。

6）维生素：供给富含各种维生素食物，特别维生素 C 有抗过敏性良好作用，每天可摄入>300 mg。

3. 食物的选择

(1) 限制蛋白质的饮食:可多食水果、蔬菜、点心等,减少鱼、肉、蛋类的摄入,米、面等主食可不加限制。采用牛奶、鸡蛋等高生物价优质蛋白以减少非必需氨基酸的摄入量。如病情好转,适当增加蛋白质的供给量,血尿素氮正常后蛋白质可不限制。

(2) 限制盐摄入:有水肿及高血压病的患者应根据其程度的不同在基本饮食中限制食盐用量;不采用一切含盐食品,如酱菜、咸菜、榨菜、乳腐、咸蛋等和其他罐头制品,并根据水肿程度的不同,分别采用少盐、无盐或少钠饮食。

(3) 电解质:急性期有持续少尿,严重氮质血症者若发生高钾血症,要避免含钾量高的食物(如蘑菇、香菇、贝类、香蕉)。

(4) 维生素:充分供给各种富含维生素的食物,特别是 B 族维生素及维生素 C 的食物,饮食中应多食用水果、蔬菜。

二、慢性肾小球肾炎

(一) 疾病概述

慢性肾小球肾炎简称慢性肾炎,系指临床表现为蛋白尿、血尿、高血压、水肿,起病方式各有不同,病情迁延,病变缓慢进展,可有不同程度的肾功能减退,最终将发展为慢性肾衰竭的一组肾小球病。由于本组疾病的病理类型及病期不同,主要临床表现可各不相同,疾病表现呈多样化。

(二) 营养代谢特点

慢性肾炎致蛋白和氨基酸丢失和长期摄入不足,肾血流量和肾小球滤过率下降。肾小球滤过功能损害,血肌酐和尿素升高,内生肌酐清除率下降,体液、钾、钠、磷潴留,有机酸潴留致代谢性酸中毒。

长期蛋白尿导致血白蛋白过多丢失,低蛋白血症。食欲下降,胃肠消化和吸收减少,也可致营养不良性低蛋白血症。低蛋白血症致血浆胶体渗透压降低,有效循环血量不足,液体潴留组织间隙致水肿。肾缺血导致肾素分泌增高,致继发性醛固酮水平增高,醛固酮增加肾小管对水、钠吸收,水钠潴留致水肿和高血压。肾正常活化促红细胞生成素和维生素 D 受损,促红素水平下降导致肾性贫血。另外,食欲不好,铁、叶酸和蛋白摄入不足等都可加重肾性贫血。

(三) 膳食营养治疗与预防

1. 膳食营养目标　慢性肾小球肾炎的膳食营养目标是根据肾功能损害程度确定蛋白质摄入量,选用优质蛋白,增加必需氨基酸摄入量,减少肾脏负荷。采取低钠饮食,便于利尿、消肿。适当补铁和锌,纠正贫血。延缓疾病进展至终末期肾病阶段。

2. 营养治疗原则

(1) 能量:能量来源以碳水化合物和脂肪为主,供给量为 30~35 kcal/(kg·d)。

(2) 蛋白质:尿蛋白丧失不多(1~2 g/d),可予一般饮食,略限盐。尿蛋白丧失较多或有血浆蛋白低下,如无氮质血症,可适当增加饮食中的蛋白质含量。按每天 1 g/kg 正常需要量供给外,尚需考虑增加尿中失去的蛋白量;但长期高蛋白负荷会加重肾脏负担,加速肾功能恶化。摄入蛋白量根据肾功损害程度而定,以<1 g/(kg·d)为宜。

(3) 矿物质:尿量>1 000 ml/d 时可不限钾,尿量<1 000 mL/d 或有高钾血症时应低钾饮食,对肾性贫血可用含铁高的食物,必要时补铁剂、维生素 B_{12} 和叶酸。

(4) 维生素:食用新鲜蔬菜水果,补充维生素 A、维生素 C 和 B 族维生素。

(5) 限钠:水肿、高血压者采用低盐饮食,盐 2~3 g/d;水肿严重则无盐饮食。

(6) 水:出现水肿和高血压时,要严格限水,每天<1 000 ml,计算方法和处理原则同"急性肾炎"。在排尿量正常时,入水量不限,用日常饮食即可。

3. 食物的选择　慢性肾炎在饮食上,处于缓解期时不需要特别调整饮食中的营养素,可按正常人的平衡膳食要求进食,以维持正常的营养状况,还应特别注意避免辛辣刺激、油腻的食物。慢性肾炎患者不宜吃无鳞鱼,有研究认为其具有促进炎症反应的作用。伴高血压型患者肾功能多数有中等度损害,则应适当限制蛋白质的进食量,每天摄入总量(包括主食所含蛋白质)<30~40 g,多采用牛奶、鸡蛋等高生物价优质蛋白质,并可适当补充鱼、肉、鸡等动物性蛋白质以增进食欲。

三、肾病综合征

(一) 疾病概述

肾病综合征是指由各种原发性和继发性肾小球疾病引起的一组临床综合征。临床表现为大量蛋白尿,24 h 尿蛋白排泄>3.5 g、低白蛋白血症(白蛋白<30 g/L)、高脂血症和水肿。真正原因尚不完全清楚,主要是肾小球基底膜变性,一是电荷屏障异常(如微小病变)导致白蛋白漏出,为选择性蛋白尿;二是机械屏障异常,结构严重改变,使基膜滤过孔增大,血浆蛋白滤过增加,为非选择性蛋白尿。

(二) 营养代谢特点

肾病综合征主要表现为大量持久的蛋白尿、水肿、高脂血症等,血容量不足者血尿素氮常有轻度升高,此乃因肾小球滤过率降低而肾小管重吸收相对正常所致。因原发病变不同,肾病综合征可合并有肾功能不全。

1. 蛋白尿　24 h 尿蛋白总量可≥3.5 g,有高达 30 g 者,病程越长,营养不良表现越明显,常有贫血、乏力、毛发稀疏、枯黄、肤色苍白失去润泽,指甲可见白色横行的宽带(Muchreke 线)等。尿蛋白丢失是造成肾病综合征一系列临床症状的根源,其中白蛋白占 75%~90%。白蛋白是血浆中主要的锌转运蛋白,白蛋白丢失会导致水肿、体腔积液、高脂血症、动脉硬化和代谢性碱中毒。转铁蛋白、铜蓝蛋白和维生素 D 结合蛋白及 B 因子和其他补体成分的丢失不仅可造成微量元素的缺乏、骨矿代谢紊乱,还可导致免疫力低下、易感染。患者常伴有营养不良,表现为负氮平衡。

2. 高脂血症　血浆白蛋白降低时,血浆胆固醇一般明显增高,以低密度脂蛋白水平升高和高密度脂蛋白水平下降为特征,可导致动脉粥样硬化的脂蛋白 a,即 Lpa 也同样升高。脂质代谢紊乱可促进动脉粥样硬化和肾小球硬化。

3. 其他 病程≥3年的肾病综合征患者均有骨组织学变化，发生骨质软化等，与"缺钙"的道理相似。由于运载铁、锌、铜等阳离子的血浆蛋白质在尿中大量丢失，导致肾病综合征患者出现缺铁性贫血和锌缺乏的症状。铁缺乏可出现皮肤黏膜苍白、易疲劳、头晕、不耐寒、气促、心动过速乃至手指和脚趾刺痛等。锌缺乏表现为毛发枯黄、发脆易折，指甲上有白斑，味觉失去灵敏度，而创伤后愈合较慢。

(三) 膳食营养治疗与预防

1. 膳食营养目标 肾病综合征的膳食饮食营养目标是针对患者具有大量蛋白尿、水肿、低蛋白血症和高脂血症的特点。饮食治疗的目的首先在于减轻肾脏负担，消除或减轻临床症状，改善营养状态。主要是针对水肿与营养不良，纠正"三高一低"。

2. 营养治疗原则

(1) 热量：应予低脂低盐低蛋白饮食。每天供给足够的热量，以保证蛋白质的充分利用（35 kcal/kg·d）。

(2) 蛋白质：一般情况下，按每天 0.8~1.0 g/kg 给予正常蛋白质饮食，其中 60% 动物性蛋白质，其余为植物蛋白。在肾病综合征极期（即血浆白蛋白<20 g/L，大量蛋白尿>10 g/d，临床应用血管紧张素转换酶抑制剂的时期），每天按 1.2~1.5 g/kg 给予高蛋白饮食，合并肾功能衰竭的患者给予 0.6~0.8 g/kg 的低蛋白饮食。

(3) 脂肪：多不饱和脂肪酸，特别是 ω-3 多不饱和脂肪酸，能降低机体血胆固醇及三酰甘油水平，还能发挥改善肾血流动力学及肾脏病变进展的作用。非 IgA 肾病性的肾病综合征，胆固醇最好≤300 mg/d。

(4) 微量元素：肾病综合征患者可根据血浓度进行补充。铁、锌等微量元素常用的口服制剂有硫酸亚铁和硫酸锌等。正常人铁需要量为 10~18 mg/d，肾病综合征患者可增加到 100~400 mg/d。正常人锌需要量为 10~12 mg/d，肾病综合征患者可增加到 20~80 mg/d，主要来自于药物补充。

(5) 水和盐：严格限制外源性水分和钠盐摄入，同时积极利尿以减少水钠潴留。一般钠摄入应按低盐饮食标准控制在每天<2 000 mg，食盐用量≤3 g。

3. 食物的选择

(1) 优质蛋白质：蛋白的种类非常重要。新近研究认为，鸡肉、鱼肉比猪肉和牛肉更有好处。素食蛋白乳豆类和亚麻籽比动物蛋白更好减少蛋白尿和高脂血症。

(2) 限盐：不同程度的水肿患者，应给予少盐、无盐或少钠饮食。患者长期食用少盐饮食后，往往喜食红烧食物，可按当地酱油含盐浓度，用酱油代盐，适量调节。一般酱油 4~5 ml 中约含 1 g 的盐量。

(3) 少油低胆固醇：严重高脂血症患者要限制脂肪的摄入量，应采用少油低胆固醇饮食。少进食富含饱和脂肪酸（动物油脂）的饮食，而多吃富含多不饱和脂肪酸（如植物油、鱼油）及富含可溶性纤维（如燕麦、米糠及豆类）的饮食。

项目二 急性肾损伤

学习目标

1. 熟悉急性肾损伤的营养治疗原则。
2. 了解急性肾损伤的病因、临床分期以及营养代谢特点。

一、疾病概述

急性肾损伤（AKI）又称急性肾衰竭，是指多种病因引起的肾功能快速下降而出现的临床综合征。可发生于既往无肾脏病患者，也可发生在原有慢性肾脏病的基础上。约5%的住院患者可发生 AKI，在重症监护室（ICU）其发生率高达 30%，尽管肾病学界对 AKI 日趋重视，但目前仍无特异治疗，病死率高，是肾脏病中的急危重症。

二、营养代谢特点

AKI 时肾脏损伤的外分泌功能不仅影响水、电解质和酸碱代谢，也产生了内部环境改变，从而影响蛋白质、氨基酸、碳水化合物和脂质代谢，同时也产生促炎反应，抑制抗氧化系统。AKI 很少是一个独立的疾病过程，往往包括脓毒症、创伤或多器官功能不全，因此代谢改变往往不单因为 AKI，还因为原发病和并发症。肾脏替代治疗的类型和强度也会影响代谢反应。AKI 患者表现为异质性，有着不同的营养需要，而且在疾病不同的阶段，营养需要也有所不同。AKI 代谢改变的标志是蛋白质分解代谢的激活，从骨骼肌释放过量的氨基酸，产生持续的负氮平衡。氨基酸从肌肉到肝脏产生重分配，血液中氨基酸也被吸收至肝脏以支持肝源性糖异生。

三、膳食营养治疗

（一）膳食营养目标

AKI 患者的病死率与营养和代谢因素，包括高分解代谢和炎症及氧化应激的内环境密切相关。与慢性肾脏病中的膳食营养目的完全不同，AKI 患者中的营养治疗目标经常超越了传统意义上的支持，而且需要致力于减缓炎症状态，改善氧自由基系统，促进内皮细胞功能的恢复，协助疾病的康复。

（二）膳食制定原则

根据 AKI 患者蛋白代谢情况可分为轻、中、重 3 组。轻度患者通常由肾毒性毒素导致（氨基糖苷类、造影剂），无过多分解代谢。这组患者大部分情况下可补充口服营养素，预后良好。中度患者通常因复杂的感染、腹膜炎或轻度损伤造成,存在中度高分解代谢状态,常需要管饲、静脉营养支持或两者结合。也常需要透析或连续肾脏替代疗法减少代谢产物聚集。重度患者通常由严重的创伤、烧伤或多器官衰竭中的严重感染所致。治疗策略通常为复合性,包括肠内营养,肠外营养或两者结合。血透、连续肾脏替代疗法结合血压和通气支持,病死率>60%~80%。原发病的严重程度以及 AKI 的难治性系统性后果导致其预后较差。总体来说,AKI 的膳食营养遵循以下原则。

1. **热量** AKI 患者由于分解代谢亢进,应给予 3 000 kcal/d。但少尿期患者食欲较差,很难满足这样高的热量要求。若患者病情较轻,分解代谢不旺盛,一般主张卧床休息时每天摄入热量维持在 1 000~1 500 kcal。

2. **蛋白质** 对于所有能耐受的患者都采用口腔进食。通过简单的碳水化合物,如糖、果冻或其他甜食提供能量,或者间隔使用葡萄糖聚合物。起始给予 0.6 g/(kg·d)优质蛋白质,只要血尿素氮≤28.6 mmol/L,可逐渐加量至 0.8 g/(kg·d)。对于血透患者,需增加至 1.0~1.2 g/(kg·d)以补偿血透中流失的氨基酸和透析中的潜在代谢作用。对于腹透患者,需增加至 1.4 g/(kg·d)以对抗丢失的氨基酸和蛋白质。注意水溶性维生素的补充。

3. **碳水化合物** 使用葡萄糖作为主要能量来源。每天葡萄糖摄入量≤3~5 g/kg。AKI 中因受损的葡萄糖耐量状态需要经常使用胰岛素。因为高糖摄入的危害,应使用脂肪乳剂供应一部分能量。其他碳水化合物,如乳果糖、山梨醇或木糖醇,避免使用以防分解代谢作用。

4. **脂肪乳** 脂肪乳有高能量供应,且渗透压低,可提供必需脂肪酸以预防缺乏综合征等。1 g/kg 的脂肪乳不增加血三酰甘油水平,可满足 20%~30% 的能量需要。但存在以下情况,如三酰甘油>4 mmol/L、血管内高凝状态、酸中毒(pH < 7.2)、循环受损或低氧血症时应禁止使用。

项目三 慢性肾衰竭

学习目标

1. 掌握慢性肾衰竭的定义。
2. 掌握慢性肾衰竭的营养治疗原则。
3. 熟悉慢性肾脏病的定义。
4. 熟悉慢性肾衰竭的营养代谢特点。

一、疾病概述

慢性肾衰竭(CRF)是各种慢性肾脏病持续进展的共同结局。它是以代谢产物潴留、水与电解质紊乱及酸碱代谢失衡和全身各系统症状为表现的一种临床综合征。各种原因引起的肾脏结构和功能障碍≥3个月,包括肾小球滤过率(GFR)正常和不正常的病理损伤、血液或尿液成分异常,及影像学检查异常;或不明原因的 GFR 下降(<60 ml/min)≥3个月,统称为慢性肾脏病(CKD)。CKD 根据 GFR 值分为5期。

> **知识链接**
>
> **慢性肾脏病分期及建议**
>
> | 分期 | 特征 | GFR[ml/(min·1.73 m²)] | 防治目标、措施 |
> | --- | --- | --- | --- |
> | 1 | GFR 正常或升高 | ≥90 | CKD 诊治,缓解症状,保护肾功能 |
> | 2 | GFR 轻度降低 | 60～89 | 评估、延缓 CKD 进展,降低 CVD(心血管病)风险 |
> | 3a | GFR 轻至中度降低 | 45～59 | |
> | 3b | GFR 中至重度降低 | 30～44 | 延缓 CKD 进展;评估、治疗并发症 |
> | 4 | GFR 重度降低 | 15～29 | 综合治疗,透析前准备 |
> | 5 | 终末期肾病 | <15 或透析 | 如出现尿毒症,需及时替代治疗 |

慢性肾衰竭是指慢性肾脏病引起的 GFR 下降及与此相关的代谢紊乱和临床症状组成的综合征。慢性肾脏病包括了疾病的整个过程,即 CKD 1～5 期。部分慢性肾脏病在疾病进展过程中 GFR 可逐渐下降,进展至慢性肾衰竭。慢性肾衰竭代表慢性肾脏病中 GFR 下降至失代偿的那一部分群体,主要为 CKD 4～5 期。

在慢性肾脏病和慢性肾衰竭的不同阶段,其临床表现各异。CKD 1～3 期可以无任何症状,或仅有乏力、腰酸、夜尿增多等轻度不适;少数患者可有食欲缺乏、代谢性酸中毒及轻度贫血。进入 CKD 4 期以后,上述症状更趋明显。到 CKD 5 期时,可出现急性左心衰竭、严重高钾血症、消化道出血、中枢神经系统障碍等,甚至有生命危险。

慢性肾衰竭阶段患者的肾脏功能基本丧失,临床上酸中毒,水、电解质紊乱的症状都渐渐严重,全身各器官均可受累。肾性贫血导致典型的灰黄色肾病面容、全身皮肤瘙痒脱屑、骨骼脱钙、骨痛、严重乏力、食欲缺乏等,内科保守治疗若不能维持患者内环境的稳定,患者就进入终末期肾病阶段(CKD5 期),需要接受肾脏替代治疗。终末期肾病透析主要采用血液透析和腹膜透析,这两种技术替代肾脏的排泄功能,均可取得较好的效果。

二、营养代谢特点

慢性肾衰竭患者营养不良与病死率和病死率增加密切相关。引起慢性肾衰竭的病因很多,但其发病机制和临床表现却基本相似,都是由于肾单位的严重破坏,当 GFR 下降到 <15% 时,体内出现严重的内环境紊乱和代谢废物滞留,常有下列代谢紊乱发生。

1. **钠和水平衡紊乱**　在慢性肾衰竭患者,由于肾脏浓缩功能的严重障碍而又摄入过多的钠和水可造成水钠潴留,引起水肿、高血压甚至充血性心力衰竭。

2. **钾代谢紊乱**　GFR 极度降低时,肾小管不能充分排钾以及摄入过多含钾药物或食物,代谢性酸中毒,溶血,感染,脱水等都可引起高钾血症;如因肾衰竭伴有多尿、呕吐、腹泻及钾摄入量不足时又可导致低钾血症。

3. **钙、磷、镁代谢紊乱**　GFR 降低到 40~50 ml/min 时,磷的滤过和排出减少,导致血磷升高,刺激甲状旁腺素分泌,使尿磷排泄增加,血磷仍能控制在正常范围内。若肾功能进一步恶化,血磷升高不能控制,高血磷以及肾实质的损害使肾脏合成活性维生素 D $[1,25-(OH)_2D_3]$ 能力减退,使血钙浓度下降。慢性肾衰竭患者,由于饮食的限制或继发甲状旁腺功能亢进,抑制了镁的吸收,所以镁平衡可在正常范围。尿少的患者,在大量镁负荷时很难排出,体液内过剩的镁可产生血镁过高。

4. **代谢性酸中毒**　由于 GFR 下降,代谢产物包括硫酸盐、磷酸盐等酸性物质在体内滞留。肾小管合成氨与分泌氢离子的功能显著减退,因此常有酸中毒。若腹泻使碱性肠液丢失,则可使酸中毒症状更为严重。代谢性酸中毒通过增加蛋白质分解代谢和减少蛋白质合成导致负氮平衡和去脂体重减少以影响营养状态。代谢性酸中毒还可引起胰岛素抵抗和慢性炎症状态,这两者都可以增加蛋白分解代谢。

5. **蛋白质、脂肪、碳水化物代谢的变化**

(1) 蛋白质代谢:尿素是蛋白质分解代谢的主要产物,如摄食高蛋白质饮食,血浆尿素氮浓度明显上升。当患者食欲低下、蛋白质及热量摄入不足就会出现负氮平衡及低蛋白血症。患者血中必需氨基酸,如缬氨酸、色氨酸、异亮氨酸、组氨酸等降低,而苯丙氨酸升高,且非必需氨基酸中的酪氨酸降低,反映慢性肾衰竭时特有的蛋白质代谢改变。血液透析本身可刺激蛋白分解代谢状态增加,肌肉和全身机体蛋白丢失,降低蛋白质合成,增加能量消耗。腹膜平衡实验提示,高转运的腹透患者透析液中有更多蛋白质流失,出现营养不良风险更高,需要营养支持。

(2) 脂肪代谢:慢性肾衰竭患者可能由于高胰岛素血症而促进肝脏对三酰甘油的合成增加,同时组织清除脂蛋白脂酶的活力降低而易发生高脂血症。

(3) 碳水化合物代谢:有 70%~75% 的慢性肾衰竭患者存在葡萄糖耐量降低,但空腹血糖正常。近年来发现慢性肾衰竭患者血浆中胰高血糖素浓度不同程度升高,并和氮质血症有密切相关,对胰岛素不敏感的患者,经透析后可得到纠正,糖耐量曲线亦可恢复正常,但不能降低血浆胰高血糖素的浓度。

6. **厌食症或者食欲缺乏**　研究表明,食欲缺乏或营养不良与慢性肾衰竭患者炎症状态相关,且是预后不良的一个预测因素。维持性血透患者中有 1/3 患有厌食症。厌食症多为尿毒症毒素、炎症、感染、胃排空减慢、合并症、药物、社会经济及心理因素、腹膜透析的血糖吸收、早饱综合征和年龄等因素引起。

三、膳食营养治疗与预防

(一) 膳食营养目标

终末期肾病前期是内科保守治疗的最后阶段,饮食控制仍然十分重要。其膳食营养目标是通过实行良好的低蛋白饮食控制的患者在随后的替代治疗阶段有着更高的生存率、更好的预后。终末期肾病期膳食营养目标是通过合理的膳食营养保持患者营养状态稳定,协助药物治疗提高患者生活质量。

(二) 膳食治疗原则

1. **能量** 美国肾脏基金会关于糖尿病和慢性肾脏疾病临床实践指南(KDOQI)推荐年龄<60 岁维持性透析患者热量 35 kcal/(kg·d),>60 岁 30~35 kcal/(kg·d)。能量摄入还需根据患者的状态,如是否有体育运动、低体重或者代谢状态调整。

2. **蛋白质** 《KDOQI 营养指南》推荐血透患者蛋白质摄入 1.2 g/(kg·d),其中至少 50% 来源于高生物利用度蛋白。老年血透患者的蛋白摄入量可适量减少。腹膜透析患者蛋白摄入需≥1.2~1.3 g/(kg·d),其中 50% 为高生物利用度来源。

3. **盐和液体** 血透患者盐推荐摄入量是 2 g/d,液体摄入量 750~1 000 ml 加尿量,总量≤1 500 ml/d。目标是减少透析间期体重增加、控制血压。在腹膜透析患者盐推荐摄入量是 2~3 g/d,需要根据心脏情况进行个性化调整。钠在腹透中容易清除,有时摄盐可达 3~4 g/d。

4. **脂肪** KDOQI 推荐:①饱和脂肪酸<7% 总热量;②脂肪占总热量 25%~35%,其中单不饱和脂肪酸达 20%,多不饱和脂肪酸达 10%;③总胆固醇<200 mg/d。

5. **维生素、矿物质和微量元素** 肾衰竭时因 GFR 减退和小管功能受损可导致维生素、矿物质和微量元素水平异常。

(1) 水溶性维生素:水溶性维生素是一类分子量小、非蛋白质结合的物质,被透析清除,因此流失速率增加,其中容易缺乏的是维生素 B_6、叶酸和维生素 C。适当的维生素 B_6 储备可增加促红素药物的有效性。维生素 B_6 需要摄入超过膳食营养素参考摄入量 (DRI),为 10 mg/d。虽然维生素 B_6 毒性风险低,但注意避免超过上限 100 mg/d,否则容易导致感觉神经疾病。叶酸的适量水平对于红细胞水平非常重要,可控制高同型半胱氨酸血症。高剂量叶酸(5~15 mg/d)可减低 25%~30% 的同型半胱氨酸水平,但尚未能降至正常水平。维生素 B_{12} 在叶酸代谢和红细胞生成中发挥作用。在透析患者中因不容易清除,其水平多正常。部分或全胃切除和小肠切除的患者因吸收不良,存在维生素 B_{12} 缺乏,可考虑补充。因维生素 C 易从透析液中丢失,每天维生素 C 推荐量为 60~100 mg。高剂量可导致草酸过多症,从而出现软组织草酸盐沉积,可增加肾结石、心肌梗死、骨疾病和分流性低氧血症的风险。有报道透析患者中维生素 B_1 缺乏出现慢性心功能不全水负荷、乳酸酸中毒等。透析患者中维生素 H 水平正常,但是补充可改善透析相关的难治性打嗝,目前尚无明确的推荐意见。

(2) 脂溶性维生素:维生素 A 不能从透析清除,在肾功能不全时容易蓄积,因此不推荐常规补充维生素 A。维生素 E 不从透析液中清除,在透析患者水平可降低、正常或增高。维生素 E(400 μg)与 250 mg 维生素 C 同时服用被证明对改善维持血透患者的大腿抽筋有效。对于服用抗凝药的患者,维生素 E 容易导致深静脉血栓风险和维生素 K 样的出血,需谨慎使用。研究表明,补充维生素 E≥400 IU 增加正常人全因病死率,因而超过 DRI 的剂量不推荐补充。维生素 K 在维持透析患者中不存在缺乏。但新近研究表明,近 30% 的维持血透和腹透患者存在亚临床维生素 K 缺乏。适当的维生素 K 通过降低骨折风险在骨健康中发挥作用。目前,尚无足够的证据表明维生素 K 需常规补充。维生素 K 过量会影响抗凝治疗。因此,接受维生素 K 治疗的患者需密切监测凝血功能。

(3) 矿物质和微量元素:矿物质和微量元素主要来源于饮食,但血清水平也受环境暴露、透析长度、透析液浓度、营养不良、吸收不良、年龄等影响。锌缺乏可导致味觉嗅觉功能不全,影响伤口愈合,减少感染抵抗力以及性功能。短期补充锌对于创伤愈合有帮助,但合适的剂量尚未明确。因此,目前推荐锌补充量<15 mg/d。硒水平在维持透析患者中降低,可能与蛋白质摄入不足有关。硒补充剂可减少氧化应激从而改善免疫功能。其毒性目前较少,但除非有较充足临床证据,目前不推荐常规补充。食物中海产品富含硒和锌,如牡蛎、金枪鱼、墨鱼、黄盖鲽、贻贝以及鲭鱼等。铜水平异常较少见,除非在长期肠外营养未能提供足够补充的时候出现铜缺乏,不推荐在透析患者中补充铜。铝在维持性透析患者中容易出现毒性。铝的主要来源是含铝的抗酸药,需要避免长期使用。长期透析患者镁水平基本正常,或因胃肠吸收的减少轻度增加,非处方药物如抗酸药或通便药,酒精或磷结合剂影响。可使用低镁透析液(0.75~1.5 mmol/L)去除镁。除非患者出现高镁血症,否则不常规补充镁剂。

终末期肾病患者常存在钙磷代谢紊乱,《慢性肾衰竭营养治疗的专家共识》中建议慢性肾衰竭透析前期的患者每天磷摄入不宜>800 mg。适合慢性肾衰竭患者的饮食钙摄入量为 1 000~1 200 mg/d,维生素 D 需根据监测情况个体化制定。钙不足时,须多食牛奶、钙片及维生素 D、茴香、绿苋菜、雪菜、油鱼类、紫菜、海带,以及连骨壳一起食用的小鱼小虾、木耳、蘑菇、蛋黄、豆类。磷普遍存在于所有含蛋白质的食物中,应避免高磷食物,如全麦谷类及制品(如糙米、胚芽米、全麦面包)、瘦肉、内脏类(肝、肾、脑)、核果类(花生、腰果、核桃)及酱制品(花生酱)、巧克力、蛋黄、牛奶、奶制品等的摄取。铁是维持代谢过程包括血红蛋白和肌红蛋白氧转运的重要元素。促红素治疗增加红细胞生成,从而增加铁利用度。利用转铁蛋白饱和度和铁蛋白平衡检测铁平衡,以纠正缺乏和防止铁过量。CKD 患者难以从食物中获得足够的铁,口服铁剂可能不太有效。静脉铁在口服铁剂无效时采用,胃肠道不良反应较少且更有效。

6. 膳食纤维　补充适量的膳食纤维,减少肠道毒素的吸收,膳食纤维有各种谷皮、菜叶、菜梗中所含的纤维素、半纤维素等不可溶性的膳食纤维,也有西瓜、苹果、海带、大豆等所含的果胶、藻胶等可溶性的膳食纤维。每摄入 1 000 kcal 热量的食物应同时摄取

10～13 g 膳食纤维，总量为 20～35 g/d。

(三) 食物选择

1. *适宜食物*　利尿食物：西瓜、甜瓜、海带、赤豆等；低钾水果：凤梨、木瓜、西瓜、水梨、草莓、柠檬等；维生素 C 有助于抑制出血症状，如番石榴、猕猴桃、草莓、橙子、甜椒等。

2. *不宜食物*

(1) 豆类及豆类制品、面筋制品（面筋、面肠、烤麸）、核果类（瓜子、花生、核桃、腰果、粟子)等。内脏、贝类、鱼子、蛋黄等高胆固醇食物不适合摄入过多。

(2) 高钠食品：腌熏制品、酱菜、泡菜。

(3) 高钾蔬菜：绿叶蔬菜（如菠菜、空心菜、苋菜、莴苣）、菇类、紫菜、海带、胡萝卜、马铃薯。高钾水果：香蕉、枣子、橘子、芒果、柿子、香瓜、葡萄柚。

（肖　婧）

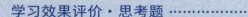

学习效果评价·思考题

1. 急性肾损伤和慢性肾衰竭的膳食营养目标及制定原则有何差异？
2. 简述肾病综合征的营养治疗目标、饮食原则与食物选择要点。

第十六章　消化系统疾病营养治疗

本章重点

主要讲述消化系统疾病的膳食治疗原则。包括消化性溃疡、炎症性肠病、急性胰腺炎、非酒精性脂肪肝、肝硬化。主要内容包括疾病的定义、病因、分类和临床表现,疾病术后的常见并发症和临床表现,重点展开膳食营养中对疾病的保护因子和危险因子,膳食营养治疗目的、原则,食物选择要点,食谱制定,以及疾病的预防措施。

项目一　消化性溃疡

学习目标

1. 掌握消化性溃疡膳食营养目标。
2. 掌握消化性溃疡膳食制定原则。
3. 熟悉膳食营养中消化性溃疡的保护因素和危险因素。
4. 了解消化性溃疡的定义、分类、病因和主要临床表现。
5. 了解预防措施。

消化性溃疡(PU)主要指在各种致病因子的作用下,黏膜发生的炎性反应与坏死性病变,病变可深达黏膜肌层,其中以胃溃疡(GU)和十二指肠溃疡(DU)最为常见。溃疡的黏膜缺损超过黏膜肌层,不同于糜烂。

一、疾病概述

(一) 病因

主要病因为幽门螺杆菌(Hp)感染,服用非甾体类消炎药(NSAID),胃酸、胃蛋白酶对胃黏膜自身消化,以及吸烟、遗传、急性应激、胃十二指肠运动异常等其他因素。消化性溃疡是一种多因素疾病，其中 Hp 感染和服用 NSAID 是已知的主要病因，溃疡发生是黏膜侵袭因素和防御因素失衡的结果，胃酸在溃疡形成中起关键作用。

(二) 临床表现

上腹痛是消化性溃疡的主要症状，但部分患者可无症状或症状较轻以至不为患者所注意，而以出血、穿孔等并发症为首发症状。典型的消化性溃疡临床特点如下。①慢性过程，病史可达数年至数十年。②周期性发作，发作与自发缓解相交替，发作期可为数周或数月，缓解期亦长短不一，短者数周，长者数年；发作常有季节性，多在秋冬或冬春之交发病，可因精神情绪不良或过劳而诱发。③发作时上腹痛呈节律性，表现为空腹痛即餐后 2~4 h 或（及）午夜痛，腹痛多为进食或服用抗酸药所缓解，典型节律性表现在 DU 多见。

1. **症状** 上腹痛为主要症状，性质多为灼痛，亦可为钝痛、胀痛、剧痛或饥饿样不适感。多位于中上腹，可偏右或偏左。一般为轻至中度持续性痛，疼痛常有典型的节律性。腹痛多在进食或服用抗酸药后缓解。部分患者无上述典型表现的疼痛，而仅表现为无规律性的上腹隐痛或不适，但均伴有反酸、嗳气、上腹胀等症状。

2. **体征** 溃疡活动时上腹部可有局限性轻压痛，缓解期无明显体征。

二、膳食营养影响因素

(一) 保护因素

1. **富含蛋白质** 鸡蛋、瘦肉、鱼虾、豆浆等食物富含蛋白质，对胃酸起缓冲作用，且加速溃疡面的愈合。

2. **碳水化合物** 面条、馄饨、粥等较柔软、含碱、易消化。补充机体热能，且既不刺激胃酸分泌，亦不抑制胃酸分泌。同时不宜多食蔗糖，以免胀气及刺激胃酸分泌。

3. **维生素** 动物肝脏、肉类、蛋类等富含 B 族维生素，新鲜蔬菜、水果含有丰富的维生素 C，动物肝脏、蛋黄等富含维生素 E，利于溃疡愈合。

4. **富含锌的食物** 锌能促进组织修复再生。人体对动物性食物中的锌能较好地吸收利用，植物性食物中的锌不易为人体吸收利用。海鱼、牛肉和其他红色肉类是锌的良好食物来源，是溃疡修复的重要因子。

(二) 危险因素

1. **吸烟** 吸烟影响溃疡形成和愈合的确切机制未明，可能与吸烟增加胃酸分泌、减少十二指肠及胰腺碳酸氢盐分泌、影响胃十二指肠协调运动、氧自由基增加等因素有关。

2. **饮酒** 酒精通过胃部吸收，持续对胃黏膜造成直接刺激而破坏胃黏膜屏障，从而引起溃疡的发生。同时，酒精能使毛细血管扩张，容易引起溃疡面出血。

3. **刺激性食物及调料** 香辛类调味品（辣椒）、浓茶、咖啡、可可、碳酸饮料等食物对胃黏膜有刺激，使胃酸分泌增加，或本身可产酸，导致溃疡发生。

4. **产气性食物** 葱头、芹菜、玉米、干果等易引起患者饱胀感。

5. **粗糙、坚硬食物** 粗粮、芹菜、韭菜、雪菜、竹笋、干果以及煎炸类、带刺等食物等可增加对胃的机械性损伤,破坏黏膜屏障。

6. **牛奶** 有中和胃酸的作用,但牛奶中丰富的钙质吸收后可刺激胃酸分泌,不利于溃疡愈合。能否饮用牛奶,需视患者的饮食习惯和耐受力而定,量不宜过多。

三、膳食营养治疗与预防

(一) 膳食营养目标

消化性溃疡的治疗是一个综合过程,包括抑酸、保护胃黏膜、控制 Hp 感染等药物治疗,以及膳食营养治疗。膳食疗法是消化性溃疡预防和治疗的重要部分。其目标是,通过协助患者建立合理的膳食营养结构和习惯,预防消化性溃疡的发生;对于已经发生的消化性溃疡,避免病程中再出血,并促进溃疡早日愈合,防止并发症的发生;对于已经愈合的消化性溃疡,预防再次复发。

(二) 膳食治疗原则

(1) 活动性出血期间禁食,予肠外营养支持治疗。

(2) 出血停止,粪便隐血转阴,可逐渐开放饮食,按照流质→半流质→少渣软食逐渐恢复。观察患者进食后消化系统的反应及大便情况,重视患者主诉。

(3) 定时定量、少食多餐:不规则进食可破坏胃分泌物的规律,削弱胃黏膜正常的屏障作用。少食可避免胃窦过分膨胀,减少促胃液素(胃泌素)的分泌,从而减少胃酸分泌。多餐可弥补少食之不足,且使胃内经常保持适量食物以中和胃酸,利于溃疡愈合。一日三餐中间还可适当加餐。

(4) 食物宜温凉细软,对胃肠无刺激:避免坚硬、粗糙、刺激性强、膳食纤维素多、带刺及难消化的食物。

(5) 细嚼慢咽:咀嚼能够促进唾液分泌,稀释及中和胃酸,有效保护胃黏膜,且减少食物对胃壁的机械性刺激,并减轻上消化道负担。

(6) 食物应富含蛋白质、碳水化合物、维生素、锌等营养物质。

(7) 脂肪能抑制胃酸分泌,但溃疡患者消化能力下降,应选择易消化吸收的乳酪状脂肪,如奶油、奶酪等,适量选择植物油。

(8) 忌暴饮暴食:胃窦部过度扩张刺激胃酸分泌,增加溃疡发生率,且不利于溃疡愈合。

(三) 食物的选择

1. **宜食食物**

(1) 初期温凉流质:米粥上清液、藕粉、果汁、蔬菜汁、豆浆、蒸蛋羹、蛋花汤。

(2) 无溃疡再出血者,温凉半流质饮食:肉松粥、面糊、小馄饨、豆腐脑、鸡蛋、肉末、清蒸鱼块、菜泥、胡萝卜丝、土豆丝、土豆泥等。

(3) 中期少渣软食:烂饭、软面条、粉丝等。肉类应选用嫩的瘦肉部分,烹调时将食物切碎煮烂,做成泥状,忌用油炸烹调方法。蔬菜选嫩叶部分,瓜类应去皮,果类用果汁。富含蛋白质(虾仁、蒸鱼块、鱼丸、瘦肉泥、瘦肉丸、蒸蛋、蛋花汤、豆浆、豆腐等)、碳水化合物(面条、面片、馄饨、米汤、大米粥、小米粥、藕粉、馒头、花卷、面包、蛋糕、烂饭、粉丝等)、B族维生素(猪肝、瘦肉泥、豆浆、豆腐、蒸蛋、蛋花汤等)、维生素 C(橙汁、猕猴桃汁、柠檬、菠萝等新鲜蔬菜和水果)和维生素 E(蒸蛋、瘦肉泥、奶油、乳酪、鱼肝油等)、锌(海鱼、牛肉和其他红色肉类、蒸蛋等)等营养元素。少渣软食易引起维生素 C 和某些矿物质的缺乏,必要时可补充维生素和矿物质制剂。

2. 忌食食物 烟酒,粗糙坚硬食物(粗粮、芹菜、韭菜、雪菜、竹笋、干果、烧烤、煎炸类食物等),带刺食物,刺激性食物(辣椒、咖喱、芥末、醋、咖啡、可可、浓茶等),产气性食物(葱头、芹菜、玉米、干果等),过量牛奶,过热或生冷食物,腌制食品等。

(四) 预防措施

(1) 饮食规律,少食多餐,忌暴饮暴食。
(2) 注意蛋白质、碳水化合物、脂肪及各种维生素、矿物质平衡摄取。多食新鲜蔬果。
(3) 戒烟戒酒。
(4) 合并 Hp 感染者,应行根除 Hp 治疗。多人进食时使用公筷,预防 Hp 感染。
(5) 忌进食过热或生冷、粗硬、刺激性和难消化食物。
(6) 忌食腌制食物。
(7) 进食过程保持心情放松、愉悦。

(陈 洁 李婷冶)

项目二 炎症性肠病

> **学习目标**
>
> 1. 掌握炎症性肠病膳食营养目标和膳食原则。
> 2. 了解炎症性肠病的定义、分类、病因和主要临床表现。
> 3. 了解炎症性肠病的保护因素和危险因素。
> 4. 了解预防措施。

炎症性肠病(IBD)在临床上专指一类病因尚未明确的慢性肠道炎症性疾病,主要包括溃疡性结肠炎(UC)和克罗恩病(CD)两种类型。肠壁黏膜免疫调节异常、持续肠道感染、肠壁黏膜屏障缺损、遗传和环境等因素共同参与该疾病的发生、发展。IBD 的临床表现复杂多样,不仅有消化道症状,还可有肠外表现。由于缺乏特异性指标,该病容易误诊。由于本病具有难治性、易复发、癌变倾向等特点,严重影响患者的生活质量。

一、克罗恩病

(一) 疾病概述

克罗恩病是一种原因不明的肠道炎症性疾病，在胃肠道的任何部位均可发生，但好发于末端回肠和右半结肠。本病病因可能与感染、遗传、体液免疫和细胞免疫有一定关系。临床表现为腹痛、腹泻、肠梗阻，伴有发热、营养障碍等肠外表现。病程多迁延，反复发作，不易根治。本病尚无根治方法，许多患者出现并发症，需手术治疗，而术后复发率很高。根据疾病严重程度，CD 可分为轻、中、重度。根据病变范围，可分为小肠型、结肠型和回结肠型。

主要临床表现①消化系统表现：腹痛、腹泻、腹部包块、瘘管形成、肛门直肠周围病变等；②全身表现：发热、营养障碍、电解质酸碱平衡紊乱等；③肠外表现：虹膜睫状体炎、葡萄膜炎、杵状指、关节炎、结节性红斑、坏疽性脓皮病、口腔黏膜溃疡、慢性肝炎、小胆管周围炎、硬化性胆管炎等。

(二) 膳食营养影响因素

1. **碳水化合物**　大量研究显示，进食过量碳水化合物与 IBD 患病相关。有研究者对 108 例 CD 患者进行患病前饮食的分析，结果提示糖、甜味剂、甜食的摄入与 CD 的患病呈正相关。但过量摄取碳水化合物这个危险因素不单独起作用的，属于现代生活方式导致 IBD 的危险因素中的一项。研究显示，有吸烟习惯的 CD 患者，高糖摄入可替代吸烟的危险因素，但高糖摄入不是独立的危险因素，而是这两个危险因素共同作用致病。

2. **脂肪**　脂肪也被研究证实与 IBD 的发生、发展有一定关联。最近一项研究通过调查儿科病例的饮食类型发现，高脂食物、肉类和甜食与 CD 发生密切相关，蔬菜、水果、橄榄油、鱼类、谷物与 CD 患病呈负相关。还有学者发现，CD 患病率随总脂肪、动物脂肪、$\omega-6$ 多不饱和脂肪酸的摄入增加而上升，随着 $\omega-3$ 脂肪酸的摄入增加反而降低。鱼油是爱斯基摩人大量进食脂肪而罕见 IBD 的重要原因，鱼油中的 $\omega-3$ PUFA 可与 $\omega-6$ PUFA 竞争，调节白细胞三烯 B5 和前列腺素 3 的生成，具有抗炎作用，从而减轻 IBD 的炎症过程。

3. **蛋白质**　蛋白质的主要来源是肉类、奶酪、牛奶、鱼、豆制品和蛋类等，这些食物可能与 IBD 发生存在关联。近期研究证明，红肉和奶酪与 CD 的发病有联系。还有学者发现 CD 的患病与动物或牛奶蛋白的摄入量呈正相关，与鱼类蛋白无关。牛奶的摄入是 IBD 的危险因素，牛奶中主要蛋白质是酪蛋白，它可引起胃肠道黏膜的变态反应。也有可能由于普通牛奶中含有的副结核分枝杆菌，而这种细菌已在多项研究被证明与 CD 患病相关。

4. **蔬菜、水果**　国外已有报道认为，蔬菜、水果等食物对 IBD 患者具有保护作用，可降低患病率，这可能与其中含有膳食纤维有关。近期的系统回顾总结显示，多食水果和高纤维饮食可降低 CD 的风险，多食蔬菜可降低 UC 的风险。针对饮食与 CD 患儿相关性的研究提示，进食较多的蔬菜、水果和鱼类对 CD 有保护作用。因为膳食纤维可使肠道产生短链脂肪酸，对 IBD 有拮抗作用。

5. 其他　某些食物中含有无营养价值的微颗粒物质，如污染物、食品添加剂、防腐剂和抗凝物等，可增加 IBD 的患病率，这些物质可与肠内成分结合成为抗原而引起免疫反应。CD 患者减少此类食物后，其疾病活动度和激素用量均减少。还有研究显示，每周消费快餐≥2 次者可增加患 CD 或 UC 风险。

(三) 膳食营养治疗与预防

1. 膳食营养目标　CD 营养支持治疗的目标为：控制或缓解活动期的急性炎症，改善症状；治疗并发症，如急性肠梗阻或肠外瘘；改善营养状况，促进患者发育和正常生长；围手术期支持，降低手术死亡率和术后并发症，提高手术成功率；维持病变广泛或短肠患者的营养状况。

2. 膳食治疗原则　CD 急性发作时的首要任务是缓解肠道应激，除了给予激素或类似物之外，不能给予饮食的患者，可进行全静脉营养支持(TPN)支持。给予液态肠内营养(EN)或管饲也可，应为不含蛋白质的要素膳，以免发生变态反应。如果患者处于重度营养不良状态、摄入不足、不能耐受 EN、严重腹泻、腹痛、恶心、呕吐、发热，则 TPN 必须在 1~3 天内开始。无营养不良情况但疾病程度开始就处于中等的患者，如果摄入不足，营养支持必须在 5~7 天内开始。TPN 或 EN 维持至少 2~4 周，如症状不缓解，仍须更长时间限制饮食。对缓解期 CD 患者，应鼓励进食健康、均衡膳食，供给足够的热量、优质蛋白质、无机盐、维生素，忌刺激性食物。应由流质、半流质逐步过渡到软食、普通食。在过渡过程中，不足部分应由 EN 或 TPN 补充。缓解期患者一旦发现症状恶化，应立即从不限饮食转为 EN。

从 TPN 过渡到 EN 必须逐步进行，特别是对 CD 多次复发、反复手术造成的短肠综合征。开始先用低浓度、缓慢输入要素膳或非要素膳，逐步增加直至 EN 能满足代谢需要。营养支持应尽早进行，内环境和生命体征稳定后，即可开始营养物质补充，不必在出现重度营养不良时才实施，只要有导致营养不良的因素存在，营养支持都可以进行。术前的营养支持不宜过长，只要营养支持使患者能耐受手术，一般≤7~10 天，术后早期加强营养监护。

临床上可按下列程序处理：CD 的一次急性发作，如患者有严重的营养不良，则须立即得到营养支持，在耐受的情况下，EN 是首选；如患者不能耐受 EN，则须进行 TPN 支持。如患者无营养不良或仅有轻度的营养不良，EN 是首选。如果激素治疗＞5 天而效果不明显或 EN 不能耐受，应该考虑 TPN。

3. 食物的选择　主食宜以精制米面为主，禁用粗杂粮和干豆类，如玉米面、小米、高粱、红小豆、绿豆等；副食可选用瘦肉、鱼、鸡、肝、蛋、豆制品等含优质蛋白质的食物；限用肥肉等油腻肥厚食品。牛奶在急性发作期不用或少用。在急性发作期必须禁用蔬菜和水果。若食用，可将蔬菜、水果制成菜水、菜泥、果汁、果泥及水果羹等；或少量食用根块类粗纤维少的蔬菜(如胡萝卜、冬瓜等)。在缓解期则根据病情及个人耐受情况酌量食用。可供给各种菜汁、果汁、去油肉汤、枣汤、肝汤等。应尽可能压缩食物体积，选择单位量营养价值较高的食物,如饮料代替饮水。亦可用两种以上原料合制一份饮食,如肝汤菜汁蒸鸡蛋、煮鸡汤挂面、果汁冲藕粉、鸡蛋和面制成面条、馄饨皮等。所有食物均应烹制软烂,少油清淡,易于消化。烹调方法以煮、炖、蒸、余为主,禁用油煎炸食品,禁用各种浓烈刺激性的调味品,如辣椒、大料、胡椒粉、芥末、烟、酒等。

多数 CD 患者都知道某些特定的食物可能导致病情复发或加重,应该建立饮食档案,记录哪些食物会加重消化道症状。应回避的食物,如烤肉、熏肉、油炸食品;红肉(牛排等)及带皮的禽肉;黄油和其他动物油、人造奶油、面包酱、蛋黄酱等;奶制品;酒类(如啤酒、白酒、鸡尾酒等);碳酸饮料、咖啡、浓茶、巧克力、爆米花等;未成熟的水果及生吃蔬菜(如蔬菜沙拉等);产气食品(如扁豆、大豆、卷心菜、花椰菜、洋葱等);含麦麸较多的食品;辛辣食品。

二、溃疡性结肠炎

(一) 疾病概述

溃疡性结肠炎是一种病因尚不十分清楚的结肠和直肠慢性非特异性炎症性疾病,病变局限于大肠黏膜及黏膜下层。病变多位于乙状结肠和直肠,也可延伸至降结肠,甚至整个结肠。其发病是外源物质引起宿主反应、遗传基因和免疫系统三者相互作用的结果。该病病程漫长,反复发作。根据临床类型,UC 可分为慢性复发型、慢性持续型、暴发型和初发型;根据临床严重程度,可分为轻、中、重度;根据病变范围,可累及直肠、直乙状结肠、左半结肠、全结肠或区域性结肠。

血性腹泻是 UC 最常见的早期症状。其他症状依次有腹痛、便血、体重减轻、里急后重、呕吐等。偶尔表现为关节炎、肝功能障碍和皮肤病变。大多数患者表现为慢性过程;少数患者呈现急性、暴发性症状,表现为频繁血便、高热、腹痛等,也可有急腹症征象和肠鸣音减少。由于频繁腹泻,肛周皮肤可有擦伤、剥脱;还可发生肛周炎症,如肛裂或肛瘘。

(二) 膳食营养影响因素

1. **碳水化合物** 有学者通过对 126 例 UC 进行患病前饮食的研究发现,糖、甜味剂、甜食的高摄入可增加患 UC 的风险。还有一项研究显示,增加精制糖的摄入量易致 UC 的发生。过量摄取碳水化合物属于现代生活方式导致 IBD 的危险因素中的一项,它并不是独立的,是结合其他危险因素相互协同致病的。

2. **脂肪** 脂肪被证实与 UC 的发生、发展有一定关联。有学者发现 IBD 患者发病前饮食中脂肪摄入增加,尤其是动物脂肪和胆固醇。还有研究显示,大量摄入含不饱和脂肪酸的脂肪与 UC 发病呈正相关;经常摄入含人造黄油的快餐食品者易患 IBD。有流行病学证据表明,$\omega-6$ 多不饱和脂肪酸亚麻酸是 UC 的危险因素,而 $\omega-3$ 多不饱和脂肪酸是保护因素。

3. **蛋白质** 早期有学者认为,牛奶与 UC 患病有关,并指出牛奶过敏及乳糖不耐受是导致 UC 的原因之一。国内研究显示,无或短时间的母乳喂养易导致 UC 的发生。也有研究表明,牛乳喂养的儿童 IBD 患病率有升高倾向,而延长母乳喂养时间,可降低 IBD

的患病率。这可能是由于人乳中 IgA 对婴儿肠黏膜的免疫调节作用，直接促进肠黏膜生长。食物中的蛋白质可能是 UC 发生原因，到达结肠部位未消化的硫蛋白可以为细菌的代谢提供热源，而最终代谢产物可能对肠道产生毒性作用，结肠黏膜可能失去屏障功能而导致 UC 中的免疫失调。

4. 其他 有研究显示，冰箱食品、喜食油炸食物可能是 UC 的潜在危险因素。还有学者认为，饮茶、母乳喂养和鱼类是 UC 的保护因素。随着现代微生物学的发展，越来越多的研究证明，肠道菌群与 IBD 的发生密切相关。年龄、遗传、饮食因素均可影响肠道菌群组成。国外的研究提示，饮食对人体肠道菌群变化具有重要影响，而这种影响可能是 IBD 患病机制中重要的环境因素。

(三) 膳食营养治疗与预防

1. 膳食营养目标 获得疾病的临床缓解及维持；纠正营养不良，减少手术并发症，促进黏膜愈合，改善自然病程，提高生活质量。

2. 膳食治疗原则 急性期的首要任务是缓解肠道应激，除给予激素或类似物之外，不能给予饮食，可进行 TPN 支持。虽然 UC 患者对营养支持治疗不如 CD 敏感，也可以给予液态 EN 或管饲。如果患者处于重度营养不良状态、摄入不足、不能耐受 EN、严重腹泻、腹痛、恶心、呕吐、发热，则 TPN 必须在 1~3 天内开始。无营养不良情况但疾病程度开始就处于中等的患者，如果摄入不足，营养支持必须在 5~7 天内开始。对于缓解期 UC 患者，应鼓励进食健康、均衡膳食，供给足够的热量、优质蛋白质、无机盐、维生素，忌刺激性食物。开始饮食时应以低膳食纤维、低糖且不含乳糖为主。

3. 食物选择 UC 患者应选择柔软、清淡、少渣、易消化、富于营养、有足够热量的食物。主食宜以精制米面为主，禁用粗杂粮和干豆类。副食可选用瘦肉、鱼、鸡、肝、蛋等优质蛋白质食物，限用肥肉等油腻肥厚食品。可供给各种菜汁、果汁、去油肉汤、枣汤、肝汤等。应尽可能压缩食物体积，选择单位量营养价值较高的食品。所有食物均应烹制软烂，少油清淡，易于消化。烹调方法以煮、炖、蒸、氽为主，禁用油煎炸食品，禁用各种浓烈刺激性的调味品。UC 患者应避免的食物：①刺激性的食物，如浓茶、咖啡及辣椒、胡椒、葱、蒜、咖啡等；②不易消化的食物，如烤鸡、咸鱼、奶油花生等；③粗纤维食物，如竹笋、芹菜、玉米、卢笋等；④生冷的食物，如冷饮、冰水果、生的蔬菜、柿子、蟹等寒性食品；⑤酒类和产生二氧化碳过多的饮料，如汽水、果汁酒等；⑥牛奶。

（陈 洁 邹 健）

项目三　急性胰腺炎

学习目标

1. 掌握急性胰腺炎的定义、病因、分类及主要临床表现。
2. 掌握急性胰腺炎膳食营养目标及制定原则。

一、疾病概述

急性胰腺炎（AP）是各种病因引起胰腺组织自身消化所致胰腺水肿、出血及坏死的炎性损伤。

二、膳食营养影响因素

1. **保护因素**　牛奶或酸奶、主食、绿叶蔬菜和海带。
2. **危险因素**　白酒、高脂、高蛋白饮食及有刺激性的食品，如辣椒、咖啡、浓茶等。

三、膳食营养治疗与预防

（一）膳食营养目标

（1）根据患者不同病理生理特点、代谢紊乱的特征及胃肠道的功能状态，选择合适的营养支持方式，将高分解代谢所致的全身消耗对机体的负面影响降到最低。

（2）急性期胰腺应充分休息，避免过度营养所致代谢负担加重，纠正代谢紊乱，尽可能将蛋白的丢失减少到相对合理的水平。

（3）康复期增加蛋白质和能量物质等营养底物的供给，改善患者营养状态。

（4）对慢性胰腺炎患者营养支持重点为调整膳食结构、补充脂溶性维生素等。

（二）膳食治疗原则

1. **急性期**　应严格禁食。通常≥3天，切忌过早进食。每天补充能量为 32 kcal/(kg·d)，肥胖和女性减 10%。热氮比以 100 kcal∶1 g 或氨基酸 1.2 g/(kg·d)为宜。根据血电解质水平补充钾、钠、氯、钙、镁、磷，注意补充水溶性和脂溶性维生素。

2. **恢复期**　病情缓解，症状基本消失，可给予无脂高糖低蛋白类流质，如果汁、藕粉、米汤、菜汁、绿豆汤等食品；禁食浓鸡汤、浓鱼汤、肉汤、牛奶、豆浆、蛋黄等食品。待病情稳定后，膳食量可增加，改为低脂半流质，蛋白质不宜过多，供给充分的碳水化合物，禁食含脂肪多的和有刺激性的食品，如辣椒、咖啡、浓茶等，绝对禁酒。少量多餐，切忌暴饮暴食。烹调方法采用烧、煮、烩、汆、卤等，禁用油煎、炸、烙、烤等，不用或少用植物油。

3. 具体原则

(1) 能量：对于重症胰腺炎患者，急性炎症期能量可按[20～25 kcal/(kg·d)]供给，在不增加机体负担前提下尽可能减少机体蛋白质丢失。坏死感染期由于持续高分解代谢及负氮平衡，应增加能量至[25～30 kcal/(kg·d)]；处于康复期患者炎症已局限，感染得到良好控制，能量供给应达[30 kcal/(kg·d)]，并可逐渐过渡至经口膳食。

(2) 蛋白质：轻型患者经口进食时，蛋白质不宜供给太多，并应选择低脂、高生物价的食物。重症患者可放置鼻空肠管，将鼻饲管放置屈氏(Treitz)韧带以下，进行营养治疗时，可选择氨基酸或短肽类作为氮源的要素型肠内营养液，蛋白供给可按1.0～1.2/(kg·d)以供给机体营养需求、纠正营养不良、利于机体修复。

(3) 碳水化合物：急性胰腺炎患者的能量来源主要依靠碳水化合物，供给量应达3～6 g/(kg·d)。但患者可能存在胰岛素抵抗，部分患者胰岛细胞破坏，故注意碳水化合物过多摄入而造成的高血糖。

(4) 脂肪：经口膳食患者应控制脂肪摄入量，初期应予以无脂高碳水化合物流质，后可逐渐过渡至低脂半流，但应注意禁鸡汤、鱼汤等脂肪含量较高的食物。肠内营养时应选择脂肪含量较低的营养制剂。对于进行肠外营养治疗的患者，在严密监测血脂变化的前提下，对无高脂血症患者可应用脂肪乳剂，但最高输注量应控制在2 g/(kg·d)。

(5) 维生素、矿物质及微量元素：急性胰腺炎患者可能出现电解质、微量元素和维生素缺乏，如低钙、低镁、低锌、维生素B_1和叶酸缺乏等，应注意监测并及时纠正。注意补充谷氨酰胺制剂。肠内营养可预防肠道衰竭、维持肠道黏膜功能、防止肠道菌群移位。

(三) 食物选择

1. **宜食食物** 宜用高蛋白、高碳水化合物、低脂膳食，如豆制品、鱼类、脱脂奶、猪肝、鸡肉、猪瘦肉、牛瘦肉、蛋清等食物；蔬菜类可选用土豆、菠菜、胡萝卜、豇豆、莴苣、茼蒿、苦菜等；橘汁及其他果汁也宜服用。

2. **忌食食物** 禁用含脂肪多的食物，富含脂肪的肉类、干果、油料果仁、黄豆、油炸食品及油酥点心等均在禁食之列。严格禁酒和辛辣等刺激性食物及调料。

(四) 预防措施

胰腺炎的发生及后续治疗，与营养密切相关。故进行护理时应向患者及其家属言明膳食营养治疗的重要性，取得患者配合。告知患者病情稳定后，膳食从流质→半流质→软质→普通；要定时定量进餐，养成少食多餐、不暴饮暴食的良好膳食习惯；严禁酒类及辛辣刺激性食物，避免油炸食物。

（陈　洁　马建霞）

项目四 非酒精性脂肪肝

> **学习目标**
> 1. 熟悉膳食营养中非酒精性脂肪肝的保护因素和危险因素。
> 2. 掌握非酒精性脂肪肝膳食营养目标及膳食制定原则。
> 3. 了解非酒精性脂肪肝的定义、分类、病因和主要临床表现。
> 4. 了解预防措施。

一、疾病概述

非酒精性脂肪性肝病(NAFLD)是指除外酒精和其他明确的肝损害因素所致的,以弥漫性肝细胞大泡性脂肪变为主要特征的临床病理综合征,包括单纯性脂肪性肝病以及由其演变的脂肪性肝炎和肝硬化。胰岛素抵抗和遗传易感性与其发病关系密切。随着肥胖和糖尿病的发病率增加,NAFLD现已成为我国常见的慢性肝病之一。

NAFLD起病隐匿,发病缓慢,常无症状。少数患者可有乏力、右上腹轻度不适、肝区隐痛或上腹胀痛等非特异症状。严重脂肪性肝炎可出现黄疸、食欲缺乏、恶心、呕吐等症状。常规体检部分患者可发现肝大。发展至肝硬化失代偿期则其临床表现与其他原因所致肝硬化相似。

二、膳食营养影响因素

(一) 保护因素

1. **高蛋白** 高蛋白可提供胆碱、蛋氨酸、胱氨酸、色氨酸、苏氨酸和赖氨酸等抗脂肪因子,使肝内合成脂蛋白,有利于将其顺利运出肝脏,防止肝内脂肪浸润,且蛋白质有较高的食物特殊动力作用,有助于体内新陈代谢。每天蛋白质摄入90~120 g为宜。

2. **适量脂肪** 脂肪中必需脂肪酸参与磷脂合成,能使脂肪顺利运出肝内,对预防和治疗脂肪肝有利,但摄入过多对控制热能不利,应适量供给,每天摄入50 g左右为宜。植物油不含胆固醇,所含谷固醇、豆固醇、必需脂肪酸有较好的去脂作用,因此有选择植物油满足患者对脂肪的需求。其中多不饱和脂肪酸的ω-3多不饱和脂肪酸改善胰岛素敏感性,减少肝内甘油三酸酯,可改善脂肪型肝炎。而单不饱和脂肪酸可优化油脂成分,降低LDL/HDL和总胆固醇/HDL比例,降低空腹血清三酰甘油和VLDL浓度,适度提升HDL浓度。目前,与NAFLD的关系尚未明确证明,但是也可作为NAFLD的推荐营养成分。

3. 维生素 E　NAFLD 形成的病理生理改变,目前提出"两次打击"学说。第一次打击主要是胰岛素抵抗,引起良性的肝细胞内脂质沉积;第二次打击主要是氧应激和脂质过氧化,是疾病进展的关键。维生素 E 具抗氧化作用,可减轻氧化应激反应,建议可常规用于脂肪性肝炎治疗。

4. 维生素 C　可减少氧化应激,抑制肝细胞脂肪形成。补充维生素 C 可限制 NAFLD 的发展。

5. 维生素 D　进入人体的维生素 D 在羟化后生成其活性形式,$1,25-(OH)_2D_3$ 可调控胰岛素受体的表达和胰岛素敏感性,减少外周组织和肝脏组织中胰岛素抵抗。

6. 维生素 B_{12}、叶酸　这两种营养元素缺乏会影响同型半胱氨酸的再甲基化作用,导致肝脏功能的损坏,造成 NAFLD。

7. 硒、锌　硒是谷胱甘肽过氧化物酶的重要组成成分,并且具有抗氧化作用,清除氧自由基,修复生物膜损伤。肝内硒储量减少可致过氧化物清除减少,肝细胞膜脂质遭氧化破坏,致肝细胞变性坏死。锌可增强细胞膜抗氧自由基能力,稳定膜结构。

8. 膳食纤维　膳食纤维可延迟碳水化合物的吸收,并减少膳食中脂肪的吸收。

(二) 危险因素

1. 过量脂肪　尤其是胆固醇,使脂肪合成增多,加速脂肪肝病变。

2. 饱和脂肪酸、反式脂肪酸　反式脂肪酸可提高体内 CRP、LDL 和三酰甘油水平,降低 HDL 水平,增加胰岛素抵抗和冠心病的患病风险,可能与 NALFD 发病相关。

3. 过量碳水化合物　尤其是精制糖类、甜饮料、甜点等易被吸收的糖类易转化成脂肪。且限制碳水化合物摄入可减少肝内二碳基的供应,减少胰岛素的分泌,从而减少脂肪合成。

4. 果糖　果糖的大量摄取会增加 NAFLD 患病率。果糖因口感更甜,且缺乏饱腹感,而被广泛用于食品工业。与葡萄糖的吸收不同,果糖的吸收为非胰岛素依赖,既不会促进胰岛素分泌。过多的果糖摄入可能危害正常的代谢,增加 NAFLD 患病风险;此外,过量果糖可能造成直接的肝损伤。

5. 饮酒　NAFLD 虽非饮酒引起,但酒精本身具有肝损作用。

三、膳食营养治疗与预防

(一) 膳食营养目标

减肥和运动可改善胰岛素抵抗,是治疗肥胖相关 NAFLD 的最佳措施。通过饮食限制和膳食结构调整,实施热量及脂肪(特别是饱和脂肪酸)摄入限制,使体重逐步下降(每周减轻 1 kg 左右),并补充有益的营养元素,单纯性脂肪性肝病和脂肪性肝炎可以逆转乃至完全恢复,是治疗 NAFLD 的最重要措施。注意过快体重下降可能会加重肝损害,应在减肥过程中监测体重及肝功能。

(二) 膳食治疗原则

(1) 尽量减少在外就餐频率。

(2) 尽量避免西式餐饮和快餐,选择地中海式饮食习惯。
(3) 避免过多摄入甜食、甜饮料。
(4) 营养均衡,用餐适量。
(5) 戒烟戒酒,少吃刺激性食物。

(三) 食物选择

1. **宜食食物**　少量适量高蛋白食物(鱼、虾、禽肉、禽蛋等)、不饱和脂肪酸(橄榄油、坚果、大蒜、酸奶、各种海鱼、海带等)、维生素 E(坚果、瘦肉、乳酪、禽蛋等)、维生素 C(新鲜蔬菜、水果、果汁等)、维生素 D(海鱼、鱼卵等)、维生素 B_{12}(鱼、贝壳、禽蛋、乳制品等)、叶酸(绿叶及黄叶蔬菜、动物肝肾、禽蛋、豆类等,食物不宜储存或烹调过久,减少流失)、硒(海产品、乳制品等)、膳食纤维(全麦面包、菠菜、青豆、梨等)。

2. **忌食食物**　高脂肪食物(肥肉、油炸食物、动物内脏、奶油等)、高饱和脂肪酸食物(动物性脂肪,如牛油、猪油、奶油等)、高反式脂肪酸食物(油炸食物、人造黄油、植物奶油等)、甜品(甜饮料、冰淇淋、巧克力、蛋糕等)、酒。

(陈　洁　李婷冶)

项目五　肝　硬　化

学习目标

1. 掌握肝硬化的膳食营养目标。
2. 掌握肝硬化膳食制定原则。
3. 熟悉肝硬化的主要临床表现、并发症。
4. 了解肝硬化的定义、分类和病因。

一、疾病概述

肝硬化是一种由不同病因长期作用于肝脏引起的慢性、进行性、弥漫性肝病的终末阶段。是在肝细胞广泛坏死的基础上产生肝脏纤维组织弥漫性增生,并形成再生结节和假小叶,导致肝小叶正常结构和血液供应遭到破坏。病变逐渐进展,晚期出现肝衰竭、门静脉高压和多种并发症,甚至死亡。在我国,肝硬化是消化系统常见病,也是后果严重的疾病,主要累及 20～50 岁男性。

主要病因为病毒性肝炎、慢性酒精性肝病,其他常见非酒精性脂肪肝、胆汁淤积、药物性肝病,以及肝脏血液循环障碍等。

肝硬化患者的症状和体征主要表现为肝功能损害和门静脉高压两方面。代偿期肝硬化患者可以没有症状和体征,当出现较为明显的症状和体征时,患者往往已经进入失代偿期。

二、膳食营养影响因素

肝硬化患者在膳食营养中要注意增加保护因素,包括:足够的热量摄入、适量的蛋白质(肝性脑病时考虑支链氨基酸)、适量的维生素和微量元素等;减少危险因素,包括:饮酒、黄曲霉素、咖啡浓茶、肝损类药物、过高脂肪和动物性蛋白质摄入等。

三、膳食营养治疗与预防

肝硬化是一种慢性消耗性疾病,营养治疗对于肝硬化患者特别是营养不良者降低病残率及死亡率有作用。代偿期肝硬化患者的饮食热量为 30 kcal/(kg·d),蛋白质 1~1.5 g/(kg·d),营养不良者摄入热量为 40~55 kcal/(kg·d),蛋白质 1~1.8 g/(kg·d);失代偿期肝硬化患者根据并发症的不同和严重程度来确定具体的热量摄入和食物类别。

(一) 膳食营养目标

肝硬化患者的膳食营养要保证足够、均衡的营养摄入,同时也要防止肝硬化相关并发症的发生。2000 年欧洲营养协会达成以下共识:①肝硬化患者处于高代谢状态,饮食中需要比正常人添加更多的蛋白质,才能维持其氮平衡;②大多数患者可以耐受正常甚至更高的蛋白质摄入,而不产生肝性脑病;③可对肝硬化患者的饮食习惯进行调整,在平常几餐的基础上,有必要晚上加餐;④对重症营养不良患者,应考虑补充氨基酸,以满足蛋白质合成的需求;⑤对少数不能耐受蛋白质从胃肠道摄入的患者,如合并肝性脑病者,可以考虑以支链氨基酸作为氮源。

(二) 膳食治疗原则

肝硬化患者营养支持应遵循代谢支持原则,在为机体提供代谢底物时尽量不增加各器官的负担,否则过度营养会加重肝脏负担。临床上营养支持的成分主要有糖、蛋白质、脂肪、电解质、维生素及其他营养素。在总热量的构成中脂肪提供 40%~50% 的热量,热氮比约为(100~120 kcal):1 g,蛋白质摄入量为 1~1.5 g/(kg·d),氮摄入量为 0.20 g/(kg·d)。肝硬化患者补充足够的糖能够减少蛋白质消耗,但是肝硬化患者存在糖代谢异常,经静脉补充过量的糖会引起血糖升高、高渗性并发症及二氧化碳升高,加重肺负担。建议每天葡萄糖供给量≤180~200 g,适当加用外源性胰岛素,糖胰岛素比为(4~6):1。脂肪乳剂可分为长链脂肪乳剂(LCT)、中链脂肪乳剂(MCT)和结构脂肪乳剂(STG)。LCT 在肝脏代谢率较低,能够影响肝功能;MCT 在体内代谢迅速,清除速率较长链乳剂快 1 倍,且无须肉毒碱携带即可直接进入线粒体进行 β 氧化,对肝功能影响较小。STG 是长链脂肪乳和中链脂肪乳相互酯交换形成一种新型脂肪乳剂,它与中链、长链脂肪乳不同,其结构上的特点决定它进入体内后能够以等速度(1:1 比例)释放入血,血浆清除率也同样优于长链脂肪酸,并能改善机体的氮平衡,最大限度地减少对肝脏的损害,其用量应限于 1 g/(kg·d),否则可导致肝脏的脂肪浸润。肝硬化时以富含支链氨基酸的氨基酸制剂作为补充蛋白质的来源,可以减轻肝脏的负担,抗分解代谢并能减轻肝性脑病,刺激肝细胞再生。维生素缺乏是肝硬化的并发症之一,其中维生素 K 是凝血因子和凝血酶原的底物,对机体的凝血功能起着非常重要的作用。因此,肝硬化患者需补充适量的维生素 K 及凝血酶原复合物来改善患者的凝血功能。生长激素能促进机体蛋白质的合成,补充外源性重组人生长激素以克服肝硬化患者生长激素的抵抗,刺激胰岛素样生长因子-1(IGF-1)的升高,促进合成代谢,抑制蛋白分解,肝硬化患者的合成功能紊乱可以通过补充 IGF-1 缓解,从而纠正营养不良状态。

(三) 食物选择

肝硬化患者饮食以清淡、易消化、营养丰富为原则,宜少食多餐并补充足量维生素,严禁饮酒。可食瘦肉、河鱼、豆制品、牛奶、豆浆、蔬菜和水果。盐和水的摄入应根据患者水及电解质情况进行调整,食管静脉曲张者应禁坚硬粗糙食物。食材需精工细作,细嚼慢咽,禁食对肝脏有毒性的食物,如饮酒、含防腐剂的食品等;禁服用损肝药物,忌食辛热刺激性食物,如辣椒、辣酱、洋葱、胡椒粉、咖啡、浓茶等,此类食品多性热属阳,进入人体后易助热生湿,加重病情,故应忌食;忌食煎炒炸食物;有腹水时应低盐限液,根据腹水的程度控制 24 h 液体入量在 800~1 500 ml 左右;如伴随低钠血症等电解质紊乱需根据病情调整饮食;合并肝性脑病发作时严格限制蛋白质摄入,在肝性脑病缓解后可先进食少量蛋白质并逐渐增加蛋白质摄入。

(四) 预防措施

肝硬化由不同病因所致,在膳食中对不同病因需采取不同的预防措施,同时要注意避免相关并发症的发生。所有肝硬化患者均需戒酒;避免服用肝损类药物;忌食油腻食物,尤其是高脂血症的患者;对于肝功能明显下降的患者要控制蛋白质的摄入,以免肝性脑病的发生;对于大量腹水的患者要注意避免过多的钠盐和水分的摄入。

(陈 洁 虞 阳)

学习效果评价·思考题

1. 消化性溃疡各期不同的饮食原则是什么?
2. 非酒精性脂肪肝的膳食营养保护因素和危险因素各有哪些?

第十七章　外科疾病营养治疗

本章重点讲述外科疾病围手术期的膳食营养支持。包括短肠综合征、肠瘘、胆囊炎和胆石症以及肾结石。主要内容包括疾病的定义、病因、分类和临床表现，疾病术后的常见并发症和临床表现，以及术后膳食营养支持要点。

项目一　围手术期

> **学习目标**
> 1. 掌握围手术期的定义。
> 2. 掌握围手术期合理膳食营养支持的目的。
> 3. 熟悉围手术期营养不良的危险因素。
> 4. 了解围手术期的膳食营养支持的原则。
> 5. 了解围手术期的膳食营养支持途径。

一、概述

围手术期是围绕手术的一个全过程，从患者决定接受手术治疗开始，到手术治疗结束直至基本康复，包含手术前、手术中及手术后的一段时间，在术前5~7天至术后7~12天。术前为了避免麻醉引起术中呕吐，患者常需禁食12~18 h；术后创伤引起的应激反应使机体对营养素的需要量增加，但机体的消化系统功能常同正常时有不同程度的损害或抑制，使营养摄入减少，因此围手术期患者易发生营养不良。

蛋白质-热能营养不良是目前外科患者最常见、最严重的营养问题，40%~60%的围手术期患者会发生营养不良，可导致不良的临床预后，包括增加并发症的发生率和死亡率增高、延长住院时间以及增加住院费用等。为手术期患者提供营养评估和合理营养支持是围手术期护理的必要组成部分。

二、营养代谢特点

> **知识链接**
>
> 持续性的营养消耗在术后并发症的发生中起到了决定性的作用,营养不良患者术后并发症的发生率是非营养不良者20倍,严重影响外科患者的术后生存率。

术后,患者处于创伤应激状态,机体会发生一系列的神经内分泌改变,激素水平的变化可使机体代谢和内环境发生显著改变。应激状态时,交感神经系统-肾上腺髓质轴和下丘脑-垂体-肾上腺皮质轴被激活,血液中儿茶酚胺、糖皮质激素等应激激素水平升高,同时伴有促肾上腺皮质激素、生长激素和胰高血糖素水平升高,机体以高代谢状态为主要特点,表现为合成代谢降低,分解代谢增强。具体如下。

(一) 蛋白质和氨基酸

术后早期开始,骨骼肌大量被分解,释放出大量的氨基酸。一部分输送到肝脏用于糖异生。另外,支链氨基酸(BCAA)可直接被肌肉组织摄取氧化供能。同时,肝脏尿素合成增加,血中尿素水平增高,尿中排出大量的尿素氮,形成明显的负氮平衡,每天排出尿氮可达15~20 g,相当于450~600 g的肌肉组织。

(二) 碳水化合物

1. **高血糖**　术后患者通常会发生胰岛素抵抗,是指机体对一定浓度胰岛素的生物反应低于正常,机体对胰岛素的敏感性及反应性下降,表现在对糖、脂肪、蛋白质、水电解质及交感神经等所有生物效应的抵抗,最突出的是在糖代谢调节方面,表现为高血糖,曾称为"应激性糖尿病"。同时,术后肝脏糖原异生路径异常活跃,加重高血糖状况。

2. **糖无氧酵解**　丙酮酸不能进入三羧酸循环,血中乳酸和丙酮酸同步升高,患者高度依赖葡萄糖无氧代谢供能,生成的乳酸则由肝脏重新摄取再生成葡萄糖,但这个过程需要消耗能量,从而机体表现为高代谢。

3. **脂类**　创伤后脂肪成为重要的能源,外科应激患者脂肪分解显著增加,血浆中游离脂肪酸和三酰甘油明显升高。正常机体主要氧化游离脂肪酸供能,而外科应激患者主要氧化三酰甘油供能。

三、膳食营养支持

近年来,围手术期膳食营养支持受到越来越多的关注。为围手术期患者进行膳食营养支持并不是单纯地提供营养,更重要的是使细胞获得所需的营养底物,进行正常或近似正常的代谢,以维持其基本功能,从而保持或改善组织、器官的功能及结构,改善包括免疫功能在内的各种生理功能,达有康复的目的。

(一) 围手术期膳食营养支持的指证

围手术期中,部分患者需要在手术前开始营养支持,其中有些需延续至手术后;也有些是术前无须营养支持,而术后因不能经口进食的时间长而需要营养支持;或因术后发生了并发症,营养的需要量加大,需增加营养的供给量。因此,围手术期营养状况的评估和营养状况的监测是决定围手术期何时给予膳食营养支持和给予何种营养支持的重要参数。

术前膳食营养支持的适应证:①严重营养不良者;②需进行大手术的营养不良患者;③不能正常进食或营养摄入不足,并估计时间在1周以上的胃肠疾病患者;④高分解、高代谢状态,如大面积烧伤、严重创伤、严重感者。术前的营养支持应持续7~10天,更短时间的营养支持则难以达到预期效果。

术后膳食营养支持指征包括:①术前营养支持患者,术后继续营养支持;②严重营养不良而术前未进行营养支持者,术后应进行营养支持;③手术后估计>1周不能进食的患者;④术后出现严重并发症的患者使代谢需要量增加和禁食时间延长,需进行营养支持。严重营养不良,尤其是严重创伤等应激状态的危重患者往往不能耐受长时间营养缺乏,应该及早进行营养支持。

(二) 围手术期膳食营养支持的途径

临床上,围手术期膳食营养支持的常用方法有肠外营养和肠内营养。肠外营养是指通过静脉途径为患者提供完全和充足的营养物质。肠内营养是指经口或鼻胃肠管及造瘘管提供营养物质至胃肠内。随着对胃肠道功能认识的深入和肠内营养制剂的发展,肠内营养在增强肠黏膜屏障功能,减少内毒素和细菌易位,预防肠源性感染等方面具有重要意义。其在围手术期患者营养支持中应用比列逐年增加。围手术期患者,无论是术前或是术后均应首先考虑肠内营养,如果患者无肠内营养支持途径或对肠内营养不耐受时则考虑肠外营养。在术后患者中,与肠外营养相比,肠内营养可以降低患者术后感染率、发症发生率和缩短并发症持续时间。但术后早期肠内营养对患者术后肺活量和活动有一定影响。因此,在非严重营养不良的患者中,不常规应用早期肠内营养。

(三) 围手术期膳食营养支持的补充量

> **知识链接**
>
> 我国于2019年推出加速康复外科(enhanced recovery after surgery,ERAS)专家共识。指出围手术期营养管理应贯穿ERAS临床实施路径,包括术前营养、血糖控制、液体治疗、术后饮食等措施。具体为:①手术前夜禁食,当天早晨自饮12.5%葡萄糖液800ml,术前2~3h饮400ml,术中根据手术种类和术后处理方案(化疗、长时间肠内营养支持)考虑是否置空肠造口;②术后6h开始进饮料(不含牛奶),无需等待肠蠕动,术后第1天予流质或肠内营养(1/4~1/3量),术后第3~5天根据患者耐受情况逐渐增加至全量,术后第6天若患者仍不能口服全量饮食,予肠外营养支持。

膳食营养支持的补充量是指营养支持时提供的总能量，包括碳水化合物、脂肪、蛋白质三大营养物质的供能量以及比例。一般推荐的能量供给量是 104.65～125.58 kJ/[kg（理想体重）·d]。但应用中仍需要根据病情和个体特点给予调整，并监测代谢和器官功能保证治疗效果及安全性。碳水化合物和脂肪是非蛋白质热量的主要来源，按比例双能源供给[糖脂比为(70%～60%)∶(30%～40%)]是合理的选择，以避免葡萄糖超负荷及必需脂肪酸缺乏，脂肪供给量一般为 1.0～1.5 g/(kg·d)[老年 0.8～1.0 g/(kg·d)]。蛋白质供给量一般是 1.2～1.5 g/(kg·d)，严重创伤、腹泻和消化液额外丢失者，接受肾脏替代治疗及恢复期患者应适当增加[2 g/(kg·d)或更高]，BMI 为 28～40 的肥胖患者应达到 2 g/[kg(理想体重)·d]。

项目二　胃肠道术后

学习目标

1. 掌握胃肠道术后的常见并发症和临床表现。
2. 掌握胃部术后膳食营养支持要点。
3. 掌握肠道术后膳食营养支持要点。

一、并发症的临床表现

1. **出血**　胃大部分切除后，可有少许暗红色或咖啡色液体自胃管流出，一般 24 h≤300 ml，且颜色逐渐变浅。若术后短期内不断从胃管流出新鲜血液，甚至出现呕血或黑便，则为术后出血。术后 24 h 内的出血多为术中止血不确切所致；术后 4～6 天发生的出血，常为吻合口痂脱落所致；术后 10～20 天出血则与吻合口缝线处感染、腐蚀血管有关。

2. **十二指肠残端破裂**　多发生在术后 3 天，表现为突发性上腹剧痛、发热和腹膜刺激征。

3. **胃肠吻合口破裂或瘘**　多发生在术后 3～7 天，表现为体温升高，上腹部疼痛和腹膜刺激征，胃管引流量减少而腹腔引流管的引流量突然增加，引流管周围纱布可被胆汁浸湿。

4. **残胃蠕动无力或称胃排空障碍**　常发生在术后 7～10 天，患者在改为半流质或进食不易消化的食物后发生上腹饱胀、钝痛和呕吐，呕吐物含食物和胆汁。

5. **术后梗阻**　主要表现为呕吐、饱胀和腹痛。

6. **碱性反流性食管炎**　顽固的上腹或胸骨后灼烧感，呕吐物为胆汁样，且呕吐后疼痛不减轻，常伴有体重减轻或贫血。

7. **倾倒综合征** 早期倾倒综合征表现为心悸、心动过速、出汗、全身无力、面色苍白和头晕等循环系统症状和腹部绞痛、恶心呕吐和腹泻等胃肠道症状。晚期倾倒综合征表现为头晕、心慌、出冷汗等、脉搏细弱甚至虚脱等低血糖症状。

8. **营养性合并症** 主要表现为体重减轻、贫血和骨病等，与胃大部切除后摄入减少、吸收不良等有关。

9. **吻合口溃疡** 多发生在术后 2 年内，表现为溃疡症状重现，且失去原有的节律性，极易发生消化道出血、穿孔。

10. **残胃癌** 多发生在术后 15～25 年，表现为上腹疼痛不适、进食后饱胀、消瘦、贫血。

11. **胃潴留** 常见于选择性和非选择性迷走神经干切断术后，表现为胃管拔出后出现上腹不适、饱胀、呕吐含胆汁内容物。

12. **胃小弯坏死穿孔** 突发上腹部剧烈疼痛和急性弥漫性腹膜炎。

13. **腹泻**

14. **吞咽困难** 有些患者术后早期下咽固体食物后出现胸骨疼痛。

二、术后的膳食营养支持

胃肠道术后的营养支持，应根据患者术前的营养状况和术后胃肠功能恢复情况而定。术前无营养不良或术后 5 天内能恢复口服营养的患者，无须以供给营养为目的提供肠外营养或肠内营养，尤其是肠外营养。若机体在术后短期内分解代谢仍处于高亢的状态，此时供给营养将加重代谢紊乱。术后早期胃肠功能尚可时，应在术后 24～48 h 给予肠内营养。

（一）胃部术后膳食营养支持

1. **肠外营养** 术后早期及时通过肠外营养给予营养支持，补充所需水分、电解质和营养素，必要时输入血清或全血，以改善营养状况，促进伤口愈合。

2. **早期肠内营养** 术后患者肠道功能恢复后，应尽早给予肠内营养支持，对改善患者的全身营养状况、维护肠道屏障结构和功能、促进肠道功能早期恢复、增加机体免疫和促进吻合口愈合等均有益处。

3. **膳食营养** 术后胃管拔出后，当天可给予少量饮水或米汤；第二天进食半量流质，每天 50～80 ml；第三天，进食全量流质，每次 100～150 ml，以米汤、蛋汤、藕粉等为主；若无腹痛、腹胀等不适，第四天可进食半流质，如稀饭；第 10～14 天可进食软食。少食产气食物，忌食生、冷、硬和刺激性食物，注意少量多餐。

（二）肠道术后膳食营养支持

1. **非造口患者** 术后早期进食，行胃肠减压，经肠外营养补充水、电解质和营养素。48～72 h 肛门排气，拔出胃管后，进行少许温开水。若无腹胀、恶心、呕吐等不良反应，可进流质。1 周后，可进少渣半流质；2 周后，可进少渣普食。注意补充高热量、高蛋白、低脂、含维生素丰富的食物。

2. **造口患者** 进易消化的食物，防止因饮食不洁引起食物中毒或细菌感染等导致电解质紊乱。调节膳食结构，少食产气食物。以高热量、高蛋白、含维生素丰富的少渣食物为主,保证大便成形。避免食用容易导致便秘的食物。

项目三 短肠综合征

> **学习目标**
> 1. 掌握短肠综合征的定义和临床表现。
> 2. 掌握短肠综合征的膳食原则。
> 3. 了解短肠综合征的病因和分类。
> 4. 了解短肠综合征对营养素吸收的影响。

一、疾病概述

短肠综合征是指因小肠广泛切除或各种原因导致小肠吸收面积不足,进而引起消化、吸收功能不良的临床综合征。该病病死率很高,造成患者死亡的主要原因是原发病本身(如广泛的血管病变或肿瘤)、肠道吸收功能障碍等导致的营养不良和肠外营养及其并发症所造成的感染和肝肾功能损害等。

(一)病因

1. 成年人 多因肠系膜血管栓塞或血栓形成、克罗恩病(广泛性局限性肠炎)、广泛性放射性肠炎、小肠恶性肿瘤、广泛腹部损伤、多处肠瘘、肠扭转、绞窄性腹内疝、腹膜后恶性肿瘤、医源性损伤等损伤小肠的功能或结构。

2. 婴幼儿 多由于坏死性肠炎、小肠扭转、先天性小肠闭塞等导致大量肠管切除。

(二)临床表现

短肠综合征的主要临床表现为腹泻、营养障碍、手足抽搐等。严重者可引较重的水、电解质紊乱,酸碱失衡,休克或长期热量不足,营养障碍,最终消耗致死。临床经过主要分为3期,即急性期(失代偿期)、代偿期、维持期(代偿后期)。

1. 急性期 持续1~2个月,以严重的腹泻为特点。因肠道不能适应小肠吸收面积骤然减少,每天腹泻量可达5~10 L,易引起水、电解质紊乱及酸碱失衡等。

2. 代偿期 从术后2个月左右开始,需1~2年,是肠外营养过渡到胃肠内营养的阶段。

3. 维持期 指手术2年以后,小肠的适应已基本形成。

二、短肠综合征对营养素吸收的影响

(一)碳水化合物

小肠广泛切除后,由于吸收面积减少和残存小肠的双糖酶活性降低,而对碳水化合

物的吸收减少；单糖主动转运吸收也因细胞数量减少以及胃酸分泌过多致使肠内容物酸化，使葡萄糖的吸收率下降。

（二）蛋白质

正常情况下，当食糜到达回肠时，氨基酸已完全被吸收。小肠广泛切除后，蛋白质吸收不良的程度与小肠切除的长度呈正比。术后小肠仅存 18 cm 的患者，进食蛋白质丢失高达 75%。

（三）脂肪

脂肪的吸收障碍比碳水化合物和蛋白质更加严重，其吸收不良的主要原因除吸收面积减少和肠内容物通过小肠时间明显缩短外，还与胆酸盐缺乏所致的脂肪消化不良有关。当小肠缺乏胆盐时，不能使脂肪酸和甘油形成微胶粒，引起脂肪吸收不良，出现脂肪泻并伴有脂溶性维生素（维生素 A、维生素 D、维生素 E、维生素 K）以及钙的吸收障碍。胆盐在加强胰腺脂肪酶的水解作用和促进脂肪酸在肠黏膜细胞中的再酯化作用，也因胆盐的缺乏而削弱。另外，回肠也是主动转运维生素 B_{12} 的主要场所，故回肠切除过多可导致维生素 B_{12} 的缺乏。

三、膳食营养支持

短肠综合征膳食营养治疗原则是高碳水化合物、高蛋白、低脂、少渣及少量多餐。目前肠外营养及肠内营养是短肠综合征主要的支持治疗方法。在不同的临床分期，短肠综合征治疗的侧重点不同。

（一）急性期

早期患者基本禁食，补充水分，保证足够的血容量。水分补充包括已损失量及日需要量，同时纠正电解质失衡。其次给予肠外营养支持，以供给足够热能和营养素，建立正氮平衡并阻止体重下降。营养液中应补充各种维生素与微量元素，以及铁、钙、镁等阳离子。末端回肠切除患者应注意补充维生素 B_{12} 和脂溶性维生素。另外，积极应用抑制胃肠道分泌及蠕动的药物以控制腹泻，待腹泻好转，每天腹泻量＜2 L 后开始进食。如果患者不能经口进食，可以通过管饲给予肠内营养。最初阶段可应用要素或半要素饮食，主要含有的蔗糖、葡萄糖等形式存在的碳水化合物，易消化的蛋白质或游离氨基酸、短肽，维生素和微量元素等。这些配方尚含低量脂肪，以提供机体脂肪酸需要的最小量。要素饮食含有的谷胺酰胺是小肠的主要能源，在诱导小肠适应改变中有极重要的作用。营养液应配成等渗溶液，减轻腹泻并有利于吸收。定期监测血糖、电解质和氮平衡，及时调整肠外营养，稳定内环境。

（二）代偿期

在积极控制腹泻的同时，逐步增加饮食量，减少肠外营养的用量。在患者能够耐受的情况下逐渐将热量、蛋白质、必需脂肪酸、维生素、电解质、微量元素与液体量由肠内供给，营养与液体量不足的部分仍需从肠外营养中加以补充。某些维生素与矿物质可改用肌内注射。口服饮食必需根据剩余小肠与结肠的长度、部位与活力情况加以调整使之个体化。食物中脂肪含量控制＜25 g/d，脂肪过多会导致腹泻，引起某些微量元素，如钙、锌、镁等的丢失和高草酸盐尿症。大多数短肠综合征患者有明显乳糖吸收不良，对含乳糖食物耐受能力较差，应限制高乳糖饮食的摄入。增加食物中膳食纤维的含量，可延长胃排空，增加小肠的传输时间。某些纤维可与胆盐结合而有明显保留水分作用，对于腹泻有较好的治疗效果。另外，膳食纤维经细菌发酵后产生的断链脂肪酸，可刺激小肠、结肠黏膜细胞的增生。短肠综合征患者易发生肠源性高草酸尿症和草酸钙性肾结石，需限制高草酸食物的摄入，如巧克力、可乐饮料、茶、胡萝卜、芹菜、菠萝、胡椒、坚果、无花果、草莓等。限制食物中的脂肪含量可减少草酸的吸收，增加食物或辅食中钙的摄入可促进在肠腔内不溶性草酸钙的形成，使草酸从大便排出，减少草酸的吸收。以高碳水化合物饮食为主，热量供给 55%～60% 来自碳水化合物，20%～25% 来自脂肪，20% 来自蛋白质。定期监测体重变化、白蛋白等生化指标来评价营养状况，指导治疗方案。

(三) 维持期

术后 2 年左右大部分患者剩余小肠的代偿功能达到 90%～95%，能从肠道获得足够的营养，经口摄食能满足一般生活热量及营养素的供给，但对一些微量物质的吸收仍有障碍。切除回肠＞90 cm，剩余的空肠不能适应性地增加对维生素 B_{12} 的吸收，需肌内注射维生素 B_{12} 100 ug/d 或每 3 个月 1 000 μg。对于钙缺乏者，应鼓励补充钙 1 000～1 500 mg/d。镁缺乏可用口服替代治疗，如葡萄糖酸镁，但应注意含镁制剂的致泻作用。铁缺乏时口服铁剂常会加重胃肠道症状，可从肌内注射或静脉注射补充铁以维持血中血红蛋白的稳定。少部分患者小肠达到代偿极限后，仅靠经口进食仍然不能满足机体对营养素的需求，需依赖肠外营养补足营养需求。

项目四　肠　　瘘

学习目标

1. 掌握肠瘘的定义和临床表现。
2. 掌握肠瘘的膳食原则。
3. 了解肠瘘发生的病因和分类。
4. 了解肠瘘对营养素吸收的影响。

一、疾病概述

肠瘘是指肠管之间、肠管与其他脏器或者体外出现病理性通道，造成肠内容物流出肠腔，引起感染、体液丢失、营养不良和器官功能障碍等一系列病理生理改变。肠瘘是腹部外科常见而严重的并发症,病程长、病死率高,55%～90%肠瘘患者合并营养不良。营养状态的急剧恶化成为近半数肠瘘患者的直接死因。因此,营养支持是肠瘘治疗及护理措施中最重要的组成部分。

肠瘘的临床表现比较复杂,其病情轻重受多种因素影响,包括肠瘘的类型、原因、患者身体状况,以及肠瘘发生的不同阶段等。肠间内瘘可无明显症状和生理紊乱。肠外瘘早期一般表现为局限性或弥漫性腹膜炎症状,患者可出现发热、腹胀、腹痛、局部腹壁压痛反跳痛等。

患者一般出现食欲缺乏、思想负担重、饮食不佳等非特异性症状。大量肠液丢失,可出现低钠、低钾等电解质失衡,营养物质吸收少,能量消耗增加,血清白蛋白下降,水肿,营养不良。

二、肠瘘对营养素吸收的影响

肠瘘的临床特征决定了其对机体具有广泛的影响,不仅仅是局部的变化。患者通常处于高代谢状态,能量消耗增加,营养素大量丢失,还存在胰岛素抵抗等病理情况。其营养代谢特点表现为以下几方面。

1. 水、电解质代谢紊乱 胃肠道的内分泌液每天约 8 L,含有大量的电解质。在正常情况下绝大部分被再吸收,肠瘘会造成水、电解质不同程度的丢失,引起水、电解质紊乱,血容量下降,酸中毒等。严重者可出现周围循环衰竭、肾衰竭等,如不及时进行有效的补充可危及生命。

2. 消化酶大量丢失 肠液的丢失会造成各种消化酶的损失,引起消化吸收障碍,出现营养不良、体重下降、肌肉和内脏器官萎缩。

3. 营养物质摄入不足 肠瘘使消化道内的食物未经充分消化和吸收就流失到体外,机体对各种营养素的摄取均达不到生理需要量,引起蛋白质-能量营养不良、贫血、各种维生素,以及镁、钙、锌等矿物质缺乏等。

三、膳食营养支持

膳食营养支持的主要目的是改善营养状况和适当的胃肠功能休息。有效的营养支持不仅使患者营养状况改善,促进合成代谢,而且增强机体免疫力,使感染易于控制,提高肠瘘的治愈率。肠瘘的营养支持,早期应以肠外营养为主,有利于病情改善。但长期行全肠外营养治疗可引起肠道黏膜萎缩及肠道屏障功能受损,导致肠内细菌易位。因此,一旦病情稳定,应尽早给予肠内营养或者同时采用肠内营养和肠外营养支持。

(一) 全肠外营养支持

肠瘘初期,营养支持方式首选肠外营养或以肠外营养为主。优点如下。

(1) 补充水、电解质比较方便。

(2) 营养素全部从静脉输入,胃肠液的分泌量明显减少,经瘘口溢出的肠液量也随之减少。

(3) 由于营养素可经肠外补充,肠道可以得到适当休息,也可不急于手术恢复肠道连续性。

(4) 部分肠瘘经过肠外营养,溢出的肠液减少,感染控制,营养改善而可以自愈。

(5) 围手术期应用肠外营养可提高手术成功率。

(二) 肠内营养支持

实施肠内营养的先决条件是肠道功能基本恢复及证实瘘口远端肠道无梗阻。最主要困难是肠内营养输入途径的建立,应用鼻胃管进行肠道内营养时需采用适当措施暂时堵住肠外瘘的瘘口;十二指肠瘘可在胃镜辅助下将胃肠管放置至瘘口的远端。还可通过手术行瘘口远端空肠造口术。

肠内营养应选择合适的制剂,若存在短肠或存在肠道功能欠佳,宜选用含氨基酸或短肽要素膳,便于营养吸收;若肠道功能正常,宜选用含蛋白水解物或整个蛋白的制剂。输入液应在 40℃ 左右,可减少腹胀、腹泻发生。匀速输入逐渐加量,最初 50 ml/h,1 天后可加至 70~80 ml/h。

(三) 特殊营养物质

生长抑素能减少消化液的分泌,与全肠外营养合用可使 24 h 排出量由 2 000 ml 减至 200 ml,从而促进瘘自愈。生长激素具有促进创面和伤口的愈合,促进肠外瘘患者蛋白质的合成,促进肠吻合口愈合及维护黏膜屏障作用,从而可逆转肠外瘘患者因手术感染等而处于蛋白质合成受抑制和过度炎性反应的状态。

项目五　胆囊炎与胆石症

> **学习目标**
> 1. 掌握胆囊炎和胆石症的定义和临床表现。
> 2. 掌握胆囊炎与胆石症患者的膳食营养治疗与预防。
> 3. 熟悉胆囊炎与胆石症患者膳食营养中保护因素和危险因素。
> 4. 了解胆囊炎和胆石症的病因和分类。

一、胆囊炎概述

胆囊炎是指胆囊壁受到细菌侵袭而发生的炎症反应,可分为急性胆囊炎、慢性胆囊炎、急性梗阻性化脓性胆管炎 3 种类型。

二、胆石症概述

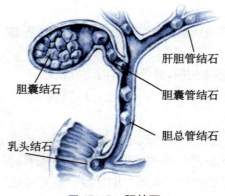

图 17-2 胆结石

胆石症包括发生在胆囊和胆管内的结石,是胆道系统常见病和多发病。在我国,胆石症的患病率为 0.9%~10.1%,平均 5.6%;女性和男性的发病比例为 2.57∶1。随着生活水平的提高、饮食习惯的改变及卫生条件的改善,我国胆石症已由以胆管的胆色素结石为主转变为胆囊的胆固醇结石为主(图 17-2)。

(一) 胆石症的分类

1. 按结石化学成分分类

(1) 胆固醇结石:以胆固醇为主要成分,外观呈白黄、灰黄,或黄色,质硬,单发或多发,形状和大小不一,呈多面体、圆形或椭圆形,表面多光滑,剖面呈放射状排列的条纹,X 线检查多不显影。

(2) 胆色素结石:以胆色素为主要成分,形状及大小不一,呈粒状、长条状或铸管形,一般为多发。

(3) 混合型结石:由胆红素、胆固醇、钙盐等多种成分混合而成。根据所含成分比例的不同,呈现不同的形状、颜色和剖面结构。

2. 按结石所在部位分类 胆石症按结石所在部位可分为胆囊结石和胆管结石,胆管结石又可分为肝外胆管结石和肝内胆管结石。胆囊结石是指发生在胆囊内的结石,主要为胆固醇结石或以胆固醇为主的混合型结石,常与急性胆囊炎并存,为常见病和多发病。主要见于成年人,40 岁以后发病率随年龄增长呈增高趋势,以女性为多见。

(二) 胆石症的临床表现

1. 胆囊结石

(1) 症状

1) 胆绞痛:是胆囊结石的典型症状,表现为右上腹或上腹部阵发性疼痛,或持续性疼痛阵发性加剧,可向右肩胛部或背部放射。常发生于饱餐、进食油腻食物或睡眠中体位改变时。

2) 上腹隐痛:多数患者仅在进食油腻食物、工作紧张或疲劳时感觉上腹部或右上腹隐痛,或有饱胀不适、嗳气、呃逆等,常被误认为是"胃病"。

(2) 体征

1) 腹部体征:有时可在右上腹触及肿大的胆囊。若合并感染,右上腹可有明显压痛、反跳痛和肌紧张。

2) 黄疸:多见于胆囊炎症反复发作合并 Mirizzi 综合征的患者。

2. 肝外胆管结石 肝外胆管结石按发生原因不同可分为原发性结石和继发性结石。原发性结石与胆汁淤滞、胆道感染、胆道异物、胆管解剖变异等因素有关;继发性结石是胆囊结石或肝内胆管结石排入胆总管内引起。平时无症状或仅有上腹不适,当结石阻塞胆道并继发感染时,可表现为典型的 Charcot"三联症",即腹痛、寒战高热及黄疸。

(1) 腹痛:发生在剑突下或右上腹,呈阵发性绞痛或持续性疼痛阵发性加重,可向右肩背部放射,常伴恶心、呕吐。

(2) 寒战高热:胆管梗阻并继发感染后引起全身中毒症状,体温持续高达 39~40℃,成弛张热。

(3) 黄疸:胆管梗阻后胆红素逆流入血所致。

3. 肝内胆管结石　肝内胆管结石主要与胆道感染、胆道寄生虫、营养不良等有关,由于胆管解剖位置的原因,左侧结石比右侧多见。无明显体征,可多年无症状或仅有上腹部和胸背部胀痛不适。

三、膳食营养影响因素

(一) 保护因素

(1) 在静止期,充足的蛋白质可促进肝功能的恢复和胆汁分泌,补偿蛋白质的消耗,维持氮平衡,提高免疫功能。

(2) 新鲜五谷杂粮制作的各类主食,如酵母发酵的各种面食、各种粥品,可以增加糖原的储备,减少蛋白质食物转化成的能量,保护肝功能。

(3) 富含微量营养素、维生素及膳食纤维的食物,可刺激胆汁的分泌,防结石形成并可降脂、降胆固醇,减少脂质肝胆循环,刺激肠蠕动,防便秘等。

(二) 危险因素

(1) 胆固醇高的食物应相对少吃,以减轻高胆固醇代谢障碍引发胆结石的形成。

(2) 高脂肪可刺激胆囊的收缩,为了避免高脂肪食物刺激胆囊收缩引起的疼痛,患病期间应严格限制脂肪的摄入。

四、膳食营养治疗

(一) 膳食营养目标

保护肝功能,促进胆汁正常分泌与排出,减轻或缓解患者临床症状,提高治疗康复效果。

(二) 膳食治疗原则

(1) 急性发作期应禁食,通过静脉营养进行营养支持疗法,保持水、电解质平衡。

(2) 缓解后可采用低脂、高碳水化合物的流质或半流质清淡膳食,如米汤、藕粉、清汤薄面片、果汁、蔬菜汁。

(3) 必要时可采用肠内营养制剂,由少量开始补充。

(4) 恢复期采用低脂、低胆固醇、高纤维适量蛋白质,充足碳水化合物的热量,平衡治疗膳食。

(5) 少量多餐,定时定量,严禁暴饮暴食。

(6) 戒烟酒,可防胆囊括约肌痉挛造成结石移位而加重病情。

(7) 大量饮用水或果蔬汁。

(三) 食物选择

1. 宜食食物

(1) 高蛋白、低脂、低胆固醇饮食：鱼、虾、瘦畜肉、禽肉、兔肉、坚果、大豆制品、蛋类、低脂乳品、益生菌酸奶等。

(2) 高碳水化合物食物：新鲜五谷杂粮制作的各类主食，如酵母发酵的各种面食、各种粥品，尤其是易于消化的食疗药膳制作的山药粥、桂圆莲子粥、荷叶冬瓜皮菜粥、薏苡仁糯米粥；半流质的龙须面、面片、馄饨，也可吃水饺、包子等主食。

(3) 微量营养素、维生素及高膳食纤维的食物：应季的各种蔬菜、水果、菌类，不同色彩、不同种类的蔬果尽量多吃一些，如绿叶菜、各种甘蓝菜、胡萝卜、冬瓜、莴苣、牛蒡、薯类、竹笋、蘑菇、海带及芽菜类等。

2. 忌食食物

(1) 高胆固醇的食物：动物内脏、蟹黄及其他蛋类等高胆固醇的食物。
(2) 高脂肪食物：肥肉等。

项目六　肾　结　石

学习目标

1. 掌握膳食营养治疗原则。
2. 熟悉膳食营养中保护因素、危险因素。
3. 熟悉其食物的选择及疾病的预防措施。
4. 了解疾病定义、病因、分类、主要临床表现。

一、疾病概述

肾结石是最常见的尿路疾病之一。尿中的化学物质析出形成结晶并黏合在一起，生成一种坚硬的物质附着于肾脏的内表面即为肾结石。肾结石是不同化学物质的结合产物，可以从砂粒大小到高尔夫球大小。当结石处于结晶水平时，可以通过尿道排出体外而长期不被觉察。

(一) 病因

1. 流行病学因素　包括年龄、性别、职业、饮食成分和结构、水分摄入、气候、代谢和遗传因素等。男女患病率比约为 3∶1，好发年龄在 20~40 岁。某些人群中，如高温作业者、飞行员、海员、外科医生等发病率相对较高。饮食中动物蛋白摄入过多、精制糖摄入过多、纤维摄入过少者发病率高。

2. 尿液因素

(1) 尿液中形成结石的物质增加：尿液中钙、草酸、尿酸含量增加。如长期卧床使骨质脱钙；甲状旁腺功能亢进使尿钙增加，痛风、使用抗结核药物和抗肿瘤药物者尿液中尿酸增加；服用维生素过多。

(2) 尿液 pH：磷酸钙及磷酸镁铵结石易在碱性尿液中形成，尿酸结石和胱氨酸结石也在酸性尿液中形成。

(3) 尿液浓缩：尿量减少至尿液浓缩时，尿中盐类和无机盐浓度相对增高。

(4) 抑制晶体形成的物质不足：尿液中枸橼酸、焦磷盐酸、酸性黏多糖、肾钙素等可抑制经体形成和聚集，这些物质减少可促使结石形成。

3. 泌尿系统局部因素

(1) 尿液瘀滞：由于机械性因素导致的尿路梗阻、尿动力学改变、肾下垂等因素均可导致尿液瘀滞，促使结石形成。

(2) 尿路感染：泌尿系统感染时，细菌、坏死物质、脓块等均可形成结石的核心，尤其和磷酸镁铵和硫酸钙结石形成有关。

(二) 分类

临床上通常把肾结石分为四大类：含钙结石、感染性结石、尿酸结石和胱氨酸结石。80%左右的肾结石为含钙结石，其中主要为草酸钙、磷酸钙。感染性结石约占10%，主要成分为磷酸镁铵。尿酸结石约占10%，近年来尿酸结石的发生率有逐步升高趋势。胱氨酸结石只占全部结石的1%。此外，还有一部分为药物性结石、基质结石等。大部分结石含有不止一种成分，多为混合性结石。

(三) 临床表现

肾结石的典型临床表现为结石在泌尿道内移动引起绞痛及间断性腹痛及腰痛。疼痛常伴有血尿、恶心或呕吐；也可有发热及寒战。但肾盂结石可无临床症状。

1. 疼痛　肾结石引起的疼痛有钝痛和绞痛两种。肾绞痛是肾结石的典型症状，通常在运动后或夜间变换体位后突然发生一侧腰背部剧烈疼痛，似"刀割样"，伴恶心呕吐、面色苍白、辗转不宁、呻吟不已。

2. 发热　肾结石堵塞尿道时，可诱发泌尿系统细菌感染，导致发热。严重时可导致败血症，危及生命。

3. 血尿　约80%的结石患者可出现血尿，其中只有少部分患者为肉眼血尿，大部分需通过尿液检查才能发现。

4. 肾积水　结石堵塞肾盂、输尿管，尿液排出不畅，造成肾积水。部分肾积水患者可无任何症状。长期肾积水则会造成患侧肾功能受损，双侧肾积水严重者可能导致尿毒症。

5. 肾周积液　严重肾积水者可同时伴肾周积液。

二、膳食营养治疗与预防

(一) 膳食营养目标

肾结石的病因极为复杂,合适的膳食行为是防治肾结石最为简单和重要的措施。通过合理调整饮食可达到避免结石形成、延缓结石增长速度、防止结石复发的目的。

(二) 膳食治疗原则

改变生活方式是预防肾结石最简单和最为重要的方法。结石患者应根据结石类型选择防石饮食。肾结石患者应合理膳食,饮食应多样化,以清淡、低蛋白、低脂肪饮食为主。

(三) 食物选择

1. 宜食食物

(1) 有肾结石高危因素者大量饮水,每天至少饮用 1 000 ml 净水以保证产生 2 000 ml/d 尿液。

(2) 尿酸结石者:宜多吃碱性食物,如牛奶、水果,柑橘类水果富含柠檬酸氢钾盐,对溶解和预防尿酸结石都有作用。

(3) 磷酸盐结石者:可采用低磷饮食,宜多吃酸性食物,如肉、蛋、鱼,以及特定水果、蔬菜,如葡萄、芦笋、南瓜、番茄、干梅等。

2. 忌食食物

(1) 钙性肾结石者:不能食用乳制品及其他含钙多的食物,避免服用含有维生素 D 和一些以钙作为基质的抗酸剂。

(2) 尿酸结石者:应采用低嘌呤饮食,少吃动物内脏和鱼、虾等富含嘌呤的高蛋白食物。

(3) 胱氨酸结石者:应采用低氮氨酸饮食,限制高蛋白饮食。

(4) 尿液过酸者:少吃肉、鱼和家禽等。

(5) 草酸钙盐结石者:不吃或少吃含草酸盐多的食物和饮料,如甜菜、巧克力、咖啡、可乐、各种坚果、菠菜、草莓、茶和麦麸等。

(四) 预防措施

1. 低蛋白饮食 少吃含蛋白质高的食物,尤其是动物蛋白,每天蛋白质的摄入量应在保持在 40~80 g。我国成年人蛋白质推荐摄入量为 1.16[g/(kg·d)]。

2. 适当摄入糖 高糖饮食可通过提高尿钙的排泄而增加尿路结石的风险。糖摄入越多,形成结石的危险性就越高。

3. 限制脂肪摄入 脂肪会减少肠道中可结合钙含量,因此引起草酸盐吸收增多。一旦出现排泄功能故障,如出汗多、喝水少、尿量少,则肾结石的发生风险大大提高。

4. 控制钙摄入 钙摄入过量可增加肾结石的危险,>80%的肾结石是由钙或含钙物质形成的。因此,肾结石患者应少吃高钙食品。

5. 低草酸盐饮食 约60%的结石属于草酸钙结石,草酸积存过多是导致肾尿结石的因素之一。菠菜、豆类、葡萄、可可、茶叶、橘子、番茄、土豆、李子、竹笋等含草酸较高，结石者及结石高危者应减少摄入。

6. 适当摄入维生素D　过量使用维生素D可导致$1,25-(DH)_2D_3$过量合成，从而使肠道吸收大量钙，发生肾钙化、肾结石。

7. 限制嘌呤摄入　少吃产生嘌呤的食物，避免摄入过量的肉类及脂肪。嘌呤代谢的最终产物是尿酸，尿酸可促使尿中草酸盐沉淀，诱发草酸盐结石。

8. 多饮水　增加饮水量，使尿液排泄增多，以达到稀释尿液，避免结晶析出和冲刷尿道，促进排石的目的。饮水以白开水、纯净水、矿泉水为主，避免饮用浓茶。

9. 多运动　肾结石的发生和复发与不良生活方式密切相关，多发于久坐者和肥胖者。患结石者可选择跳绳等运动，促进结石的排出。

（白姣姣）

学习效果评价・思考题

1. 胃部手术后膳食营养支持要点是什么？
2. 简述慢性胆结石患者膳食营养目标及膳食制定的原则。

第十八章　医院膳食

本章重点

医院膳食可分为基本膳食、常规治疗膳食、特殊治疗膳食、诊断膳食等。其中,基本膳食中的普通饭、半流质,常规治疗膳食中的低脂、低盐以及高纤维、少渣膳食,以及特殊治疗膳食中的糖尿病、麦淀粉、低嘌呤等膳食等的适用对象、膳食原则、食物宜忌和食谱举例尤为重要。

项目一　基 本 膳 食

学习目标

1. 掌握各种基本膳食的膳食原则和食物宜忌。
2. 熟悉基本膳食的种类和每种基本膳食的适用对象。

一、普通饭

简称普食,是医院膳食的基础,有50%以上的住院患者采用此类膳食,大多数治疗膳食都是在此类膳食基础上演变而来的。每天供应早、午、晚3餐,每餐间隔4~6 h。

（一）适用对象

体温正常者,咀嚼和吞咽功能正常者,消化功能正常患者、恢复期患者。

（二）膳食原则和要求

（1）膳食配制应以均衡营养和接近正常膳食为原则。

（2）每天提供的能量、蛋白质和其他主要营养素应达到或者接近我国成年人轻体力活动的参考摄入量。蛋白质65~90 g,总能量为2 100~2 400 kcal。

（3）每天供给的食物中应包括谷类、蔬菜、鱼肉、奶蛋类、禽肉、畜肉类、豆类及适量的脂肪和少量调味品。每天的蔬菜≥300 g,其中黄绿色蔬菜>50%。

(三) 食物宜忌

1. 宜用食物　各种食物均可食用,与正常人饮食基本相同。

2. 少用食物　刺激性调味品,如辣椒、大蒜、胡椒、咖喱等;烟熏、油炸、罐头类等食品。

二、软饭

是一种质软、易咀嚼消化的膳食,作为半流质至普通饭的过渡膳食,每天供应3～5餐。

(一) 适用对象

咀嚼或吞咽不利者,老年患者,低热、食欲缺乏、消化性溃疡恢复期,手术恢复期。

(二) 膳食原则和要求

(1) 食物加工要细、软、烂,不选含粗纤维多的蔬菜,清淡、少盐。

(2) 主食以发酵类面食为主。

(三) 食物宜忌

1. 宜用食物　饭、面条应更加软烂。荤食类应酥烂,制成肉丸、肉饼为主;蔬菜类应切成小段后进行烹调,或煮烂制成泥羹类;豆制品可食用。

2. 少用食物　煎炸或油腻食品;凉拌菜、粗纤维多的蔬菜;坚果类食物;整粒的豆类、糙米饭;刺激性的调料如辣椒粉、咖喱等。

三、半流质

是比较稀软的、易咀嚼吞咽和消化的膳食,为流质至软饭或普通饭的过渡膳食。每天供给5～6餐。

(一) 适用对象

食欲缺乏、咀嚼、吞咽不便者;发热、胃肠道炎性疾病、手术后恢复期患者。

(二) 膳食原则和要求

(1) 全天供给蛋白质50～60 g,脂肪40～50 g,碳水化合物250 g,总能量1 600 kcal/d。

(2) 各种食物皆应细、软、碎,易咀嚼,易吞咽。少粗纤维、无刺激性的半固体食物。

(3) 加餐食物的总容量为300 ml左右。腹部术后禁胀气食物,如牛奶、豆类。

(三) 食物宜忌

1. 宜用食物　主食为粥类、面条,可选少量的碎嫩菜叶加于汤面或粥中。副食为肉丸、鸡丝、虾仁、鱼丸、蒸蛋等。乳及其制品可选用。

2. 少用食物　不宜用豆类、大块肉类和蔬菜及油炸食物等。忌用刺激性调味品。

四、流质

是极易消化、含渣很少、呈流体状态或在口腔内能融化为液体的膳食。不宜长期使用。医院常用流质膳食一般分3种形式,即普通流质、清流质、冷流质。

(一) 适用对象

高热、食欲缺乏、咀嚼吞咽极度困难者;急性胃肠炎及腹泻、恶心呕吐者;体质重度虚弱者。清流质可用于由肠外营养向流质或半流质过渡阶段。冷流质可用于咽喉部术后的第1~2天。

(二) 膳食原则和要求

(1) 所用食物皆需制成液体或进口即能溶化成液体。

(2) 营养成分:蛋白质20~30 g,脂肪30 g,碳水化合物130 g,维生素和矿物质均不足,总能量约975 kcal/d。每天供应6~7餐,每次容量250 ml,每天总量1 800 ml左右。

(三) 食物宜忌

1. *宜用食物*　流质为各种肉汤、蛋花汤、蛋羹、牛奶、酸奶、豆浆、藕粉、蔬果汁、去壳过箩赤豆或绿豆汤等。清流质可选用过箩肉汤、过箩米汤、过滤蔬果汤、稀藕粉等。冷流质选用冷牛奶、冷米汤、冷蛋羹、冰淇淋等。

2. *少用食物*　一切非流质的固体食物及过于油腻、厚味的食物。

项目二　常规治疗膳食

> **学习目标**
> 1. 掌握各种常规治疗膳的膳食原则和食物宜忌。
> 2. 熟悉常规治疗膳的种类和每种常规治疗膳的适用对象。

一、高蛋白膳食

在供给所需能量的基础上以千克体重计算,每千克标准体重1.2~2 g/d,蛋白质的量以占总能量的15%~20%为宜。

(一) 适用对象

营养不良、贫血和低蛋白血症;慢性消耗性疾病,如甲状腺功能亢进症、烧伤、结核病、神经性厌食、精神抑郁、肿瘤等;重度创伤、脓毒血症;大手术前后。

(二) 膳食原则和要求

1. *能量*　每天供给能量达3 000 kcal左右,蛋白质90~120 g,蛋、奶、鱼、肉等优质蛋白质占1/2~2/3。高蛋白易出现负钙平衡,故应选用富含钙的乳类和豆类食品。

2. *高蛋白配方制剂*　食欲差者可采用含40%~90%高蛋白配方制剂,如酪蛋白、乳清蛋白等。

(三) 食物的选择

选用含蛋白质高的食物,如瘦肉、鱼类、蛋类、乳类、豆类及富含碳水化合物的食物。

二、低蛋白膳食

控制膳食的蛋白质含量,以减少含氮的代谢产物,减轻肝肾负担,在控制蛋白质摄入量的前提下,提供充足的能量和其他营养素。根据患者的肝肾功能损伤情况,决定蛋白质的摄入量,一般每天蛋白质总量在 20~40 g。

(一) 适用对象

肾脏疾病(急性肾炎、急性肾衰竭、慢性肾衰竭),肝脏疾病(包括肝性脑病各期)。

(二) 膳食原则

根据肝、肾功能情况,确定每天膳食中的蛋白质量。

(1) 每天膳食史的能量应供给充足,碳水化合物≥55%,必要时可采用纯淀粉食品及水果增加能量。在蛋白质定量范围内选用优质蛋白,如鸡蛋、牛奶、瘦肉、鱼虾。

(2) 肝衰竭患者应选用高支链氨基酸、低芳香族氨基酸的食物,以豆类蛋白为主,避免肉类蛋白质。密切观察肝肾功能。

(三) 食物的选择

1. 宜用食物　糖、植物油及麦淀粉、藕粉、马铃薯、芋头等低蛋白质的淀粉类食物。
2. 少用食物　含蛋白质丰富的食物,如豆类、干果类、蛋、乳、肉类等。

三、限钠(盐)的膳食

指限制膳食中钠的含量,以减轻水钠潴留。食盐是钠的主要来源,每克食盐含钠 400 mg,故限钠实际上是以限制食盐为主。临床上限钠膳食一般为 3 种:低盐膳、无盐膳、低钠膳。

(一) 适用对象

高血压、心力衰竭、急性肾炎、妊娠毒血症,各种原因引起的水、钠潴留患者。根据严重程度选择其中之一。

(二) 膳食原则

1. 低盐膳　全日供钠 2 000 mg 左右。每天烹调用盐限制在 2~4 g 或酱油 10~20 ml。
2. 无盐膳　全日供钠 1 000 mg 左右。烹调不加食盐或酱油,用糖醋等调味。忌用一切咸食。
3. 低钠膳　全天供钠<700 mg,病情严重者<500 mg。除无盐膳食的要求外,忌用含钠高的食物,如油菜、蕹菜、芹菜等含钠>100 mg/100 g 的蔬菜等。

(三) 食物选择

1. 低盐膳　忌用一切咸食,如咸蛋、咸肉、咸鱼、酱菜、腊肠和一切盐腌食物。
2. 无盐膳　必要时可用钾盐代替钠盐,不用和少用含钠高的食物,如油饼、咸大饼、油条、咸豆干、咸花卷、咸面包、咸饼干,以及含盐食物和调味品。

3. 低钠膳　同"无盐膳"。

四、低脂膳食

控制膳食中脂肪和饱和脂肪酸摄入量,一般可分为一般限制、中等限制和严格限制。其中饱和脂肪酸占总能量<10%。

(一) 适用对象

急性和慢性肝炎、肝硬化、脂肪肝;胆囊疾患、胰腺炎;Ⅰ型高脂蛋白血症、冠心病、高血压病。

(二) 膳食原则

1. 食物配制以清淡为原则　限制烹调油,烹调方法以蒸、煮、炖、烩为主。

2. 脂肪

(1) 轻度限制:占总能量<25%(<50 g),定期计算膳食的脂肪量。

(2) 中度限制:占总能量<20%(<30 g),如胆囊炎的恢复期、脂肪吸收不良者。

(3) 严格限制:摄入量<15 g,如急性胰腺炎、急性胆囊炎等患者。

(三) 食物选择

1. 可用的食物　米、面粉、面条、小米、豆腐、豆浆、各种蔬菜、低脂奶、脱脂奶、鸡蛋白、鱼、虾、海参、海蜇、兔子肉、去脂禽肉。

2. 限用的食物　鸡蛋、肥肉、全脂奶、炸面筋、花生、核桃及油炸食品、重油糕点。不用少用脂肪含量>15~20 g/100g 的食物。

五、低胆固醇膳食

在低脂膳食的前提下,控制每天膳食中的胆固醇含量<300 mg。饱和脂肪酸占总能量<10%。

(一) 适用对象

高胆固醇血症、高脂蛋白血症、高血压病、动脉粥样硬化、冠心病、肥胖症、胆结石。

(二) 膳食原则

(1) 控制总能量的摄入:碳水化合物占总能量的 60%~70%,并以复合碳水化合物为主(如淀粉、非淀粉多糖、低聚糖等),使其体重控制在适宜范围内。

(2) 控制脂肪总量:在低脂肪膳食的基础上,减少饱和脂肪酸和胆固醇的摄入。

(3) 选用合适烹调油:烹调用油多选用茶油、橄榄油等单不饱和脂肪酸含量丰富的油脂,有助于调整血脂。

(三) 食物选择

1. 宜用食物　低脂奶、去脂的禽肉、瘦肉、鱼虾、豆制品、各种绿叶蔬菜和水果。

2. 限用食物　油条、油酥点心、香肠、肥禽。

3. 禁用食物　蟹黄、脑、肝、肾等动物内脏,鱿鱼、乌贼鱼等含胆固醇高的食物。

六、少渣膳食

是一种膳食纤维(植物性食物)和结缔组织(动物性食物)含量极少,易于消化的膳食。其目的是减少膳食纤维对消化道的刺激,减少粪便的数量。

(一) 适用对象

咽喉部疾病、食管狭窄、食管静脉曲张及消化道手术；结肠过敏、腹泻、肠炎恢复期；肠道肿瘤、消化道出血。

(二) 膳食原则

1. 限制膳食中纤维的含量　尽量少用富含膳食纤维的食物,如蔬果、粗粮、整豆。选用的食物应细软、渣少,肉类应用嫩的瘦肉部分,瓜类应去皮,果类用果汁。

2. 烹调方法　将食物切碎煮烂,做成泥状,忌用油炸、油煎的烹调方法。禁用刺激性调味品。少量多餐,多采用少渣半流或少渣软饭。

(三) 食物选择

1. 宜用食物　烂饭、粥、小馒头、白面包、软面条、嫩的碎瘦肉、碎鸡肉、鱼、虾、豆浆、豆腐、鲜奶、酸奶、奶酪、胡萝卜、土豆、南瓜、冬瓜、水果泥、蛋糕、饼干、藕粉等。

2. 少用食物　各种粗粮、大块的肉、油炸食物、整粒的豆、硬果、多膳食纤维的蔬果,如芹菜、韭菜、竹笋、菠萝等。

七、高纤维膳食

增加膳食中膳食纤维,目的是增加粪便体积及含水量、刺激肠道蠕动、降低肠腔内的压力,促进粪便中胆汁酸和肠道有害物质的排出。

(一) 适用对象

便秘、肛门手术后恢复期、心血管疾病、糖尿病、肥胖病、胆囊炎、胆结石。

(二) 膳食原则

(1) 增加含纤维饮食:在普通饭基础上,增加含纤维丰富的食物,一天膳食中的膳食纤维总量≥30 g。

(2) 多饮水:每天饮水≥2 000 ml,空腹可饮用淡盐水或温开水,以刺激肠道蠕动。

(3) 其他:如在膳食中增加膳食纤维有困难时,也可在条件许可下采用膳食纤维制品。

(三) 食物选择

1. 宜用食物　粗粮及其制品、各种豆类、芹菜、韭菜、笋、萝卜、香菇、海带、魔芋等。

2. 少用和不用的食物　辛辣食品,过于精细的食品。

项目三 特殊治疗膳食

> **学习目标**
> 1. 掌握各种特殊治疗膳的膳食原则和食物宜忌。
> 2. 熟悉特殊治疗膳的种类和每种常规治疗膳的适用对象。

一、糖尿病膳食

饮食治疗是糖尿病最基本的治疗措施。通过饮食控制和调节,可减轻胰腺负担,控制血糖、血脂,使之达到正常或接近正常,预防和延缓并发症的发生。

(一) 适用对象
各种类型的糖尿病。

(二) 膳食原则
1. 能量 应据年龄、性别、身高、体重、血糖,及有无并发症等和其劳动强度等因素计算总能量的供给量,以能维持理想体重低限为宜。
2. 碳水化合物 占总能量的 50%~60%,以复合碳水化合物为主。
3. 脂肪 占总能量的 20%~25%,其中多不饱和脂肪酸、单不饱和脂肪酸与饱和脂肪酸比值为 1∶1∶0.8。胆固醇每天<300 mg。
4. 蛋白质 宜占总能量的 12%~20%,成人按 1g/(kg·d)。
5. 膳食纤维 每天摄入量应在 20~30 g。

(三) 食物选择
1. 宜用食物 含糖量<3%的绿叶蔬菜、瓜茄类、不含脂肪的清汤、茶、饮用水。
2. 可适量选用食物 粗粮及其制品;赤豆、黑豆等豆类及制品;鲜奶、酸奶;鱼、虾、瘦肉、禽肉;花生、核桃、瓜子、腰果等。
3. 限制食用食物 蔗糖、冰糖、红糖、蜂蜜等糖类;各种糖果、各种蜜饯、糖水罐头;汽水、可乐、椰奶等含糖的饮品;黄油、肥肉、炸薯条、春卷、油酥点心等高脂肪及油炸食品;米酒、啤酒、黄酒、果酒、白酒等酒类。

二、低嘌呤饮食

限制全天膳食中嘌呤的摄入量在 150~250 mg/d,减少外源性嘌呤的来源,降低血清尿酸的水平。促进尿酸排出体外,防止急性痛风的发作。

(一) 适用对象

急性痛风、慢性痛风、高尿酸血症、尿酸性结石。

(二) 膳食原则

1. **肥胖或超重患者** 应适当控制能量,使体重控制在理想体重的下限,1 500～1 800 kcal/d。

2. **适量的蛋白质** 按理想体重为 1g/(kg·d),全天 50～65 g。优质蛋白质选用不含或少含核蛋白的奶类、鸡蛋等。限制肉类、鱼、虾、禽类等核蛋白较高的食物。

3. **低脂肪** 脂肪的供给量可占总能量 20%～25%。

4. **水分** 无肾功能不全时宜多喝水,每天入水量保持 2 000～3 000 ml,以增加尿酸的排出。

(三) 食物选择

1. **宜用食物** 白米、白面包、馒头、蛋及蛋制品、鲜奶、酸奶、卷心菜、胡萝卜、青菜、黄瓜、茄子、莴苣、南瓜、冬瓜、番茄、土豆等;各种水果、果酱、果汁及适量的油脂。

2. **可少量选用食物** 花菜、菠菜、蘑菇、蓬蒿、豆类及其制品、鱼、禽肉类、畜肉类等。

3. **禁用食物** 动物内脏、凤尾鱼、沙丁鱼、肉汁、鸡汁等嘌呤含量高的食物。

三、麦淀粉膳食

本膳食是以麦淀粉为主食,部分或者全部替代谷类食物,减少植物蛋白质。目的是减少体内含氮废物的积累,减轻肝肾负荷,改善患者的营养状况,增加机体抵抗力。

(一) 适用对象

肝性脑病、急性和慢性肾衰竭。

(二) 膳食原则

1. **能量** 按 30～35 kcal/(kg·d)供给能量。如果食物量不足,可用膳食补充剂或胃肠外营养的方式提供。

2. **蛋白质** 肾功能轻度受损 0.7～1 g/(kg·d);中重度受损 0.4～0.6 g/(kg·d),儿童蛋白质≥1 g/(kg·d);其中优质蛋白质≥50%。肝衰竭者,根据血氨水平调整蛋白质摄入量。

3. **钾** 合并高血钾时,每天摄入钾≤600～2 000 mg。若每天尿量>1 500 ml,同时血钾低时,还应补充钾。

4. **盐** 伴有水肿和高血压时应限制盐的摄入,视病情可选用少盐或无盐饮食。

5. **水分** 水的摄入量视尿量和呕吐、腹泻等情况全面考虑,必要时要控制水分的摄入。

6. **维生素** 注意补充 B 族维生素和维生素 D,但不适宜补充过多的维生素 C 和维生素 A。

(三) 食物选择

1. **可用食物** 麦淀粉、土豆、山药、芋艿、藕粉,蔬菜水果(限钾患者须适量)。

2. **限用食物**　鸡蛋、牛奶、瘦肉、鱼、大豆和其制品。注意肝性脑病患者常有食管静脉曲张同时存在，慎用含膳食纤维高的食物，禁用辣椒等刺激性的调味品。

项目四　诊 断 膳 食

学习目标
1. 掌握各种诊断膳的膳食原则和食物宜忌。
2. 熟悉诊断膳的种类和各种诊断膳的适用对象。

诊断膳食是通过调整膳食成分的方法协助临床诊断，即在短期的试验期间，在患者膳食中限制或增添某种营养素，并结合临床检验和检查的结果，以达到明确诊断的目的。

一、胆囊造影检查膳食

辅助诊断胆囊和胆道疾患，试验期 2 天。造影前 1 天午餐进食高脂肪膳食，前 1 天晚餐进食无脂肪、低蛋白、低膳食纤维膳食，基本为纯碳水化合物膳食。

(一) 适用对象

慢性胆囊炎、胆石症、疑有胆囊疾病者。

(二) 膳食原则

(1) 高脂肪餐中脂肪含量≥30 g，可选高脂牛奶、煎鸡蛋、肥肉、奶油巧克力糖。在检查日第 1 次拍片后服用。

(2) 无脂肪低膳食纤维膳食，除主食外，一般不得添加烹调油和含蛋白质的食物。

(三) 食物选择

1. **可用食物**　切片面包、大米粥、藕粉、馒头、果酱、酱菜。
2. **忌用食物**　鱼、肉、蛋、奶、禽、豆类及豆制品、含油食品、含脂肪的点心、蔬果。

二、内生肌酐试验膳食

通过控制外源性肌酐的摄入，观察机体对内生肌酐的清除能力。试验期为 3 天，前 2 天准备期，最后一天为试验期，试验期间均食无肌酐膳食。

(一) 适用对象

肾盂肾炎、肾小球肾炎、尿毒症、重症肌无力等各种疾病伴有肾功能损害者。

(二) 膳食原则

低蛋白饮食 3 天，全日蛋白质供给量＜40 g；主食量≤350 g/d；试验当天忌饮茶和咖啡，停用利尿剂，并避免剧烈运动。

(三) 食物选择

1. **宜用食物** 米、面主食；牛奶、蛋或豆制品；各种蔬菜、瓜、茄、水果、淀粉制品。
2. **禁用食物** 畜肉类、禽类、鱼虾食物。

三、碘试验膳食

通过控制食物中碘的摄入量，辅助放射性核素甲状腺功能检查。试验期2周，忌食含碘食物，使体内避免过多地贮存碘。

(一) 适用对象

甲状腺功能检查。

(二) 膳食原则

(1) 试验期间忌食各种海产食物，如海鱼、海虾、虾皮、海蜇、海带、发菜、紫菜、海参等。

(2) 试验期间不用加碘食盐。

(三) 可用的食物

米、面等谷类食物；山芋、土豆等薯类；各种蔬果、各种豆类及豆制品；河鱼、河虾、肉、禽、蛋、奶及奶制品。

四、纤维肠镜检查膳食

通过调整膳食中膳食纤维和脂肪的摄入量，给患者进食少渣和无渣的饮食，以减少粪便量为肠镜检查做肠道准备。

(一) 适用对象

原因不明的便血，疑有肠道肿瘤，结肠术后复查，结肠息肉等原因需做肠镜检查的患者。

(二) 膳食原则

(1) 检查前3天，进食少渣的软食和半流质；检查前1天，进食低脂肪、低蛋白的全流质。

(2) 检查前6~8 h禁食，检查后2 h，待麻醉作用消失后，方可进食，当日宜进少渣半流质。若行活检者，最好在检查2 h后进食温牛奶，后改为少渣半流质1天。

(三) 食物选择

1. **宜用食物** 粳米粥、烂面条、清蒸鱼、粉丝、粉皮、嫩豆腐、鱼丸、鸡蛋羹、藕粉等。
2. **禁用食物** 含膳食纤维多的蔬菜、水果、豆类，油煎炸的大块肉类，以及坚硬的不易消化的食物，辛辣、糖醋等刺激性食物。

（宗　敏）

学习效果评价·思考题

1. 常规治疗膳食有哪些,它们适用的患者病种是哪些?
2. 简述基本膳食中普食的膳食原则及春秋季菜谱的异同点。

第十九章 肠内外营养支持

本章重点

肠内营养是一种更符合生理、更经济的营养支持方式。技术设备要求较低,使用简单,能改善和维护肠道黏膜细胞结构和功能的完整性,维持肠道的免疫屏障,防止肠道屏障功能受损所致的肠道细菌易位。对肝脏蛋白质合成和其他物质的代谢过程调节更为有利。节氮效应优于肠外营养。肠内营养应用的关键是肠道是否具备吸收营养素的功能。患者无法经口进食或摄食不足而胃肠道功能可耐受时,首先考虑肠内营养。肠内营养制剂按其组成成分可分为要素型、非要素型、组件型、特殊型4类肠内营养制剂。肠内营养有口服、鼻胃/肠管以及胃/肠造瘘等方式摄入营养物质。

而肠外营养制剂中常见脂肪乳剂有长链脂肪乳剂、中长链脂肪乳剂、结构性脂肪乳剂、鱼油脂肪乳剂。氨基酸制剂有平衡型和非平衡型(包括肝用型、肾用型、谷氨酰胺等)。肠外营养输注过程中要注意避免感染、并发症和代谢并发症的发生,避免再喂养综合征,减少肠道细菌异位的发生。肠外营养应根据血管条件和输注时间,选用外周静脉置管或中心静脉置管。肠外营养输注方式包括单瓶输注和全营养混合液的应用,后者更利于代谢和合成。

项目一 肠 内 营 养

学习目标

1. 掌握肠内营养适应证、禁忌证和并发症。
2. 掌握肠内营养制剂配方。
3. 熟悉肠内营养支持的益处。
4. 了解肠内营养支持的概念。

一、概述

肠内营养（EN）是指人的胃肠道具有一定的消化吸收功能，但因病理原因或因某些治疗需要，需通过鼻饲管或胃肠造瘘管输入营养物质的一种营养治疗法。

肠内营养是一种更符合生理、更经济、更安全、更有效的营养支持方式。大量的研究证实，只要患者具备部分胃肠道功能，营养支持就要充分利用这些功能来提供营养物质。肠内营养的优点包括：①营养物质通过肠道消化吸收，对胃肠道黏膜有直接营养作用，可以改善和维护肠道黏膜细胞结构和功能完整性，维持肠道的免疫屏障，避免肠外营养时由于肠道缺乏食物的直接刺激，以及肠黏膜所需营养素供给不足，导致肠黏膜萎缩及消化酶类的活性退化，防止肠道屏障功能受损引起的肠道细菌易位。②营养物质经门静脉系统吸收入肝脏，对某些脏器尤其是肝脏蛋白质合成和其他物质的代谢过程调节更为有利。③肠内营养可增加门静脉血流量，促进肠蠕动及胃肠道的内分泌功能。④在相同热量和氮量水平下，肠内营养节氮效应优于肠外营养。⑤技术设备要求较低，使用简单，费用仅为肠外营养 1/10 左右。

二、适应证

肠内营养应用的关键是肠道是否吸收营养素的功能。患者无法经口进食或摄食不足而胃肠道功能可耐受时，首先考虑肠内营养。

（一）经口摄食不足

1. **无法经口摄食** 因口咽部炎症或食管肿瘤术后者。

2. **摄入不足** 各种原因，如大面积烧伤、创伤、脓毒病、甲亢、癌症及放化疗，以及食欲缺乏、蛋白质-能量营养不良、抑郁症、恶心呕吐导致经口摄入不足，无法满足机体需要者。

3. **摄食有禁忌** 中枢神经系统紊乱、知觉丧失、脑血管意外，以及咽反射丧失不能吞咽者。

（二）胃肠道疾病

1. **胃肠道瘘** 高位胃瘘、十二指肠瘘可从空肠提供要素营养，低位小肠瘘、结肠瘘可以从高位胃肠道提供营养物质。前提是提供的营养物质不致从瘘孔流出。

2. **短肠综合征** 因各种原因导致小肠大部分切除的患者，肠道恢复部分功能时，可通过肠内营养促进肠道代偿性增生和适应。

3. **肠道炎性疾病** 溃疡性结肠炎和克罗恩病缓解期，可要素肠内营养增加热量和蛋白质，为准备手术的患者提供必要的营养支持。

4. **胰腺疾病** 胃和十二指肠喂养刺激胰腺分泌，但空肠喂养尤其是放置在屈氏韧带下方的空肠喂养不增加胰液的分泌，早期肠内营养具有比肠外营养更有利于重症急性胰腺炎。

5. **结肠手术和诊断准备** 结肠镜检查和结肠手术前需要进行肠道准备，传统的无渣流质提供的热量偏低,无法满足每天所需,无渣的要素肠内营养具有充足的营养物质,能满足机体的需要。

(三) 其他

1. 术前或术后营养补充　择期手术的营养不良患者,术前 2 周肠内营养有助于代谢状况的改善,腹部手术 24 h,早期肠内营养有助于小肠功能恢复。

2. 心血管疾病　心脏恶病质时,经口摄食不足,肠内营养补充。

3. 肝肾衰竭　采用特殊的肠内营养制剂。

4. 先天性氨基酸代谢缺陷病　可采用特殊的营养物质。

三、禁忌证

(1) 严重应激状态、麻痹性肠梗阻、上消化道出血、顽固性呕吐、腹膜炎或腹泻急性期是肠内营养的禁忌证。

(2) 严重吸收不良或小肠广泛切除术后近期宜采用肠外营养,待小肠恢复吸收功能或过渡至代偿期可进行肠内营养。

(3) 高流量小肠瘘。

四、并发症

肠内营养的并发症主要有胃肠道并发症、代谢并发症、置管并发症、感染并发症。

(一) 胃肠道并发症

1. 腹泻　轻度腹泻一般无须停用肠内营养,评估腹泻的原因,必要时加用解痉剂或收敛剂,对于无效的严重腹泻,应停止使用肠内营养。常见原因及治疗措施如下。

(1) 药物性腹泻:某些药物治疗,如抗生素导致的菌群紊乱、组胺、H_2 受体阻滞剂应用中不良反应有腹泻,停药后腹泻症状可缓解。

(2) 低蛋白血症:血清白蛋白有助于维持胶体渗透压,增加肠绒毛毛细血管吸收能力。当血清白蛋白降低,绒毛吸收能力下降,可导致吸收障碍和腹泻。白蛋白＜25 g/L 通常需及时补充白蛋白。

(3) 营养液渗透压过高:要素营养制剂往往是高渗的,能量密度过高的聚合膳渗透压也较高,降低能量密度即可降低渗透压。

(4) 含乳糖配方的营养制剂:我国大约有 85% 的人对乳糖不耐受,使用含乳糖的营养制剂直接导致腹泻,需采用无乳糖的配方。

(5) 配方中脂肪含量过高:通常肠内营养配方中脂肪含量＞50%,可导致腹泻,降低配方中脂肪比例,可缓解腹泻症状。

(6) 营养液温度过低:无法做到现配现用的营养液通常低温保存,使用前半小时取出或在温水中隔水加热以增加营养液的温度,部分喂养袋有加温袋配隔袋加温,或在输液皮条上增加加温器,以起到较好的效果。

(7) 细菌污染:配置过程中不注意无菌操作,或不注意低温保存,营养液易被细菌污染。

2. **恶心、呕吐和腹胀** 有近20%的肠内营养患者发生恶心、呕吐,增加了吸入性肺炎的风险。胃排空延迟是导致呕吐最根本原因。停输1h、减慢速度、选用低脂肪及等渗的营养液或给予促胃肠动力药等可缓解恶心症状。

3. **便秘** 长时间卧床不活动使肠道动力降低及水分摄入不足或缺乏膳食纤维是便秘的常见原因。充分饮水和使用含膳食纤维的配方常可缓解便秘。必要时应用大便软化剂或肠道蠕动刺激剂。

(二) 代谢并发症

胃肠道具有缓冲作用,肠道营养引起的代谢并发症不如肠外营养严重,容易预防。

1. **血糖紊乱** 包括低血糖和高血糖。长期应用要素饮食而突然停止者,肠道已经适应吸收大量高浓度的糖,机体胰岛素水平较高,突然停止后,易发生低血糖。缓慢停止要素饮食,或停用后以其他形式补充适量的糖,可避免低血糖。高血糖症易发生于老年或胰腺疾病患者,肠内营养液中糖含量过高或处应激状态时糖耐量下降均可导致高血糖症,降低滴速、改用缓释碳水化合物配方、适当的胰岛素可加以控制。

2. **电解质、微量元素和维生素异常** 肠道喂养供给液体不足或过多、消化液大量丢失、肾脏丢失、配方中的成分过多或不足等,均可影响机体的电解质水平,需要定期检查电解质,及时更换配方。

3. **管饲综合征** 表现为脱水、高钠、高氯血症、氮质血症,主要原因为摄入过多的蛋白质而水分不足,其他肾小管功能异常、高龄、肾上腺皮质激素过高等。

4. **高碳酸血症** 配方中碳水化合物含量较高,代谢产生大量CO_2将加重呼吸负担,尤其是高龄和有肺部疾病,如慢性阻塞性肺疾病(COPD)的患者。适当提高脂肪含量降低碳水化合物有助于降低代谢产生的CO_2。

(三) 置管并发症

普通胃管,由于管径大、材料硬,鼻饲管放置时间过长可引起鼻翼部糜烂、咽喉部溃疡、鼻窦炎、耳炎、声音嘶哑以及声带麻痹等,损伤较大。而采用聚氨酯或硅胶树脂等材料制成的导管管径较细,比较光滑、柔软,富有弹性,增加舒适度,减少组织压迫坏死的风险,保证鼻饲管的长期应用。造口置管手术时要注意固定,避免管子脱出。

喂养管阻塞:营养液黏稠、流速慢而喂养管管径太细常导致喂养管阻塞,喂养泵的使用、合适管径的喂养管、喂养后用20~30ml温开水冲洗在一定程度上能预防阻塞,如发生阻塞而温开水冲洗无效,可用碳酸氢钠或活化的胰酶制剂冲洗或采用特制的导丝通管。

(四) 感染性并发症

1. **反流引起的吸入性肺炎** 最常见的感染性并发症,是极其严重且可能危及生命的并发症,多发于老年鼻胃管喂养患者。表现为营养支持中突然发生的呼吸道炎症或呼吸功能衰竭。管径较大的鼻饲管容易引起食管下段括约肌压力下降,进入胃内的营养液易反流,改用较细的鼻饲管,喂养后半小时将床摇高,患者处于半卧位姿势,或采用空肠喂养都将减少反流发生率。另外,加强对胃内残留量的监测能减少反流的发生,放置鼻胃管的危重患者允许潴留量≤200 ml,胃肠造口管的允许潴留量≤100 ml。

2. **营养液和输注管道污染所致感染**　营养液配制和保存操作不规范,常导致营养液污染。另外,输注管道不及时清洗也易导致细菌污染,引起患者肠炎性腹泻。

五、肠内营养制剂

肠内营养制剂按剂型分为粉剂和液体,按成分可分为要素型、非要素型、组件型、特殊型4类肠内营养制剂。

(一) 要素型肠内营养制剂

适用于消化功能受损的患者。小肠黏膜细胞的刷状缘存在着两种蛋白质的转运系统:游离氨基酸和寡肽(二肽、三肽)。因此要素型肠内营养制剂的氮源主要采用 L-氨基酸和蛋白质水解物两种形式。脂肪的来源有红花油、葵花子油、玉米油、大豆油或花生油。糖源往往采用葡萄糖、双糖、低聚糖或容易消化的糊精。配合一定量的维生素和矿物质。特点如下。

1. **成分明确、营养全面**　提供足够的热量和各类营养素。
2. **无须消化、直接吸收**　配方无须胃液、胰液、胆液等消化液的作用,采用肠道能直接或接近直接吸收的形式。
3. **无乳糖、无或含有极少膳食纤维**　适用于乳糖不耐受症患者,几乎无粪便残渣。
4. **渗透压较高、适口性较差**　配方直接采用氨基酸或短肽类物质,与相同热量密度的其他肠内营养制剂相比,溶液的渗透压较高,气味和口感不佳。所以,要素制剂不宜口服,以管饲为主且能量密度不宜过高(<1 kcal/ml)。

(二) 非要素型肠内营养制剂

这类制剂以整蛋白或蛋白质游离物为氮源,接近等渗,口感较好,口服和管饲皆可,患者耐受性较好,需要胃肠道有较好的消化功能。根据其来源不同可分为匀浆膳和聚合膳。

1. **匀浆膳**　采用天然食物(如禽畜类瘦肉、鱼虾类、猪肝、鸡蛋、豆制品、面包、水果汁和蔬菜等)经加热、粉碎、搅拌、过滤后制成。含有天然食物中所有营养素,纤维含量最高。通常用于消化道功能良好而不能经口摄食的管饲患者。但食物在配制中容易损耗,导致营养成分不确定尤其是维生素和矿物质,溶液较稠厚,细孔径管饲输注易阻塞,且易污染。目前市场上已有匀浆膳商品出售,以均质液体的形式,比自制的匀浆膳营养成分明确。

2. **聚合膳**　这是一类以整蛋白为氮源的肠内营养制剂。通常采用全奶、脱脂奶或酪蛋白、水解乳清蛋白作为氮源,葵花子油、大豆油、玉米油、中链三酰甘油作为脂肪的来源,而碳水化合物的形式以玉米糖浆、麦芽糊精等复杂糖为主。根据制剂中是否有乳糖和膳食纤维可分为含有乳糖和不含有乳糖的制剂,含有膳食纤维和不含有膳食纤维制剂。

(三) 组件膳

以某种营养素为主的肠内营养制剂，可作为完全型肠内营养制剂的补充剂或强化剂，也可通过搭配不同组件以满足不同患者的需要。组件型制剂主要有蛋白质组件、脂肪组件、糖类组件、维生素组件和矿物质组件。蛋白质组件以高生物价的整蛋白、蛋白水解物或氨基酸混合物作为氮源，整蛋白常采用牛奶、酪蛋白、乳清蛋白、大豆分离蛋白。脂肪组件分为长链脂肪酸(LCT)、中链脂肪酸(MCT)或两者的混合物。MCT吸收不需要胆盐和胰酶作用，直接经门静脉消化吸收，但由于不含必需脂肪酸，长期单独应用可造成必需脂肪酸缺乏，故应及时补充长链脂肪酸。碳水化合物组件大多采用葡萄糖、玉米糖浆、麦芽糊精，结构复杂糖的渗透压和甜度相对较低，故组件多采用麦芽糊精。

(四) 特殊型肠内营养制剂

1. 肝衰竭用制剂 提高支链氨基酸的比例，降低芳香族氨基酸的比例，在营养治疗同时又达到减轻肝性脑病症状的目的。

2. 肾衰竭用制剂 所含的氮源主要是8种必需氨基酸和组氨酸，可避免配方提供的非必需氨基酸增加含氮废物的产生而加重肾功能损伤。

3. 肺功能不全用制剂 由于碳水化合物代谢提供的热量低而产生的CO_2多，脂肪代谢提供的热量高而产生的CO_2少，所以该制剂适当提高脂肪比例，脂肪占能量40%～55%，糖占能量30%～40%，同时提供足够的蛋白质以满足机体需要，提高能量密度以减少液体摄入。

4. 创伤用制剂 适用于大手术、烧伤、多发性创伤和脓毒病等应激患者。配方增加蛋白质、支链氨基酸的比例，部分制剂还额外添加特殊营养素，如谷氨酰胺、精氨酸、核苷酸、ω-3脂肪酸、短链脂肪酸，达到提高机体免疫力等作用。

六、置管途径与输注方法

据患者精神状态、疾病情况、实施时间长短和胃肠道功能等，可选择不同的输入途径，如口服、鼻胃管、鼻十二指肠管、鼻空肠管、胃造瘘、空肠造瘘等方式。如肠内营养不能满足需要，可通过肠外营养的途径补充。

(一) 置管途径

1. 口服 这是最简便、最经济、最安全的投给方式。主要适用于意识清楚、吞咽功能正常、消化功能正常或轻度障碍的患者。可采用天然食物或聚合膳。

2. 鼻饲管 鼻胃管、鼻肠管(十二指肠、空肠)适用于肠内营养治疗少于4周的患者。鼻胃管喂养由于胃的容量较大，对营养液的渗透压不敏感，适合各种营养制剂的输注，缺点是易反流和误吸。鼻肠管可在内镜下将管子直接放置在十二指肠或空肠处，也可凭借重力作用和肠道蠕动功能将放置在胃内的管子送入十二指肠或空肠，根据抽出液体的pH或在透视下依据喂养管末端不透X线的成分，判断管子是否到达合适的位置。鼻肠管可弥补鼻胃管易反流的缺点。但两种置管方式均易压迫咽喉部，导致咽部红肿不适，不适宜长期应用。

3. **胃肠造瘘** 对于较长时间(>4周)不能经口进食但肠道功能较好的患者,可采用造瘘的方法提供肠内营养物质。常用的造瘘部位有胃和空肠,传统的造瘘方式是剖腹手术过程中造口,而近年来发展起来的内镜辅助下胃肠造口只需在患者床旁或内镜室即可进行,操作简单,逐渐被广泛接受。

(1) 胃造瘘:常用于由各种原因引起的食管狭窄,严重的口、咽或食管疾患,长期昏迷,吞咽反射消失等。经皮内镜辅助胃造瘘术(PEG)借助内镜行胃造瘘术,是一种微创手术。

(2) 空肠造瘘:这种方式可与胃十二指肠减压同时进行,适用于十二指肠以上部位有梗阻或外瘘、各种胰腺疾病的患者。造瘘部位一般位于屈氏韧带下约20 cm的空肠襻。经皮内镜空肠造瘘术(PEJ)亦是借助内镜行空肠造瘘术,PEG-J 联合胃造瘘和空肠造瘘在胃肠减压的同时进行幽门后肠道喂养。

(二) 输注方法

分一次性投给、间歇性重力滴注和连续性滴注3种方式。可根据营养液的性质、喂养管的类型和大小、管端的位置及营养素的需要量。

1. **一次性投给** 采用注射器将营养液缓慢推注到喂养管内,每天6次,每次200 ml左右。一般适用于经胃营养的患者,胃的容量较大,对容量和渗透压的耐受性较好。

2. **间歇性重力滴注** 输液瓶或塑料袋中的营养液经喂养管依靠重力缓慢滴入胃肠道内,每天6次,每次200 ml左右。根据患者耐受情况调整滴速。

3. **连续滴注** 使用喂养泵连续均匀滴注,输注时间为24 h或12~18 h,剩余时间停输。患者胃肠道的不良反应较少,适用于十二指肠或空肠喂养。开始应用时采用低速输注,40~60 ml/h,逐渐增加到100~150 ml/h,营养液浓度亦以低浓度开始逐渐增加浓度。

七、监测

肠内营养的患者必须定期监测,以便及时发现或避免并发症的发生,观察是否可达到营养支持的目的。监测项目包括如下。

(1) 喂养前明确管端的位置。吸引胃肠内容物测定 pH,确定管端在胃内还是十二指肠或空肠,必要时行 X 线检查。

(2) 胃内喂养时,患者保持45°半卧位。

(3) 明确肠内营养液的总量(ml)、浓度(%)、喂养速率(ml/h)和输注时间。

(4) 肠内营养输注时悬挂时间≤8 h。

(5) 胃内喂养每次喂养前抽吸胃残留量≤150 ml。

(6) 记录每天进出量。

(7) 每天更换输注管及肠内营养喂养袋。

(8) 每次输注后用 20 ml 生理盐水冲洗喂养管。

(9) 定期监测血常规、肝肾功能、电解质、血气分析。

项目二 肠外营养

学习目标

1. 掌握肠外营养适应证和禁忌证。
2. 熟悉肠外营养制剂、并发症。

一、概述

肠外营养(PN)是指通过静脉途径,提供包括氨基酸、脂肪、碳水化合物、维生素及矿物质等营养素,以抑制分解代谢,促进合成代谢并维持结构蛋白的功能。多数情况下,肠外营养支持和肠内营养支持同时进行。肠外营养是通过静脉途径提供营养物质,是营养物质通过肠内营养无法摄入或摄入不足的一种替代方式。这是一种安全、有效的营养支持方式。然而,肠外营养不同于胃肠道营养,后者更符合生理。因此肠外营养,尤其是长期肠外营养较肠内营养更容易导致一系列并发症,甚至可危及生命。肠外营养治疗期间需要规范操作、严密定期监测和精心护理。

二、适应证

(一) 肠外营养的强适应证

1. **胃肠道梗阻** 如贲门癌、幽门梗阻、高位肠梗阻、新生儿胃肠道闭锁等。
2. **胃肠道吸收功能障碍**

(1) 短肠综合征:切除>70%小肠的患者,短期内经胃肠道无法吸收充足的营养物质,易导致严重的腹泻、电解质及酸碱平衡失调、营养不良,甚至死亡。此时是肠外营养支持的适应证。3个月以后剩余肠管会发生代偿性的增生反应,可联合肠内营养,此过程需2～3年的时间。

(2) 小肠疾病:一些疾病影响小肠的运动与吸收功能,如系统性红斑狼疮、多发肠瘘、广泛的不易手术切除的克罗恩病、不宜手术的小肠缺血等。肠外营养支持可维持良好的营养状态。

(3) 放射性肠炎:严重的放射性肠炎,小肠发生一定程度的纤维化及狭窄,这种改变难以逆转,使肠道的吸收功能明显减退,造成放疗后患者的营养障碍。这类患者靠经口摄食不能维持营养状态,很大一部分能量及营养物质需由肠外途径补充。

(4) 顽固性呕吐,严重腹泻:放化疗期间等各种原因所致的长期顽固性的恶心、呕吐,病毒或细菌性肠炎所致的严重腹泻,需应用肠外营养支持以维持患者的营养状态。

3. 急性胰腺炎　治疗措施包括消化道休息、胃肠减压、抑制消化液分泌等,同时给予肠外营养支持。

4. 严重营养不良伴胃肠功能障碍　营养正常或轻度营养不良的患者,如胃肠功能在短期内(3~5天内)能恢复正常,则无须肠外营养。对于严重营养不良,胃肠功能在短期内(3~5天内)无法恢复正常的患者,接受进一步手术和治疗前或期间,都需要肠外营养支持。

5. 严重分解代谢状态　处于强烈的应激状态的疾病,如大面积烧伤、严重的复合伤、破伤风、大范围的手术、败血症等,代谢旺盛,同时消化功能受到抑制,胃肠道不能补充足够的能量及营养,患者可迅速消耗,短期内导致死亡。对这类患者应给予肠外营养支持,增强患者创伤的耐受能力及免疫力。这对患者的康复、降低死亡率至关重要。

(二) 肠外营养支持的中适应证

1. 大的手术创伤及复合性外伤　大手术后,估计胃肠功能手术后5~7天不能恢复者,应及早给予肠外营养支持。这类手术包括全结肠切除术、全胃切除术、胰十二指肠切除术等。肠外营养支持一般应于术后48 h内开始,直至患者已有充足的肠内营养。

2. 中度应激　中度应激状态下,包括中度手术或创伤、30%~50%体表面积的烧伤、中度急性胰腺炎、神经系统外伤,以及其他类似的应激状态。如胃肠功能7天内不能恢复,应予肠外营养支持。

3. 肠瘘　高位、高流量小肠瘘随所进食物从瘘口排出,营养物质吸收障碍,大量消化液的丢失使患者易发生脱水及电解质紊乱,常伴有腹腔感染及脓肿,导致机体进一步耗竭。肠外营养支持,供给充足营养使消化道休息,大大减少消化液的分泌与丧失,提高组织愈合能力。

4. 肠道炎性疾病　肠道炎性反应急性期给予肠外营养支持2~4周后,临床症状明显改善,并增加患者对药物的敏感性,从而避免了外科手术。另外,需注意的是肠道炎性疾病活动期出现的生长发育停滞的儿童,给予充分的肠外营养支持,恢复正常的生长发育。

5. 妊娠剧吐或神经性厌食　妊娠早期,严重的恶心、呕吐,营养素的吸收不全,胎儿易于发生畸形。短期的妊娠呕吐不需要营养支持;超过5~7天,应给予肠外营养支持,以保护孕妇及胎儿。神经性厌食症可引起严重营养不良,消化道受抑制,也最好予以肠外营养支持。

6. 需接受大手术或强烈化疗的中度营养不良　胃肠功能不全伴中度营养不良的患者应于大手术前7~10天开始肠外营养支持。这类患者在开始强烈化疗或其他药物治疗的同时,也应给予肠外营养支持。虽然这种肠外营养支持不一定能完全恢复患者正常的营养状态,但将有效地维持患者的营养状况,防止其进一步恶化,从而降低手术及药物治疗的死亡率。

7. 入院后7~10天内不能建立充足的肠内营养

8. 炎性粘连性肠梗阻

(三) 肠外营养支持的弱适应证

肠外营养支持对此类患者无明确益处,但也有例外,需据具体患者的临床情况决定。

(1) 营养良好的患者处于轻度应激及创伤情况下,而消化道功能于 10 天内可以恢复。例如:<20%体表面积的烧伤、轻度急性胰腺炎及局限性软组织损伤等。

(2) 肝脏、小肠等脏器移植后功能尚未恢复期间。

三、禁忌证

(1) 无明确治疗目的,或已确定为不可治愈、无复活希望而继续盲目延长治疗者。例如:已广泛转移的晚期恶性肿瘤伴恶病质的患者,生活质量很差、任何治疗方法均无明显改善作用,此时肠外营养支持已无明显益处。

(2) 心血管功能紊乱或严重代谢紊乱期间需要控制或纠正者。

(3) 患者的胃肠道功能正常或可适应肠内营养者。

四、并发症

肠外营养的疗效已得到广泛的认可,是一种安全、有效的营养支持方式。然而,肠外营养不同于胃肠道营养,后者更符合生理。因此肠外营养,尤其是长期肠外营养较肠内营养更容易导致一系列并发症,甚至可危及生命。肠外营养治疗期间需要规范操作、严密定期监测和精心护理。

(一) 中心静脉置管、输液等技术问题所致的并发症

中心静脉穿刺成功后,应当常规接受影像学检查,确定导管尖端的位置。导管栓塞是较为常见的中心静脉置管(CVC)和经外周静脉穿刺中心静脉置管(PICC)并发症。置管前预充小剂量肝素或肝素涂层导管能有效预防导管内血栓形成。

(二) 感染性并发症

指中心静脉导管相关感染,是肠外营养时最常见、较严重的并发症。置管时严格无菌操作,具有资质的护理人员实行置管与维护操作,是减少导管相关感染的重要手段。减少导管相关感染的有效手段包括中心静脉穿刺之前预充抗生素,输液间歇期定期抗生素加肝素冲管。在治疗过程中一旦出现感染迹象和不明原因的发热,需高度怀疑导管相关性感染,立即拔管,导管尖端作细菌培养,检测输液瓶内残液,作细菌培养和血培养。感染往往可以得到及时诊断和控制。

(三) 代谢并发症

1. 糖代谢紊乱

(1) 高血糖和高糖高渗性非酮性昏迷:当葡萄糖大量输注时,机体不能及时利用,尤其是在应激状态下,血糖水平剧增,易发生高血糖和高渗性并发症。因此,葡萄糖需要逐步增加,同时监测血糖和尿糖。另外,根据添加一定量的胰岛素,预防高血糖的发生,同时促进机体合成。

(2) 低血糖:当肠外营养输注一段时间时,体内胰岛素处于较高水平,如突然停止营养液输注,极易发生低血糖。如采用全营养混合液输注时可减少此并发症的发生。

2. 氨基酸代谢紊乱 早期肠外营养的主要氮源是水解蛋白质,输注后极易发生高

血氨症或氮质血症。目前改用结晶氨基酸后已很少发生。

3. **脂代谢紊乱** 长期接受肠外营养,如营养液中不含脂肪乳剂,可发生必需脂肪酸的缺乏。如脂肪乳剂输注过量或过快,影响脂肪廓清能力,出现高三酰甘油血症。单瓶输注的方式输注时间较短常<3 h,容易引起高三酰甘油血症,而全营养混合液输注时间≥8～10 h,可减少该并发症的发生。

4. **水电解质紊乱** 根据患者疾病过程、体液及电解质状况、肾功能等因素及时调整液体和电解质输入量,及时抽血监测。常见的是低钾、高钾、低钙、低磷和低镁。

5. **维生素和微量元素缺乏症** 维生素是机体代谢过程中必需的营养素,肠外营养应及时补充,尤其是水溶性维生素。如长期不注意补充微量元素,则1个月后将出现微量元素缺乏。

6. **酸碱平衡紊乱** 肠外营养时导致酸碱平衡失调的原因很多。某些氨基酸溶液含有较多的盐酸盐,输入后可导致高氯性酸中毒。氨基酸代谢本身可产生一些酸性产物,输注氨基酸过量时可发生代谢性酸中毒。糖过量可使二氧化碳增加,导致呼吸性酸中毒。

(四) 脏器功能损害

1. **肝脏毒性反应** 过度喂养尤其是葡萄糖过量导致肝脏脂肪变性,伴有血浆转氨酶升高和肝增大。长期接受全肠外营养的患者,胃肠道无食物刺激,影响胆囊收缩、排空功能和肝内胆汁的排泄,出现胆汁瘀滞、胆泥形成,肝脏中脂肪酸氧化减少,导致肝细胞脂肪酸堆积。

全肠外营养时胆囊淤积可发展为胆囊结石,导致胆囊炎。长期肠外营养的患者应定期超声检查,及时发现问题。及时肠内营养可以刺激胆囊收缩,是预防和治疗该并发症。

2. **肠道结构和功能损害** 长期肠外营养时由于胃肠道长时间缺乏食物刺激,导致肠黏膜上皮绒毛萎缩、变稀,皱褶变平,肠壁变薄,肠上皮细胞通透性增加,肠道正常结构和功能损害,出现细菌异位,引起肠源性感染。肠内营养是改善和维持肠道黏膜结构和功能完整性的有效手段,长期肠外营养的患者,尽早给予一定量的肠内营养。

五、肠外营养制剂

(一) 氨基酸制剂

现有的氨基酸制剂可分为两类:平衡型与非平衡型氨基酸制剂。

1. **平衡型氨基酸制剂** 平衡型氨基酸输液制剂含13～20种氨基酸,包括所有必需氨基酸。其中所含必需与非必需氨基酸的比例符合人体基本代谢所需,适用于多数营养不良患者。它可供机体有效地合成蛋白质,纠正因蛋白质供给不足引起的恶性循环。对于严重氮质血症、肝性脑病、有肝功能不全向肝性脑病昏迷发展趋势、严重肝功能不全的及严重肾衰竭或尿毒症患者禁用,氨基酸代谢障碍者、对产品过敏者禁用。使用时应控制输液速度,尤其是加入葡萄糖注射液而呈高渗状态并由外周静脉输注时,老人及重症患者更需缓慢滴注,滴注速度过快可产生恶心、呕吐、发热等反应。

2. 非平衡型氨基酸制剂

(1) 肝病专用型氨基酸制剂:以支链氨基酸为主的肝病用氨基酸输液。肝功能不全或肝性脑病患者的血浆中芳香族氨基酸(苯丙氨酸、酪氨酸、色氨酸)的浓度明显升高,而支链氨基酸(亮氨酸、异亮氨酸、缬氨酸)的浓度普遍降低,导致脑内儿茶酚胺合成障碍和假性神经递质的形成,干扰了神经细胞的正常功能,引起肝性脑病。

(2) 肾病专用型氨基酸制剂:是8种必需氨基酸加组氨酸的9种氨基酸输注制剂。慢性肾衰竭随着病情发展,出现体内基酸代谢失调,含氮废物大量蓄积在体内,使残余肾单位进一步遭到破坏。需注意的是这类患者应保证能量摄入充足。

(3) 谷氨酰胺双肽制剂:谷氨酰胺是体内最大的游离氨基酸,具有多种生理功能:是小肠黏膜细胞的主要能量来源,维持消化道的正常功能;能帮助肝脏和肾脏清除体内废物;与白细胞增殖有关,增强机体的防御功能;同时还帮助其他的免疫细胞杀灭细菌。由于单一谷氨酰胺水溶液不稳定,所以静脉注射液均为甘氨酰或谷氨酰胺双肽制剂。

(二) 脂肪乳剂

根据不同的脂肪酸特点,脂肪乳剂可分为长链脂肪乳剂(LCT)、中长链混合脂肪乳剂(MCT)、结构型中长链脂肪乳剂、鱼油脂肪乳剂等。

用于制造脂肪乳剂的油脂包括大豆油、红花油、椰子油、橄榄油、鱼油。大豆油、红花油的脂肪酸含有较高的多不饱和脂肪酸,均为长链脂肪酸。椰子油主要由中链脂肪酸构成。橄榄油的脂肪酸大部分为长链单不饱和脂肪酸(油酸)。鱼油富含长链 $\omega-3$ 系多不饱和脂肪酸(EPA、DHA)。物理混合中链/长链脂肪乳剂由注射用精制大豆油、中链三酰甘油酯、精制卵磷脂、甘油等组成,含有等比例长链甘油三酸酯(LCT)和中链三酰甘油酯(MCT)。其中,长链甘油三酸酯保证必需脂肪酸的需要,中链甘油三酸酯分子量小,在代谢时不需要肉毒碱,氧化快而彻底,因此,中/长链脂肪乳不仅具有长链脂肪乳的优点,同时进一步改善了脂肪乳的代谢,对有脂代谢障碍的患者尤其有利。结构型中长链脂肪乳剂是将三酰甘油中长链脂肪酸和中链脂肪酸再酯化组合而成,随机分布,代谢好于物理混合中长链脂肪乳剂。

鱼油脂肪乳剂由精制鱼油、甘油、精制卵磷脂组成,鱼油含量为10%,为 $\omega-3$ 系脂肪酸乳剂,调节 $\omega-3$ 和 $\omega-6$ 脂肪酸的比例,有助于抑制炎性反应,调节免疫功能。

(三) 碳水化合物制剂

葡萄糖是肠外营养中最主要的碳水化合物,最符合人体生理要求。输注葡萄糖时,注意血浆葡萄糖浓度,过量会引起高血糖和尿糖,长期过量输入会导致肝脏等脂肪沉积。严重应激状态的患者每天葡萄糖供给量应<250~300 g,输注速度<3~4 mg/(kg·min)。其他碳水化合物制剂,如果糖、麦芽糖、山梨醇和木糖醇注射液等,其在体内的利用率与葡萄糖相似,但对血糖浓度的影响较葡萄糖小。

(四) 维生素制剂和矿物质制剂

水溶性维生素制剂为长期肠外营养患者补充水溶性维生素。脂溶性维生素制剂为长期肠外营养患者补充需要量的脂溶性维生素A、维生素D、维生素E、维生素K,需注意的是可与香豆素类抗凝血药发生相互作用,不宜合用。磷参与骨质的形成,以磷脂形式参与细胞膜的组成,同时磷与许多代谢中的酶活性有关,在能量代谢中的作用至关重要。临床以甘油磷酸钠补充磷。严重肾功能不全、休克和脱水患者禁用。

(五) 多腔袋"全合一"肠外营养制剂

所谓多腔袋"全合一"肠外营养制剂,是将不同的肠外营养成分制剂分装在多个彼此间隔的腔内,使用前挤压腔间的分隔封条,使各营养组分相互混合后,加入维生素、微量元素、电解质后输注的一种肠外营养液体系。根据分隔腔数量,可分为二腔袋(分别装载葡萄糖、氨基酸)、三腔袋(分别装载脂肪乳剂、葡萄糖、氨基酸)、四腔袋(分别装载脂肪乳剂、葡萄糖、氨基酸、维生素)。多腔袋全合一肠外营养制剂减少了肠外营养液的配制操作,可减少营养液污染的发生,减少工作量。但不适用于所有个体,且价格较高。

(六) 肠外营养液的配制

肠外营养液的配制是将所需的营养成分(包括氨基酸、葡萄糖、脂肪、电解质、微量元素和维生素等)在无菌条件下混合,这种混合液称为全营养混合液。比单瓶输注的方式机体能更好地代谢、利用;避免过度营养,节约了营养液,减少了费用;减少气栓发生,减少营养液的污染机会;减少败血症,血栓性静脉炎的发生率。肠外营养液的配制环境要求高、混合技术复杂,且肠外营养液又是微生物生长的良好培养基。因此,在无菌配液室内,应在严格无菌技术操作下进行配制。

六、置管途径

肠外营养输注的静脉置管途径可分为周围静脉导管(PVC)与中心静脉导管(CVC)。外周静脉输注应用方便、安全性高、并发症少而轻,一般适用于<2周短期支持的患者。中心静脉管径粗、管腔大、血流快、流量大,对渗透压耐受性好,对血管壁刺激小,不易产生静脉炎和静脉血栓。

(一) 周围静脉置管

周围静脉置管定义为皮下浅静脉置短导管或钢针。目前认为,>70%患者周围静脉能够耐受常规的肠外营养配方全合一溶液,但≤10~14天。

(二) 中心静脉置管

中心静脉置管又可分为经外周穿刺置入中心静脉导管(PICC)、直接经皮穿刺中心静脉置管。后者包括锁骨下静脉穿刺、颈内静脉穿刺、股静脉穿刺。经周围中心静脉置管(PICC)是自20世纪90年代发展起来的另一种静脉穿刺技术。近年来,PICC应用越来越广泛,随着穿刺与护理经验的不断积累,以及PICC导管自身技术的改进,并发症的发生率有下降趋势。PICC穿刺常规首选肘窝区,CVC穿刺部位首选锁骨下静脉。

七、监测

肠外营养支持过程中的监测是非常重要的。输液管道必须无菌,不作其他用途。护士须完成多方面工作,如检查输液速度,与患者及其家属接触,解除他们的心理顾虑等。

(1) 中心静脉插管后检查有无并发症,应 X 线摄片证实导管尖端是否在上下腔静脉根部。

(2) 插入导管部位的皮肤应每天更换敷料,并用碘制剂作局部处理。

(3) 准确的输液速度,最好用输液泵。

(4) 体温脉搏每天 4 次,血压每天 1 次。

(5) 记总出入液量。

(6) 每周监测血常规、肝肾功能、血糖、血脂、电解质、血气分析等项目,必要时每周 2 次。

(陈　敏)

学习效果评价·思考题

1. 简述肠内营养制剂的分类和特性。
2. 简述肠外营养制剂的分类和适应证。

主要参考文献

1. 蔡美琴,王少墨,史奎雄,等. 医学营养学. 上海:上海科学技术文献出版社,2007
2. 蔡威,邵玉芬. 现代营养学. 上海:复旦大学出版社,2012
3. 蔡威. 临床营养学. 上海:复旦大学出版社,2012
4. CSCO 肿瘤营养治疗专家委员会. 恶性肿瘤患者的营养治疗专家共识. 临床肿瘤学杂志,2012,17(1):59~73
5. 陈灏珠. 实用内科学. 第12版. 北京:人民卫生出版社,2005
6. 陈君石. 维生素矿物质补充剂在疾病防治中的临床应用:专家共识. 北京:人民卫生出版社,2009.9
7. 陈万青,张思维,曾红梅,等. 中国2010年恶性肿瘤发病与死亡. 中国肿瘤,2014,23(1):1~10
8. 陈祎,厉有名. 非酒精性脂肪性肝病与果糖. 中华肝脏病杂志,2014,22(5):383~385
9. 范志红. 食物营养与配餐. 北京:中国农业大学出版社,2010
10. 冯君. 儿童营养学. 哈尔滨市:黑龙江教育出版社,2010
11. 葛均波,徐永健. 内科学. 第8版. 北京:人民卫生出版社,2013.685~695
12. 葛可佑. 中国营养科学全书. 北京:人民卫生出版社,2004
13. 顾景范. 现代临床营养学. 北京:科学出版社,2003.438~448
14. 郭奉银,尹仕红,刘华琼,等. 内科护理学. 北京:高等教育出版社,2003
15. 郭红卫. 医学营养学. 上海:复旦大学出版社,2009
16. 韩梅. 医学营养学基础. 北京:中国医药科技出版社,2011
17. 蒋朱明,蔡威. 临床肠外与肠内营养. 北京:科学技术文献出版社.2000
18. 焦广宇. 临床营养学. 第3版. 北京:人民卫生出版社,2010
19. 黎海芪,毛萌. 儿童保健学. 第2版. 北京:人民卫生出版社,2009
20. 李榴柏. 肥胖的预防与治疗. 北京:人民卫生出版社,2009
21. 李宁,江骥,胡蓓. 复合膳食纤维对健康受试者血糖及血脂的影响. 中国临床营养杂志,2007,15(6):351~354
22. 李宁,于健春,蔡威,等. 临床肠外肠内营养支持治疗学. 北京:中华医学电子音像出版社,2012. 50~55
23. 李维勤,李宁. 外科病人的代谢改变和围手术期营养支持. 中国实用外科杂志,2001,21(7):442~448
24. 李幼生. 围手术期病人的营养支持. 肠外与肠内营养,2006,13(3):135~138
25. 厉曙光. 营养与食品卫生学. 上海:复旦大学出版社,2012
26. 刘燕萍. 肾脏病营养康复食谱. 四川:重庆出版集团,重庆出版社,2007
27. 陆再英,钟南山,谢毅,等. 内科学. 北京:人民卫生出版社,2007
28. 任俊. 消化性溃疡饮食的研究进展. 包头医学院学报,2013,29(6):145~146
29. 邵雪景,缪沂. 维生素D与肥胖. 国际内分泌杂志,2010,50(3):168~170
30. 石淑华. 儿童保健学. 第2版. 北京:人民卫生出版社,2005
31. 石英英,张晓伟,袁凯涛,等. PG-SGA 操作标准介绍. 中华肿瘤防治杂志,2013,20(22):1779~1782

32. 孙长颢. 营养与食品卫生学. 北京:人民卫生出版社,2008. 24~25
33. 孙建琴. 糖尿病的营养治疗. 见:许曼音主编. 糖尿病学. 第2版. 上海:上海科学技术出版社,2010. 231~255
34. 孙建琴. 基于血糖负荷概念的食物交换份在糖尿病营养治疗中作用. 营养学报,2006,1:27~31
35. 谭蓓,钱家鸣. 炎症性肠病与营养支持疗法. 中华临床营养杂志,2013,21(2):103~106
36. 童小军. 消化性溃疡的营养治疗. 中国医药指南,2012,10(25):670~671
37. 王吉耀. 内科学. 北京:人民卫生出版社,2014. 1088~1090
38. 王卫平. 儿科学. 第8版. 北京:人民卫生出版社,2013
39. 吴国豪. 实用临床营养学. 上海:复旦大学出版社,2006
40. 吴坤. 营养与食品卫生学. 北京:人民卫生出版社,2007
41. 徐苓. 骨质疏松症. 上海:上海科学技术出版社,2011. 1~14
42. 许曼音,陈铭道. 糖尿病. 见:葛可佑. 中国营养科学全书. 北京:人民卫生出版社,2004. 1542~1555
43. 许媛. 围手术期营养支持规范管理. 中国实用外科杂志,2014,34(2):143~145
44. 杨月欣. 营养配餐和膳食评价实用指导. 北京:人民卫生出版社,2008
45. 杨月欣. 中国食物成分表2004. 北京:北京大学医学出版社,2002
46. 叶任高. 内科学. 北京:人民卫生出版社,1984. 591~594
47. 余世界,董卫国. 炎症性肠病发病机制的研究新进展. 胃肠病学和肝病学杂志,2014,23(2):124~126
48. 孕前BMI及孕期BMI增加对妊娠并发症及新生儿出生体重的影响. 中国现代医生,2014,52(10):18~20
49. 张建,华琦. 代谢综合征. 北京:人民卫生出版社,2003. 141~205
50. 张美丽. 肾结石饮食防治研究进展. 包头医学院学报,2013,29(4):135~137
51. 郑松柏. 老年医学概论. 上海:复旦大学出版社,2010. 210~218
52. 中国健康促进基金会骨质疏松防治中国白皮书编委会. 骨质疏松症中国白皮书. 中华健康管理学杂志,2009,3(3):148~154
53. 中国医师协会. 临床治疗指南临床营养科分册. 北京:人民军医出版社,2011. 47~49
54. 中国营养学会编著. 中国居民膳食营养素参考摄入量速查手册(2013版). 北京:中国标准出版社,2014
55. 《中华儿科杂志》编辑委员会,中华医学会儿科学分会儿童保健学组,全国佝偻病防治科研协作组. 维生素D缺乏性佝偻病防治建议. 中华儿科杂志,2008,46(3):190~191
56. 中华人民共和国卫生部疾病预防控制司. 中国成人超重和肥胖症预防控制指南. 北京:人民卫生出版社,2006
57. 中华医学会. 维生素矿物质补充剂在炎症性肠病防治中的临床应用:专家共识. 中华临床营养杂志,2013,21(4):252~256
58. 中华医学会编著. 临床诊疗指南(肠外肠内营养学分册). 北京:人民卫生出版社,2007
59. 中华医学会骨质疏松和骨矿盐疾病分会. 原发性骨质疏松症诊治指南(2011年). 中华骨质疏松和骨矿盐疾病杂志,2011,4(1):2~17
60. 中华医学会消化病学分会,中华医学会肝病学分会. 中国肝性脑病诊治共识意见(2013年,重庆). 中华肝脏病杂志,2013,21(9):641~651
61. 中华医学会消化病学分会炎症性肠病学组. 炎症性肠病营养支持治疗专家共识. 中华内科杂志,2013,52(12):1082~1087
62. 中华医学会消化病学分会胰腺疾病学组. 中国急性胰腺炎诊治指南(2013年,上海). 中华消化杂志,2013,33(4):217~222
63. 中华中医药学会脾胃病分会. 肝硬化腹水中医诊疗规范专家共识意见(2011年,海南). 中国中西医

结合杂志,2012,32(12):1692~1696

64. 周才琼,周玉林. 食品营养学. 北京:中国计量出版社,2012
65. 朱汉民. 钙与骨质疏松症. 中国骨质疏松杂志,2001,7(3):262~267
66. Agostoni C, Buonocore G, Carnielli VP, et al. Enteral nutrient supply for preterm infants: commentary from the European Society of Paediatric Gastroenterology, Hepatology and Nutrition Committee on Nutrition. J Pediatr Gastroenterol Nutr. 2010,50:85~91
67. American Diabetes Association. Nutrition Recommendations and Interventions for Diabetes - 2006, A position statement of the American Diabetes Associatio. Diabetes Care, 2006,28(9):2140~2157
68. Amodio P, Bemeur C, Butterworth R, et al. The nutritional management of hepatic encephalopathy in patients with cirrhosis: International Society for Hepatic Encephalopathy and Nitrogen Metabolism Consensus. Hepatology, 2013,58(1):325~336
69. ASPEN Board of Directors and The Clinical Guidelines Task Force. Guidelines for the use of parenteral and enteral nutrition in adult and pediatric patients. JPEN, 2002,26(Suppl):1SA~137SA
70. Beverley S, George W, Ann C, et al. Meta-analysis of calcium supplementation for the prevention of postmenopausal osteoporosis. Endocrine Reviews, 2002,23(4):552~559
71. Bray F, Ren JS. Global estimates of cancer prevalence for 27 sites in the adult population in 2008. Int J Cancer, 2013,132(5):1133~1145
72. Detsky AS, McLaughlin JR, Baker JP, et al. What is Subjective Global Assessment of Nutritional Status? JPEN J Parenter Enteral Nutr. 1987,11(1):8~13
73. Gabrielson DK, Scaffidi D, Leung E. Use of an Abridged Scored Patient-Generated Subjective Global Assessment (abPGSGA) as a nutritional screening tool for cancer patients in an outpatient setting. Nutrition Cancer-an International, 2013,(2):234~239
74. Goop LC. Insulin resistance: the fundamental trigger of type2 diabetes. Diabetes Obesity and Metaboliem, 1999,1(Suppl):1~7
75. Grant JP. Nutritional support in acute and chronic pancreatitis. Sug Clin North Am, 2011,291(4):805~820
76. Heyland TK, Montalvo M, Macdonald S, et al. Total parenteral nutrition in the surgical patient: a meta-analysis. Can J Surg, 2001,44(2):102~111
77. Jackson RD, Lacroix AZ, Gass M, et al. For the Women's Health Initiative Investigators. Calcium plus vitamin D supplementation and the risk of fractures. N Engl J Med, 2006,354(7):669~683
78. Jay M, Alastair F, Stephen A. International consensus guidelines for nutrition therapy in pancreatitis. JPEN, 2012,36:284~229
79. Kaiser MJ, Bauer JM, Ramsch C, et al. MNA-International Group. Validation of the Mini Nutritional Assessment short-form (MNA-SF): a practical tool for identification of nutritional status. J Nutr Health Aging, 2009,13(9):782~788
80. Ke L, Ni HB, Tong ZH, et al. Intra-abdominal pressure and abdominal perfusion pressure: which is a better marker of severity in patients with severe acute pancreatitis. J Gastrointest Surg, 2011, 15:1426~1432
81. Kondrup J, Allison SP, Elia M, et al. Educational and Clinical Practice Committee, European Society of Parenteral and Enteral Nutrition (ESPEN). ESPEN Guidelines for Nutrition Screening 2002. Clin Nutr, 2003,22(4):415~421
82. Laura D. Byham-Gray. M. Chertow: Nutrition in kidney disease. 2nd ed. New York: USA. Humana Press, 2014
83. LawrenceH, Colleen Doyle, Marji McCullough, et al. American Cancer Society Guidelines on Nutrition and Physical Activity for Cancer Prevention. CA Cancer J Clin, 2012,62:30~67

84. Marchesini G, Bianchi G, Rossi B, et al. Nutritional treatment with branched-chain amino acids in advanced liver cirrhosis. J Gastroenterol,2000,35 (Suppl 12):7~12
85. NIH Consensus Development Panel on Osteoporosis Prevention, Diagnosis, and Therapy. Osteoporosis Prevention, Diagnosis, and Therapy. JAMA, 2001,283(6):785~789
86. Ottery FD, Semin Oncol. Rethinking nutritional support of the cancer patient: the new field of nutritional oncology. Seminars in Oncology,1994,(06):770~778
87. O'Connor M1, Bager P, Duncan J, et al. N‑ECCO Consensus statements on the European nursing roles in caring for patients with Crohn's disease or ulcerative colitis. J Crohns Colitis, 2013,7(9):744~764
88. Pitkin RM. Folate and neural tube defects. Am J Clin Nutr. 2007,85:285S~288S.
89. Plauth M, Cabré E, Campillo B, et al. ESPEN Guidelines on Parenteral Nutrition: hepatology. Clin Nutr, 2009,28(4):436~444
90. Ppel LJ, Moore TJ, Obarzanek E, et al. A clinical trial of the effects of dietary pat terns on blood pressure. DASH Collaborative Research Group. N Engl J Med, 1997,336(16):1117~1124
91. Raisz LG. Clinical practice. Screening for osteoporosis. N Engl J Med, 2005,353(2):164~171
92. Singer P, Berger MM, Van den Berghe G, et al. ESPEN Guidelines on Parenteral Nutrition: intensive care. Clin Nutr, 2009,28(4):387~400
93. Stroud M, Duncan H, Nightingale J. Guidelines for enteral feeding in adult hospital patients. Gut, 2003,52(1):1~12
94. Talukdar R, Clemens M, Vege SS. Moderately severe acute pancreatitis: prospective validation of this new subgroup of acute pancreatitis. Pancreas, 2012,41(1):306~309
95. Van Assche G1, Dignass A, Panes J, et al. The second European evidence-based Consensus on the diagnosis and management of Crohn's disease: Definitions and diagnosis. J Crohns Colitis, 2010,4(1):7~27
96. Vellas B, Villars H, Abellan G, et al. Overview of the MNA-Its history and challenges. J Nutr Health Aging, 2006,10(6):456~463; discussion 463~465
97. Waldthaler A. Causes and mechanisms in acute pancreatitis. Dig Dis, 2010,28(2):364~372
98. William E. Mitch & Saulo Klahr. Handbook of Nutrition and the Kidney. 5th ed. Philadelphia: USA. Lippincott Williams & Wilkins, 2005
99. World Health Organization. Obesity: preventing and managing the global epidemic. Geneva: WHO, 1998
100. Zelber-Sagi S, Ratziu V, Oren R. Nutrition and physical activity in NAFLD: an overview of the epidemiological evidence. World J Gastroenterol, 2011,17(29):3377~3389

附录一　中国居民膳食指南

一、一般人群的膳食指南
(1) 食物多样,谷类为主,粗细搭配。
(2) 多吃蔬菜水果和薯类。
(3) 每天吃奶类、大豆或其制品。
(4) 常吃适量的鱼、禽、蛋和瘦肉。
(5) 减少烹调油用量,吃清淡少盐膳食。
(6) 食不过量,天天运动,保持健康体重。
(7) 三餐分配要合理,零食要适当。
(8) 每天足量饮水,合理选择饮料。
(9) 如饮酒应限量。
(10) 吃新鲜卫生的食物。

二、孕期妇女和哺乳期妇女的膳食指南
1. 孕前期妇女膳食指南
(1) 多摄入富含叶酸的食物或补充叶酸。
(2) 常吃含铁丰富的食物。
(3) 保证摄入加碘食盐,适当增加海产品的摄入。
(4) 戒烟、禁酒。

2. 孕早期妇女的膳食指南
(1) 膳食清淡、适口。
(2) 少食多餐。
(3) 保证摄入足量富含碳水化合物的食物。
(4) 多摄入富含叶酸的食物并补充叶酸。
(5) 戒烟、禁酒。

3. 孕中、末期妇女的膳食指南
(1) 适当增加鱼、禽、蛋、瘦肉、海产品的摄入量。
(2) 适当增加奶类的摄入。
(3) 常吃含铁丰富的食物。
(4) 适量身体活动,维持体重的适宜增长。

(5) 禁烟戒酒，少吃刺激性食物。

三、哺乳期妇女的膳食指南

(1) 增加鱼、禽、蛋、瘦肉及海产品摄入。

(2) 适当增饮奶类，多喝汤水。

(3) 产褥期食物多样，不过量。

(4) 忌烟酒，避免喝浓茶和咖啡。

(5) 科学活动和锻炼，保持健康体重。

四、婴幼儿及学龄前儿童的膳食指南

1. 0 月～6 月龄婴儿喂养指南

(1) 纯母乳喂养。

(2) 产后尽早开奶，初乳营养最好。

(3) 尽早抱婴儿到户外活动或适当补充维生素 D。

(4) 给新生儿和 1 月～6 月龄婴儿及时补充适量维生素 K。

(5) 不能用纯母乳喂养时，宜首选婴儿配方食品喂养。

(6) 定期监测生长发育情况。

2. 6 月～12 月龄婴儿喂养指南

(1) 奶类优先，继续母乳喂养。

(2) 及时合理添加辅食。

(3) 尝试多种多样的食物，膳食少糖、无盐、不加调味品。

(4) 逐渐让婴儿自己进食，培养良好的进食行为。

(5) 定期监测生长发育情况。

(6) 注意饮食卫生。

3. 1～3 岁幼儿喂养指南

(1) 继续给予母乳喂养或其他乳制品，逐步过渡到食物多样。

(2) 选择营养丰富、易消化的食物。

(3) 采用适宜的烹调方式，单独加工制作膳食。

(4) 在良好环境下规律进餐，重视良好饮食习惯的培养。

(5) 鼓励幼儿多做户外游戏与活动，合理安排零食，避免过瘦与肥胖。

(6) 每天足量饮水，少喝含糖高的饮料。

(7) 定期监测生长发育情况。

(8) 确保饮食卫生，严格餐具消毒。

4. 学龄前儿童的膳食指南

(1) 食物多样，谷类为主。

(2) 多吃新鲜蔬菜和水果。

(3) 经常吃适量的鱼、禽、蛋、瘦肉。

(4) 每天饮奶,常吃大豆及其制品。
(5) 膳食清淡少盐,正确选择零食,少喝含糖高的饮料。
(6) 食量与体力活动要平衡,保证正常体重增长。
(7) 不挑食、不偏食,培养良好饮食习惯。
(8) 吃清洁卫生、未变质的食物。

五、儿童青少年的膳食指南

(1) 三餐定时定量,保证吃好早餐,避免盲目节食。
(2) 吃富含铁和维生素 C 的食物。
(3) 每天进行充足的户外运动。
(4) 不抽烟、不饮酒。

六、老年人的膳食指南

(1) 食物要粗细搭配、松软、易于消化吸收。
(2) 合理安排饮食,提高生活质量。
(3) 重视预防营养不良和贫血。
(4) 多做户外活动,维持健康体重。

(摘自中国营养学会《中国居民膳食指南(2007)》)

附录二 中国居民膳食参考摄入量（DRIs）（2013版）

表1 中国居民膳食能量需要量（EER）

人群	能量（MJ/d）						能量（kcal/d）					
	身体活动水平（轻）		身体活动水平（中）		身体活动水平（重）		身体活动水平（轻）		身体活动水平（中）		身体活动水平（重）	
	男	女	男	女	男	女	男	女	男	女	男	女
0岁~	—[a]	—	0.38 MJ/(kg·d)	0.38 MJ/(kg·d)	—	—	—	—	90 kcal/(kg·d)	90 kcal/(kg·d)	—	—
0.5岁~	—	—	0.33 MJ/(kg·d)	0.33 MJ/(kg·d)	—	—	—	—	800 kcal/(kg·d)	800 kcal/(kg·d)	—	—
1岁~	—	—	3.77	3.35	—	—	—	—	900	800	—	—
2岁~	—	—	4.60	4.18	—	—	—	—	1100	1000	—	—
3岁~	—	—	5.23	5.02	—	—	—	—	1250	1200	—	—
4岁~	—	—	5.44	5.23	—	—	—	—	1300	1250	—	—
5岁~	—	—	5.86	5.44	—	—	—	—	1400	1300	—	—
6岁~	5.86	5.23	6.69	6.07	7.53	6.90	1400	1250	1600	1450	1800	1650
7岁~	6.28	5.65	7.11	6.49	7.95	7.32	1500	1350	1700	1550	1900	1750
8岁~	6.90	6.07	7.74	7.11	8.79	7.95	1650	1450	1850	1700	2100	1900

附录二 中国居民膳食参考摄入量（DRIs）（2013 版）

（续表）

人群	能量/(MJ/d)						能量/(kcal/d)					
	身体活动水平(轻)		身体活动水平(中)		身体活动水平(重)		身体活动水平(轻)		身体活动水平(中)		身体活动水平(重)	
	男	女	男	女	男	女	男	女	男	女	男	女
9岁~	7.32	6.49	8.37	7.53	9.41	8.37	1750	1550	2000	1800	2250	2000
10岁~	7.53	6.90	8.58	7.95	9.62	9.00	1800	1650	2050	1900	2300	2150
11岁~	8.58	7.53	9.83	8.58	10.88	9.62	2050	1800	2350	2050	2600	2300
14岁~	10.46	8.37	11.92	9.62	13.39	10.67	2500	2000	2850	2300	3200	2550
18岁~	9.41	7.53	10.88	8.79	12.55	10.04	2250	1800	2600	2100	3000	2400
50岁~	8.79	7.32	10.25	8.58	11.72	9.83	2100	1750	2450	2050	2800	2350
65岁~	8.58	7.11	9.83	8.16	—	—	2050	1700	2350	1950	—	—
80岁~	7.95	6.28	9.20	7.23	—	—	1900	1500	2200	1750	—	—
孕妇(早)	—	+0	—	+0[b]	—	+0	—	+0	—	+0	—	—
孕妇(中)	—	+1.26	—	+1.26	—	+1.26	—	+300	—	+300	—	+300
孕妇(晚)	—	+1.88	—	+1.88	—	+1.88	—	+450	—	+450	—	+450
乳母	—	+2.09	—	+2.09	—	+2.09	—	+500	—	+500	—	+500

注：a. 未制定参考值者用"—"表示，"+"表示在同龄人群参考基础上额外增加量；
b. "+"表示在同龄人群参考基础上额外增加量。

表 2　中国居民膳食蛋白质参考摄入量（DRIs）

人群	EAR/(g/d)		RNI(g/d)	
	男	女	男	女
0 岁~	—ª	—	9(AI)	9(AI)
0.5 岁~	15	15	20	20
1 岁~	20	20	25	25
2 岁~	20	20	25	25
3 岁~	25	25	30	30
4 岁~	25	25	30	30
5 岁~	25	25	30	30
6 岁~	25	25	35	35
7 岁~	30	30	40	40
8 岁~	30	30	40	40
9 岁~	40	40	45	45
10 岁~	40	40	50	50
11 岁~	50	45	60	55
14 岁~	60	50	75	60
18 岁~	60	50	65	55
50 岁~	60	50	65	55
65 岁~	60	50	65	55
80 岁~	60	50	65	55
孕妇（早）	—	+0ᵇ	—	+0
孕妇（中）	—	+10	—	+15
孕妇（晚）	—	+25	—	+30
乳母	—	+20	—	+25

注：a,未制定参考值者用"—"表示；b,"+"表示在同龄人群参考基础上额外增加量。

附录三 常见食物的营养成分表

食物名称	食部(g)	能量(kcal)	蛋白质(g)	脂肪(g)	碳水化合物(g)	总膳食纤维(g)	维生素B₁(mg)	维生素B₂(mg)	烟酸(mg)	维生素C(mg)	维生素E(mg)	α-维生素E(mg)	钙(mg)	磷(mg)	钾(mg)	钠(mg)	镁(mg)	铁(mg)	锌(mg)	硒(mg)
小麦	100	317	11.9	1.3	75.2	10.8	0.4	0.1	4		1.82	1.48	34	325	289	6.8	4	5.1	2.33	4.05
小麦粉(标准粉)	100	344	11.2	1.5	73.6	2.1	0.28	0.08	2		1.8	1.59	31	188	190	3.1	50	3.5	1.64	5.36
小麦粉(富强粉)	100	350	10.3	1.1	75.2	0.6	0.17	0.06	2		0.73	0.51	27	114	128	2.7	32	2.7	0.97	6.88
面条(均值)	100	284	8.3	0.7	61.9	0.8	0.22	0.07	1.4		0.59	0.2	11	162	135	28	39	3.6	1.43	11.74
通心面[通心粉]	100	350	11.9	0.1	75.8	0.4	0.12	0.03	1				14	97	209	35	58	2.6	1.55	5.8
烙饼(标准粉)	100	255	7.5	2.3	52.9	1.9	0.02	0.04			1.03	0.3	20	146	141	149.3	51	2.4	0.94	7.5
馒头(均值)	100	221	7	1.1	47	1.3	0.04	0.05			0.65	0.35	38	107	138	165.1	30	1.8	0.71	8.45
油条	100	386	6.9	17.6	51	0.9	0.01	0.07	0.7		3.19	2.74	6	77	227	585.2	19	1	0.75	8.6
水面筋	100	141	23.5	0.1	12.3	0.9	0.1	0.07	1.1		0.65	0.35	76	133	69	15	26	4.2	1.76	1

(续表)

食物名称	食部(g)	能量(kcal)	蛋白质(g)	脂肪(g)	碳水化合物(g)	总膳食纤维(g)	维生素B₁(mg)	维生素B₂(mg)	烟酸(mg)	维生素C(mg)	维生素E(mg)	α-维生素E(mg)	钙(mg)	磷(mg)	钾(mg)	钠(mg)	镁(mg)	铁(mg)	锌(mg)	硒(mg)
油面筋	100	490	26.9	25.1	40.4	1.3	0.03	0.05	2.2		7.18	5.98	29	98	45	29.5	40	2.5	2.29	22.8
稻米(均值)	100	346	7.4	0.8	77.9	0.7	0.11	0.05	1.9		0.46		13	110	103	3.8	34	2.3	1.7	2.23
糯米[江米](均值)	100	348	7.3	1	78.3	0.8	0.11	0.04	2.3		1.29	0.87	26	113	137	1.5	49	1.4	1.54	2.71
紫红糯米[血糯米]	100	343	8.3	1.7	75.1	1.4	0.31	0.12	4.2		1.36	0.94	13	183	219	4	16	3.9	2.16	2.88
玉米(鲜)	46	106	4	1.2	22.8	2.9	0.16	0.11	1.8	16	0.46			117	238	1.1	32	1.1	0.9	1.63
黄豆[大豆]	100	359	35	16	34.2	15.5	0.41	0.2	2.1		18.9	0.9	191	465	1503	2.2	199	8.2	3.34	6.16
豆腐(均值)	100	81	8.1	3.7	4.2	0.4	0.04	0.03	0.2		2.71		164	119	125	7.2	27	1.9	1.11	2.3
豆浆	100	14	1.8	0.7	1.1	1.1	0.02	0.02	0.1		0.8		10	30	48	3	9	0.5	0.24	0.14
油豆腐	100	244	17	17.6	4.9	0.6	0.05	0.04	0.3		24.7	1.89	147	238	158	32.5	72	5.2	2.03	0.63
豆腐干(均值)	100	140	16.2	3.6	11.5	0.8	0.03	0.07	0.3				308	273	140	76.5	64	4.9	1.76	0.02
素鸡	100	192	16.5	12.5	4.2	0.9	0.02	0.03	0.4		17.8	0.69	319	180	42	373.8	61	5.3	1.74	6.73
烤麸	100	121	20.4	0.3	9.3	0.2	0.04	0.05	1.2		0.42	0.24	30	72	25	230	38	2.7	1.19	
绿豆	100	316	21.6	0.8	62	6.4	0.25	0.11	2		10.95		81	337	787	3.2	125	6.5	2.18	4.28
赤小豆[红小豆]	100	309	20.2	0.6	63.4	7.7	0.16	0.11	2		14.36	0.92	74	305	860	2.2	138	7.4	2.2	3.8
白萝卜[莱菔]	95	21	0.9	0.1	5	1	0.02	0.03	0.3	21	0.92	0.92	36	26	173	61.8	16	0.5	0.3	0.61
胡萝卜(红)	96	37	1	0.2	8.8	1.1	0.04	0.03	0.6	13	0.41	0.36	32	27	190	71.4	14	1	0.23	0.63

(续表)

食物名称	食部 (g)	能量 (kcal)	蛋白质 (g)	脂肪 (g)	碳水化合物 (g)	总膳食纤维 (g)	维生素 B_1 (mg)	维生素 B_2 (mg)	烟酸 (mg)	维生素 C (mg)	维生素 E (mg)	α-维生素 E (mg)	钙 (mg)	磷 (mg)	钾 (mg)	钠 (mg)	镁 (mg)	铁 (mg)	锌 (mg)	硒 (mg)
胡萝卜(黄)	97	43	1.4	0.2	10.2	1.3	0.04	0.04	0.2	16			32	16	193	25.1	7	0.5	0.14	2.8
蚕豆	31	104	8.8	0.4	19.5	3.1	0.37	0.1	1.5	16	0.83	0.03	16	200	391	4	46	3.5	1.37	2.02
毛豆[青豆]	53	123	13.1	5	10.5	4	0.15	0.07	1.4	27	2.44		135	188	478	3.9	70	3.5	1.73	2.48
豇豆(长)	98	29	2.7	0.2	5.8	1.8	0.07	0.07	0.8	18	0.65		42	50	145	4.6	43	1	0.94	1.4
绿豆芽	100	18	2.1	0.1	2.9	0.8	0.05	0.06	0.5	6	0.19		9	37	68	4.4	18	0.6	0.35	0.5
豌豆苗	86	34	4	0.8	4.6	1.9	0.05	0.11	1.1	67	2.46	0.54	40	67	222	18.5	21	4.2	0.77	1.09
茄子(均值)	93	21	1.1	0.2	4.9	1.3	0.02	0.04	0.6	5	1.13	1.13	24	23	142	5.4	13	0.5	0.23	0.48
番茄[西红柿]	97	19	0.9	0.2	4	0.5	0.03	0.03	0.6	19	0.57	0.18	10	23	163	5	9	0.4	0.13	0.15
甜椒[灯笼椒]	82	22	1	0.2	5.4	1.4	0.03	0.03	0.9	72	0.59	0.49	14	20	142	3.3	12	0.8	0.19	0.38
冬瓜	80	11	0.4	0.2	2.6	0.7	0.01	0.01	0.3	18	0.08	0.03	19	12	78	1.8	8	0.2	0.07	0.22
黄瓜[胡瓜]	92	15	0.8	0.2	2.9	0.5	0.02	0.03	0.2	9	0.49	0.08	24	24	102	4.9	15	0.5	0.18	0.38
苦瓜[凉瓜,癞瓜]	81	19	1	0.1	4.9	1.4	0.03	0.03	0.4	56	0.85	0.61	14	35	256	2.5	18	0.7	0.36	0.36
南瓜[倭瓜,番瓜]	85	22	0.7	0.1	5.3	0.8	0.03	0.04	0.4	8	0.36	0.29	16	24	145	0.8	8	0.4	0.14	0.46
丝瓜	83	20	1	0.2	4.2	0.6	0.02	0.04	0.4	5	0.22	0.06	14	29	115	2.6	11	0.4	0.21	0.86
西葫芦	73	18	0.8	0.2	3.8	0.6	0.01	0.03	0.2	6	0.34	0.34	15	17	92	5	9	0.3	0.12	0.28

(续表)

食物名称	食部(g)	能量(kcal)	蛋白质(g)	脂肪(g)	碳水化合物(g)	总膳食纤维(g)	维生素B₁(mg)	维生素B₂(mg)	烟酸(mg)	维生素C(mg)	维生素E(mg)	α-维生素E(mg)	钙(mg)	磷(mg)	钾(mg)	钠(mg)	镁(mg)	铁(mg)	锌(mg)	硒(mg)
洋葱[葱头]	90	39	1.1	0.2	9	0.9	0.03	0.03	0.3	8	0.14		24	39	147	4.4	15	0.6	0.23	0.92
韭菜	90	26	2.4	0.4	4.6	1.4	0.02	0.09	0.8	24	0.96	0.8	42	38	247	8.1	25	1.6	0.43	1.38
大白菜(均值)	87	17	1.5	0.1	3.2	0.8	0.04	0.05	0.6	31	0.76	0.36	50	31		57.5	11	0.7	0.38	0.49
小白菜	81	15	1.5	0.3	2.7	1.1	0.02	0.09	0.7	28	0.7	0.33	90	36	178	73.5	18	1.9	0.51	1.17
油菜	87	23	1.8	0.5	3.8	1.1	0.04	0.11	0.7	36	0.88	0.71	108	39	210	55.8	22	1.2	0.33	0.79
甘蓝[卷心菜]	86	22	1.5	0.2	4.6	1	0.03	0.03	0.4	40	0.5	0.21	49	26	124	27.2	12	0.6	0.25	0.96
西兰花[绿菜花]	83	33	4.1	0.6	4.3	1.6	0.09	0.13	0.9	51	0.91	0.31	67	72	17	18.8	17	1	0.78	0.7
菠菜[赤根菜]	89	24	2.6	0.3	4.5	1.7	0.04	0.11	0.6	32	1.74	1.46	66	47	311	85.2	58	2.9	0.85	0.97
生菜[油麦菜]	81	15	1.4	0.4	2.1	0.6		0.1	0.2	20			70	31	100	80	29	1.2	0.43	1.55
苋菜(紫)[红苋]	73	31	2.8	0.4	5.9	1.8	0.03	0.1	0.6	30	1.54	0.88	178	63	340	42.3	38	2.9	0.7	0.09
茼蒿[蓬蒿菜]	82	21	1.9	0.3	3.9	1.2	0.04	0.09	0.6	18	0.92	0.46	73	36	220	161.3	20	2.5	0.35	0.6
荠菜[蓟菜]	88	27	2.9	0.4	4.7	1.7	0.04	0.15	0.6	43	1.01	0.36	294	81	280	31.6	37	5.4	0.68	0.51
莴笋[莴苣]	62	14	1	0.1	2.8	0.6	0.02	0.02	0.5	4	0.19	0.08	23	48	212	36.5	19	0.9	0.33	0.54
蕹菜[空心菜]	76	20	2.2	0.3	3.6	1.4	0.03	0.08	0.8	25	1.09	0.31	99	38	243	94.3	29	2.3	0.39	1.2
竹笋	63	19	2.6	0.2	3.6	1.8	0.08	0.08	0.6	5	0.05	0.03	9	64	389	0.4	1	0.5	0.33	0.04
冬笋	39	40	4.1	0.1	6.5	0.8	0.08	0.08	0.6	1			22	56				0.1		

附录三 常见食物的营养成分表

(续表)

食物名称	食部(g)	能量(kcal)	蛋白质(g)	脂肪(g)	碳水化合物(g)	总膳食纤维(g)	维生素B₁(mg)	维生素B₂(mg)	烟酸(mg)	维生素C(mg)	维生素E(mg)	α-维生素E(mg)	钙(mg)	磷(mg)	钾(mg)	钠(mg)	镁(mg)	铁(mg)	锌(mg)	硒(mg)
藕[莲藕]	88	70	1.9	0.2	16.4	1.2	0.09	0.03	0.3	44	0.73	0.21	39	58	243	44.2	19	1.4	0.23	0.39
茭白[茭笋,茭粑]	74	23	1.2	0.2	5.9	1.9	0.02	0.03	0.5	5	0.99	0.99	4	36	209	5.8	8	0.4	0.33	0.45
山药[薯蓣,大薯]	83	56	1.9	0.2	12.4	0.8	0.05	0.02	0.3	5	0.24	0.24	16	34	213	18.6	20	0.3	0.27	0.55
芋头[芋艿,毛芋]	84	79	2.2	0.2	18.1	1	0.06	0.05	0.7	6	0.45	0.45	36	55	378	33.1	23	1	0.49	1.45
草菇	100	23	2.7	0.2	4.3	1.6	0.08	0.34	8		0.4	0.4	17	33	179	73	21	1.3	0.6	0.02
蘑菇(鲜蘑)	99	20	2.7	0.1	4.1	2.1	0.08	0.35	4	2	0.56	0.27	6	94	312	8.3	11	1.2	0.92	0.55
木耳(干)	100	205	12.1	1.5	65.6	29.9	0.17	0.44	2.5		11.34	3.65	247	292	757	48.5	152	97.4	3.18	3.72
香菇(干)	95	211	20	1.2	61.7	31.6	0.19	1.26	20.5	5	0.66		83	258	464	11.2	147	10.5	8.57	6.42
海带(干)[昆布]	98	77	1.8	0.1	23.4	6.1	0.01	0.1	0.8	2	0.85	0.44	348	52	761	327.4	129	4.7	0.65	5.84
紫菜(干)	100	207	26.7	1.1	44.1	21.6	0.27	1.02	7.3	4	1.82	1.61	264	350	1796	710.5	105	54.9	2.47	7.22
苹果(均值)	76	52	0.2	0.2	13.5	1.2	0.06	0.02	0.2	6	2.12	1.53	4	12	119	1.6	4	0.6	0.19	0.12
梨(均值)	82	44	0.4	0.2	13.3	3.1	0.03	0.06	0.3	7	1.34	0.44	9	14	92	2.1	8	0.5	0.46	1.14
桃(均值)	86	48	0.9	0.1	12.2	1.3	0.01	0.02	0.7	25	1.54		6	20	166	5.7	7	0.8	0.34	0.24
葡萄(均值)	86	43	0.5	0.2	10.3	0.4	0.04	0.02	0.2		0.7	0.15	5	13	104	1.3	8	0.4	0.18	0.2

(续表)

食物名称	食部(g)	能量(kcal)	蛋白质(g)	脂肪(g)	碳水化合物(g)	总膳食纤维(g)	维生素B₁(mg)	维生素B₂(mg)	烟酸(mg)	维生素C(mg)	维生素E(mg)	α-生育酚E(mg)	钙(mg)	磷(mg)	钾(mg)	钠(mg)	镁(mg)	铁(mg)	锌(mg)	硒(mg)
中华猕猴桃	83	56	0.8	0.6	14.5	2.6	0.05	0.02	0.3	62	2.43	0.77	27	26	144	10	12	1.2	0.57	0.28
草莓	97	30	1	0.2	7.1	1.1	0.02	0.03	0.3	47	0.71	0.54	18	27	131	4.2	12	1.8	0.14	0.7
橙	74	47	0.8	0.2	11.1	0.6	0.05	0.04	0.3	33	0.56	0.51	20	22	159	1.2	14	0.4	0.14	0.31
西瓜(均值)	56	25	0.6	0.1	5.8	0.3	0.02	0.03	0.2	6	0.1	0.06	8	9	87	3.2	8	0.3	0.1	0.17
猪肉(瘦)	100	143	20.3	6.2	1.5		0.54	0.1	5.3		0.34	0.29	6	189	305	57.5	25	3	2.99	9.5
猪肉(腿)	100	190	17.9	12.8	0.8		0.53	0.24	4.9		0.3	0.01	6	185	295	63	25	0.9	2.18	13.4
猪大排	68	264	18.3	20.4	1.7		0.8	0.15	5.3		0.11	0.11	8	125	274	44.5	17	0.8	1.72	10.3
猪小排	72	278	16.7	23.1	0.7		0.3	0.16	4.5		0.11	0.11	14	135	230	62.6	14	1.4	3.36	11.05
牛肉(瘦)	100	106	20.2	2.3	1.2		0.07	0.13	6.3		0.35	0.35	9	172	284	53.6	21	2.8	3.71	10.55
鸡(均值)	66	167	19.3	9.4	1.3		0.05	0.09	5.6		0.67	0.57	9	156	251	63.3	19	1.4	1.09	11.75
鸡胸脯肉	100	133	19.4	5	2.5		0.07	0.13	10.8		0.22		3	214	338	34.4	28	0.6	0.51	10.5
牛乳(均值)	100	54	3	3.2	3.4		0.03	0.14	0.1	1	0.21	0.1	104	73	109	37.2	11	0.3	0.42	1.94
酸奶(均值)	100	72	2.5	2.7	9.3		0.03	0.15	0.2	1	0.12	0.12	118	85	150	39.8	12	0.4	0.53	1.71
鸡蛋(均值)	88	144	13.3	8.8	2.8		0.11	0.27	0.2		1.84	1.14	56	130	154	131.5	10	2	1.1	14.34
黄鳝[鳝鱼]	67	89	18	1.4	1.2		0.06	0.98	3.7		1.34	1.34	42	206	263	70.2	18	2.5	1.97	34.56
青鱼	63	118	20.1	4.2	0		0.03	0.07	2.9		0.81	0.67	31	184	325	47.4	32	0.9	0.96	37.69
鲫鱼	54	108	17.1	2.7	3.8		0.04	0.09	2.5		0.68	0.35	79	193	290	41.2	41	1.3	1.94	14.31

(续表)

食物名称	食部(g)	能量(kcal)	蛋白质(g)	脂肪(g)	碳水化合物(g)	总膳食纤维(g)	维生素B₁(mg)	维生素B₂(mg)	烟酸(mg)	维生素C(mg)	维生素E(mg)	α-维生素E(mg)	钙(mg)	磷(mg)	钾(mg)	钠(mg)	镁(mg)	铁(mg)	锌(mg)	硒(mg)
鳗鲡[鳗鱼,河鳗]	84	181	18.6	10.8	2.3		0.02	0.02	3.8		3.6	2.87	42	248	207	58.8	34	1.5	1.15	33.66
鳜鱼[桂鱼]	61	117	19.9	4.2	0		0.02	0.07	5.9		0.87		63	217	295	68.6	32	1	1.07	26.5
带鱼	76	127	17.7	4.9	3.1		0.02	0.06	2.8		0.82	0.82	28	191	280	150.1	43	1.2	0.7	36.57
黄鱼(大黄花鱼)	66	97	17.7	2.5	0.8		0.03	0.1	1.9		1.13	0.2	53	174	260	120.3	39	0.7	0.58	42.57
鲈鱼[鲈花]	58	105	18.6	3.4	0		0.03	0.17	3.1		0.75	0.38	138	242	205	144.1	37	2	2.83	33.06
对虾	61	93	18.6	0.8	2.8		0.01	0.07	1.7		0.62	0.5	62	228	215	165.2	43	1.5	2.38	33.72
海虾	51	79	16.8	0.6	1.5		0.01	0.05	1.9		2.79	0.33	146	196	228	302.2	46	3	1.44	56.41
河虾	86	87	16.4	2.4	0		0.04	0.03	2.5		5.33	0.06	325	186	329	133.8	60	4	2.24	29.65
海蟹	55	95	13.8	2.3	4.7		0.01	0.1	1.7		2.99	0.96	208	142	232	260	47	1.6	3.32	82.65
河蟹	42	103	17.5	2.6	2.3		0.06	0.28	1.9		6.09	5.79	126	182	181	193.5	23	2.9	3.68	56.72
梭子蟹	49	95	15.9	3.1	0.9		0.03	0.3	4.3		4.56	4.56	280	152	208	481.4	65	2.5	5.5	90.96
蟹肉	100	62	11.6	1.2	1.1		0.03	0.09	1.2		2.91	2.91	231	159	214	270	41	1.8	2.15	33.3
蛏子	57	40	7.3	0.3	2.1		0.02	0.12	0.2		0.59	0.59	134	114	140	175.9	35	33.6	2.01	55.14
扇贝(鲜)	35	60	11.1	0.6	2.6		0.1	0.1	1.8		11.85	3.79	142	132	122	339	39	7.2	11.69	20.22
墨鱼[乌贼]	69	83	15.2	0.9	3.4		0.02	0.04	1.8		1.49	1.49	15	165	400	165.5	39	1	1.34	37.52

图书在版编目(CIP)数据

营养与膳食/孙建琴主编. —上海:复旦大学出版社,2015.6(2023.7重印)
全国高等医药院校护理系列教材
ISBN 978-7-309-11226-9

Ⅰ.营… Ⅱ.孙… Ⅲ.膳食营养-医学院校-教材 Ⅳ.R151.3

中国版本图书馆 CIP 数据核字(2015)第 021249 号

营养与膳食
孙建琴　主编
责任编辑/贺　琦

复旦大学出版社有限公司出版发行
上海市国权路 579 号　邮编:200433
网址:fupnet@fudanpress.com　http://www.fudanpress.com
门市零售:86-21-65102580　团体订购:86-21-65104505
出版部电话:86-21-65642845
常熟市华顺印刷有限公司

开本 787×1092　1/16　印张 19.25　字数 401 千
2015 年 6 月第 1 版
2023 年 7 月第 1 版第 7 次印刷
印数 18 401—20 500

ISBN 978-7-309-11226-9/R·1436
定价:55.00 元

如有印装质量问题,请向复旦大学出版社有限公司出版部调换。
版权所有　侵权必究